U0352161

主　审　邱贵兴

主　编　沈建雄

副主编　张智海

编　者　（以姓氏笔画为序）

冯　帆　（中国医学科学院北京协和医院）

戎天华　（中国医学科学院北京协和医院）

毕佳琦　（中国医学科学院北京协和医院）

刘　正　（北京大学首钢医院）

孙佩宇　（首都医科大学附属北京中医医院）

李　政　（中国医学科学院北京协和医院）

李星野　（中国医学科学院北京协和医院）

沈建雄　（中国医学科学院北京协和医院）

张智海　（中国医科大学航空总医院）

陈　峰　（中国医学科学院北京协和医院）

陈　崇　（中国医学科学院北京协和医院）

林友禧　（中国医学科学院北京协和医院）

周志强　（中国医学科学院北京协和医院）

梁锦前　（中国医学科学院北京协和医院）

蔡思逸　（中国医学科学院北京协和医院）

翟吉良　（中国医学科学院北京协和医院）

谭海宁　（中国医学科学院北京协和医院）

薛旭红　（中国医学科学院北京协和医院）

综合征性脊柱侧凸的诊断与治疗

主　编　沈建雄
副主编　张智海

人民卫生出版社

沈建雄

主任医师、教授、博士生导师
北京协和医院骨科副主任

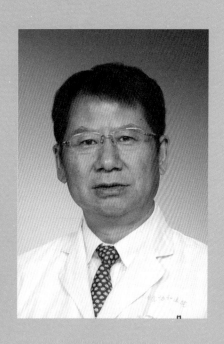

作者简介

　　沈建雄，主任医师、教授、博士生导师，北京协和医院骨科副主任。兼任中国康复医学会脊柱脊髓损伤专业委员会脊柱畸形组副组长，中国医疗保健国际交流促进会脊柱侧凸研究分会主任委员，中国医药教育协会骨科专业委员会脊柱分会副主任委员、脊柱畸形工作组组长，国际脊柱侧凸学会会员，国际早发性脊柱侧凸大会（International Congress on Early Onset Scoliosis, ICEOS）委员，*Spine*杂志编委。近5年来，以第一作者或通讯作者在国内外核心期刊发表论著70余篇，其中SCI收录54篇，影响因子累计200余分。

　　沈建雄教授擅长脊柱外科各种疾病的诊治，尤其在脊柱侧凸的治疗方面有着很深的造诣。对脊柱侧凸矫形效果和术后脊柱功能的重建有丰富的经验，是国内最早运用TSRH（Texas Scottish Rite Hospital）系统、CDH（Cotrel-Dubousset Horizon）系统、ISOLA、Galveston治疗脊柱侧凸的脊柱外科医生之一。沈建雄教授科学地运用现代医学理论知识治疗脊柱畸形，在国内较早开展前后路一期手术治疗严重脊柱侧凸、前后路一期半椎体切除手术等。在治疗常见的特发性脊柱侧凸、退行性脊柱侧凸的基础上，对先天性脊柱畸形及神经肌肉型脊柱侧凸、神经纤维瘤病性侧凸、马方综合征性侧凸、骨软骨发育不全、以及一些少见或罕见的复杂综合征性侧凸的诊断和治疗有独特的见解，诊治了大量的患者，并取得良好的疗效。近年来，沈建雄教授每年主刀完成脊柱侧凸矫形手术约150～200例，使许多手术难度大、风险高的脊柱畸形患者得到了科学的治疗，获得了满意的临床效果。多次成功地救治了脊柱畸形导致截瘫的患者，使其重新站立，恢复了正常的生活和工作。受邀参加全国近20多个省市的脊柱侧凸会诊及手术，辅助兄弟医院开展脊柱畸形的矫形手术。上述工作在国内外处于领先水平。在国际脊柱侧凸研究学会（SRS）年会、IMAST年会、Eurospine年会、北美脊柱外科协会年会等多个学术会议大会发言，展示北京协和医院的风采。

目前承担科研项目：北京市首发基金，自主研发新型生长棒系统矫治早发性脊柱侧凸的动物实验研究；北京市自然科学基金重点项目，基于生物阻抗测量的脊柱侧凸椎弓根螺钉植入导航系统的基础研究与临床评价；国家自然科学基金重点项目，非编码RNA调控维生素A缺乏致先天性脊柱侧凸的作用及机制研究；国家自然科学基金面上项目，先天性脊柱侧凸正常-患病同卵双生子的表观遗传学研究；血液环状RNA作为先天性脊柱侧凸诊断标志物的研究。

序

近年来，随着分子生物学、生物力学、材料学、影像学、导航技术等科技的快速发展，脊柱侧凸的诊疗技术迅速提高。然而，伴有全身多处发育异常或畸形的脊柱侧凸仍然是临床上诊断和治疗的难点。全身畸形复杂多样，需要内分泌科、儿科、免疫、影像科等多科室的通力合作。北京协和医院作为全国疑难疾病诊治中心，骨科在相关科室的协助下，数十年来完成了大量的各种类型脊柱侧凸病例的临床诊治和基础研究工作。

30多年来，沈建雄教授始终致力于脊柱侧凸的临床和基础研究工作，积累了丰富经验，尤其是最近10余年，潜心研究综合征性脊柱侧凸，治疗了大量少见或罕见的综合征性脊柱侧凸病例。沈建雄教授领导的团队在北京协和医院骨科先贤们的基础上，根据自己丰富的临床经验和翔实的临床资料，编写了这本《综合征性脊柱侧凸的诊断与治疗》。这是北京协和医院骨科许多同事们数十年来辛勤耕耘的结晶和宝贵经验的总结，也是北京协和医院作为全国疑难疾病诊治中心应有的行业担当。

本书讲述少见或罕见的综合征性脊柱侧凸病例，虽然综合征种类繁多、名字又复杂难记，但经过编者的精心编排（根据脊柱侧凸的病因或合并的发育异常来分章节），内容有序且便于理解和记忆。编者基于既往大量的诊治病例，详实介绍了每一种综合征性脊柱侧凸的病因、临床表现、影像学特点、诊断要点、手术治疗策略和预后，内容充实而实用，其先进性、科学性不言而喻。编写过程中，编者没有拘泥于教条枯燥的专业文字，许多病例都插入了真实精致的患者大体照片和影像学资料，以图阐意，图文并茂，读起来引人入胜，充分体现编者对读者认真负责的态度以及严谨求实的工作作风。

总之，我认为这是一本逻辑清晰、内容详实的好书。当前，脊柱侧凸的外科治疗在我国各中等、大型医院广泛开展，国内有关脊柱侧凸诊治的书籍数量不少，而关于综合征性脊柱侧凸的书籍比较少见。因此，我愿意将此书推荐给热心于脊柱侧凸诊治工作的朋友们，希望此书能给大家的工作带来一些帮助。更希望青年医师们从中吸取编者的经验，加倍努力，为推动脊柱侧凸的个性化、精准化治疗而奋斗！

邱贵兴

中国工程院院士

2017年12月12日

前言

有人说，医生们的生命是有限的，将有限的生命投入到无限的医疗事业中，犹如滔滔江水中的一朵浪花，转瞬即逝。综合征性脊柱侧凸的诊治，可谓之高高溅起的浪尖之水，虽晶莹剔透，却很难把握；近年来，随着此类病例不断增加，擅长于脊柱畸形矫形的外科医师们已不再仅仅满足于特发性脊柱侧凸、先天性脊柱侧凸等常见病的诊疗，脊柱侧凸患者临床表现的多样性和复杂性也促使他们去了解和掌握更多的知识，以提高相应的诊治水平。临床上总能遇到一些稀奇古怪的少见和罕见病例。脊柱侧凸本身在骨科疾病中就是这样，在各种各样的综合征中，并发脊柱侧凸，更是凤毛麟角，极为少见。

临床上每一类疾病都会有共同特性，而每一个患者又有其特殊的个性。如何把患者的个性与疾病的共性联系起来，对临床医师来说是一种挑战。如果我们能仔细全面观察患者全身症状及体征，抽丝剥茧地分析并严密地推理临床证据，认真考虑它们的原因和相关性，往往对提高诊断能力有所帮助。例如，外观畸形之翼状颈蹼，就需要鉴别是Klippel-Feil综合征（即先天性颈椎融合畸形）造成，还是Escobar综合征所致，后者又称为非致死性多发性翼状胬肉综合征（Nonlethal multiple pterygium syndrome）；再如，小耳畸形和耳部其他畸形，是应该诊断为Treacher Collins综合征还是诊断为Goldenhar综合征导致的第一二腮弓发育异常？亦或Nager综合征造成的面部畸形？因此，对于这些综合征性脊柱侧凸的诊治，犹如利用数学中的韦达定理和欧拉公式进行反复运算推演解题一样，实事求是地处理繁杂病情，其过程往往让人目眩神迷。

以达尔文耳熟能详的"自然选择学说和群体遗传学理论"为基础，加之基因突变概率，虽然某种程度上已成为人类不断进化的推动力，但在重重物竞天择之后，即使再小的概率，那些患儿也会出现并降生于我们的国度。例如Segawa病，即多巴胺反应性肌张力障碍（Dopa-responsive dystonia，DRD），又称少年性遗传性肌张力障碍帕金森病，其占所有肌张力障碍患者的5%～10%，患病率约为0.5/100万，若乘以14亿人口的庞大基数，仍会无奈地发现这些深受其害的患者。北京协和医院作为国内最早、诊治脊柱侧凸数量最多、水平最高的医疗机构，接诊了各种少见或罕见的综合征疾病。医师们勇于挑战，临床过程中不断提出新的问题，通过儿科、神经内科等多学科合作，运用分子生物学、遗传学等先进手段，诊断了多例少见或罕见综合征性脊柱侧凸。本书从发病机制、病理生理基础到诊断和治疗对之进行论述，结合协和医院的诊治特长，经验和教训都一并分析总结，以期对不同需求的读者有更好的帮助。

是夜，窗外的长安街上，车河涌动，每天忙忙碌碌的医疗工作过程中，医务人员们遇到的困难和获得的欣慰与成就感，并不仅仅在于改善了多少患者的病情，更在于孜孜不倦地坚守各自岗位、保持信念的通达。在此，我要特别感谢北京协和医院骨科老主任及师长邱贵兴院士高屋建瓴的指导；感谢我国脊柱侧凸诊疗的奠基人吴之康教授及骨科老前辈任玉珠教授、李世英教授、叶启彬教授的谆谆教诲；感谢骨科翁习生主任、王以朋教授、仉建国教授、赵宏教授、李书纲教授及每一位辛苦工作的同事们、学生们的大力支持和密切配合；感谢我们的合作团队儿科邱正庆教授、神经内科崔丽英主任及团队、麻醉科黄宇光主任及团队、北大医院儿科熊晖教授及山西医大二院赵胜教授，以及其他友科专家、同事在诊疗过程中的无私帮助。

《综合征性脊柱侧凸的诊断与治疗》可以说是众多专家学者共同精心打造的一本专业书籍，引用了国内外该领域中的最新研究进展，并逐一列出参考文献。但因作者各自阅读和接触相关知识的局限性，难免挂一漏万，尚存不足，望各位同道提出宝贵意见和建议，以便及时修改，使之更加完善，在此一并致谢。

沈建雄

2018年5月

目录

第一章
结缔组织病合并脊柱侧凸

第一节

概述

结缔组织病（connective tissue disease，CTD）泛指结缔组织和血管有广泛炎症损害和纤维蛋白样物质沉积的一类自身免疫性疾病，也称为胶原血管疾病或风湿免疫病。为侵犯全身结缔组织的多系统疾病。本病病因不十分清楚，一般认为与遗传、免疫异常及病毒感染等有一定关系，是多因性疾病。

多数结缔组织病为免疫性结缔组织病，如抑制性T细胞功能低下、体液免疫功能亢进，多数结缔组织病有自身抗体存在，故也将这组病归入自身免疫性疾病。其基本的病理改变是结缔组织黏液样水肿、类纤维蛋白变性、炎性坏死和成纤维细胞增生。这些结缔组织病主要包括：① 类风湿关节炎；② 强直性脊柱炎；③ 系统性红斑狼疮；④ 系统性硬化症；⑤ 干燥综合征；⑥ 皮肌炎和多发性肌炎；⑦ 结节性多动脉炎；⑧ 混合性结缔组织病；⑨ 复发性多软骨炎等。结缔组织病具有某些临床、病理学及免疫学方面的共同点：常为慢性全身性疾病，病情复杂；多伴有皮肤病损；易侵犯关节与内脏的结缔组织、血管；皮肤、骨关节、肌肉、心、肾、造血系统、中枢神经等器官可同时受累；可伴发热、血沉增快、免疫球蛋白增高等；但也需要认识到每一种特异的结缔组织疾病又各具有特征性的表现。

少部分结缔组织病为遗传性结缔组织病，即由于先天性的缺陷使结缔组织中某种成分的生物合成或降解发生异常而引起的疾病。这些疾病在家族内部和家族之间都显示出相当大的变异性，及遗传异质性。目前发现的遗传性结缔组织病已多达150余种，主要包括Marfan综合征、Ehlers-Danlos综合征、Loeys-Dietz综合征、Stickler综合征等，均为罕见病。其中易合并脊柱侧凸病变的有Marfan综合征、Ehlers-Danlos综合征、Loeys-Dietz综合征等。Klippel-Trenaunay

综合征的病因至今仍未明确，但近年来有研究发现，其发生亦与某些基因相关。本章将对这些疾病病因、致病机制、临床表现、影像学特点、诊断标准及治疗进行逐一阐述，且绝大多数疾病均附有典型病例，便于广大读者对其有更加直观、深入的理解。

此外，需特殊说明的是，成骨不全病因为构成全身皮肤、肌腱、骨骼、软骨以及其他结缔组织的主要成分胶原蛋白发育不良，也属遗传代谢性疾病，其反复骨折亦常常导致患者出现严重脊柱侧凸、后凸畸形，故在此将其归入本章一并阐述。

（孙佩宇）

【参考文献】

[1] Singh K K, Rommel K, Mishra A, et al. TGFBR1 and TGFBR2 mutations in patients with features of Marfan syndrome and Loeys-Dietz syndrome. Hum Mutat, 2006, 27(8): 770-777.

[2] Uitto J. The Ehlers-Danlos syndrome--phenotypic spectrum and molecular genetics. Eur J Dermatol, 2005, 15(5): 311-312.

[3] McKusickVA. The Ehlers-Danlos syndrome. In: "Heritable Disorders of Connective Tissue, " 4th ed. St. Louis: C. V. Mosby, 1972, 292-371.

[4] Oduber C E, van der Horst C M, Hennekam R C. Klippel-Trenaunay syndrome: diagnostic criteria and hypothesis on etiology. Ann Plast Surg, 2008, 60(2): 217-223.

[5] Chen D, Li L, Tu X, et al. Functional characterization of Klippel-Trenaunay syndrome gene AGGF1 identifies a novel angiogenic signaling pathway for specification of vein differentiation and angiogenesis during embryogenesis. Hum Mol Genet, 2013, 22(5): 963-976.

[6] Forlino A, Cabral WA, Barnes AM, et al. New perspectives on osteogenesis imperfecta. Nat Rev Endocrinol, 2011, 7: 540-557.

第二节
Marfan综合征

一　概述

Marfan综合征是一种遗传性结缔组织病，由一法国儿科医生 Antoine Marfan命名，中文名称为马方综合征。它主要累及中胚叶起源的各组织器官，其临床表现复杂多样，可累及骨骼、心血管、视觉系统、肺、皮肤及中枢神经系统等。

二　病因

位于15号染色体编码 fibrillin-1 的基因 *FBN1* 是 Marfan综合征的致病基因。fibrillin-1是弹性蛋白的前基质，为弹性蛋白的附着和分化提供支架和模板。fibrillin-1蛋白广泛分布于主动脉、软骨、晶状体及皮肤等处的弹力纤维，因此临床也以这几个器官受累最明显。

三　临床表现

（一）心血管系统

升主动脉根部扩张或升主动脉夹层动脉瘤，还可有二尖瓣关闭不全或脱垂、主动脉瓣关闭不全等。

（二）视觉系统

最常见的表现为晶状体脱位，还包括近视、视网膜脱离等。

（三）骨骼系统

表现多种多样，包括瘦长体型、细长脸、上下身比例失调、典型的蜘蛛指（趾）、扁平足、胸骨畸形（漏斗胸或鸡胸）、关节韧带松弛、拇指体征阳性（图1-2-1）、高腭弓、脊柱畸形等。75%的 Marfan综合征患者有脊柱畸形。Marfan综合征伴发的脊柱畸形包括颈椎前凸、胸椎后凸的减少、脊柱侧凸及旋转、腰椎滑脱、椎体发育不良、椎体压缩性骨折及骨软骨营养不良等。

（四）呼吸系统病变

肺大泡、肺气肿、蜂窝肺、上肺叶纤维化、支气管扩张及肺部感染等，尤以气胸最为常见，胸部X线片检查正常的患者，也不能完全排除同时存在肺部病变的可能。

（五）脊柱侧凸

Marfan综合征伴发的脊柱侧凸进展较早、较快，即使青春期发育成熟也会继续进展。同时还伴有脊柱矢状面形态改变。

（六）脊柱矢状面失衡

Marfan综合征患者经常出现脊柱矢状面生理弧度异常，即出现胸椎前凸和胸腰椎（腰椎）后凸。胸椎前凸在伴有漏斗胸畸形时可使胸廓前后径变窄，甚至出现肺不张，合并肺大泡时更容易出现呼吸困难。

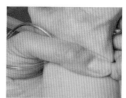
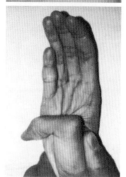

图1-2-1
Marfan综合征患者腕征、指征阳性

四 影像学特点

（一）X线表现

Marfan综合征伴发的脊柱侧凸最多见的是双主弯（脊柱有两个结构性弯），还可有胸椎前凸畸形、胸腰段后凸畸形、椎体双凹征、椎体发育不良、椎体高度前高后低；椎体高度明显大于宽度；椎弓根变细，椎弓根间距变大，椎板变薄；脊椎滑脱，鸡胸或漏斗胸（图1-2-2）。

（二）CT表现

椎弓根间距增宽、椎弓根变细变窄（图1-2-3）、椎间孔扩大、椎管扩大、脊膜扩大膨出，椎体扇贝形改变，椎板变薄破坏。

（三）MRI表现

椎弓根及椎板变细变窄，神经孔变大，甚至硬膜囊扩大，脊髓移位至椎间孔。重者椎弓根可缺如，伴有骶骨前方或后方的脊膜膨出，骶管内硬膜囊扩大或形成囊肿，还可出现神经根周围囊肿。

五 诊断标准

Marfan综合征的诊断主要依靠典型的临床表现，骨骼、心血管、眼睛、肌肉、脂肪、皮肤软组织均有受侵。现行国际公认的最新版

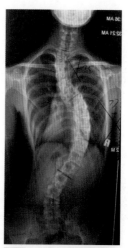

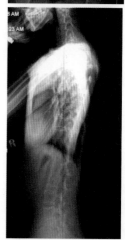

图1-2-2
Marfan综合征患者全脊柱正侧位X线片

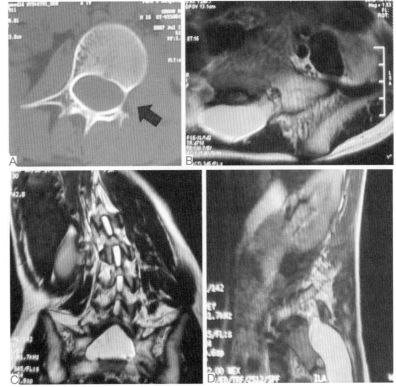

图1-2-3

诊断标准为2010年发表于国际知名的*J Med Genet*杂志的"修订版Ghent标准"（Revised Ghent criteria），其主要内容如下：

（一）无家族史的患者，满足以下任一情况，可诊断马方综合征

1. 主动脉根部Z评分≥2，晶状体异位，并排除Sphrintzene-Goldberg综合征，Loeyse-Dietz综合征和血管型Ehlerse-Danlos综合征等类似疾病；

2. 主动脉根部Z评分≥2，并且检测到致病性*FBN1*基因突变；

3. 主动脉根部Z评分≥2，系统评分≥7，并排除Sphrintzene-Goldberg综合征，Loeyse-Dietz综合征和血管型Ehlerse-Danlos综合征等类似疾病；

4. 晶状体异位，并且检测到与主动脉病变相关的*FBN1*基因突变；

（二）有家族史的患者，满足以下任一情况，可诊断马方综合征

1. 晶状体异位，并且有马方综合征家族史；

2. 系统评分≥7，有马方综合征家族史，并排除Sphrintzene-

Goldberg综合征，Loeyse-Dietz综合征和血管型Ehlerse-Danlos综合征等类似疾病；

3. 主动脉根部Z评分≥2（20岁以上）或≥3（20岁以下），有马方综合征家族史，并排除Sphrintzene-Goldberg综合征，Loeyse-Dietz综合征和血管型Ehlerse-Danlos综合征等类似疾病。

六 治疗

1. 对某些侧凸角度较小的患者采取随访观察。

2. 与青少年特发性脊柱侧凸相比，Marfan综合征伴发脊柱侧凸支具治疗效果不明显。Sponseller等报告支具治疗的成功率仅为17%，远低于特发性脊柱侧凸的45.7%。但是对低龄患者，通过支具可以控制畸形进展或推迟手术年龄。所以，对于早发性的Marfan综合征患者，初期可选择支具治疗，根据随访情况，决定继续支具治疗还是手术治疗。

3. 若Cobb角>40°或者进展迅速（每年>10°），特别是伴有明显后凸的患者，应积极进行手术治疗。手术治疗方式应根据患者的年龄、生长潜能来选择。对于早发性Marfan综合征的患者，治疗时选择非融合手术（如生长棒、磁力棒生长棒等）。若骨骼发育成熟或接近成熟，可选择脊柱融合手术。

4. 脊柱矫形手术前全面的体检及各科会诊（麻醉科、心外科、眼科、骨科及内科）十分重要。手术禁忌证主要是合并未经治疗的主动脉夹层动脉瘤、严重的二尖瓣脱垂、严重的主动脉瓣关闭不全或严重的升主动脉扩张（直径大于6 cm）。

5. 相较于青少年特发性脊柱侧凸，Marfan综合征患者的脊柱矫形融合节段更长，远端融合椎更远端甚至需要固定至骨盆，很少行选择性融合术，脊柱矢状面的矫形更加明显。由于椎板发育不良，椎板钩常常不能提供有效的矫形力，而椎弓根细小，特别是横径变小，椎弓根螺钉易误置入椎管，因此，Marfan综合征患者术后翻修手术概率更高，容易出现脑脊液漏、内固定相关并发症和假关节。同时，有些患者胸廓支撑力弱，置钉置棒时可能挤压胸廓，造成心脏射血分数下降，术中监测可发现动脉压下降或暂时消失，故

注：

① 主动脉根部Z评分：是一种评价主动脉根部扩张程度的方式，评分值越高，主动脉根部扩张越严重；

② 系统评分：是全面评价全身各器官、系统所表现出的马方综合征特征性症状的方式，总分20分，达到7分认为有诊断参考价值。评分点包括：同时出现指征和腕征得3分（只占其一得1分），出现鸡胸得2分，漏斗胸得1分，足跟畸形得2分（平足得1分），气胸史得2分，硬脊膜膨出得2分，髋臼突出得2分，上部量/下部量减小、臂长/身高增加且无脊柱侧凸得1分，脊柱侧凸或后凸得1分，面征得1分，异常皮纹得1分，近视大于300°得1分，二尖瓣脱垂得1分。

矫形过程应缓慢，轻柔逐步进行。如果出现此类情况，术者在排除失血因素后，应首先考虑是否置棒时造成胸廓挤压，作者的经验是先松解或取出内固定，观察动脉压是否恢复。短暂的胸廓挤压引起的动脉压下降情况常在1~2分钟后恢复。然后让助手用外力矫正侧凸，置棒时螺钉由两端自顶椎逐步进行。另一方法是，术前发现患者胸部有漏斗胸或胸椎前凸时，手术摆体位时放置体位垫改善平背，术中有条件选择长臂螺钉，置棒时同样由两端向顶椎处进行，逐渐提拉，可减少对动脉压的影响。此外，这类患者手术中肌肉渗血较多，输血指征应较AIS更加积极，并预防用氨甲环酸等药物减少出血。

【典型病例1】

北京协和医院脊柱外科接收1例患者，男，9岁，因"腰背部不平3年"入院。

查体

脊柱严重侧后凸畸形（图1-2-4），蜘蛛指及足趾畸形（图1-2-5），腕征（＋）。

诊断

马方综合征合并脊柱侧凸，漏斗胸矫形术后，双髋关节截骨矫形术后。

全脊柱正侧位片示

正位片 $T_4 \sim T_{10}$ 32°，$T_{11} \sim L_4$ 88°，侧位片胸前凸畸形（图1-2-6），CT示意部分椎弓根发育不良（图1-2-7）。

治疗方式

后路矫形内固定植骨融合术（$T_8 \sim L_5$），复查全脊柱正侧位片，矫形效果满意（图1-2-8）。

病例特点

① 典型的Marfan综合征临床表现，符合Ghent标准；

② 椎弓根发育极差，仅能选择性进行椎弓根螺钉固定；

③ 植骨选用同种异体骨（股骨头），增加融合率，避免假关节发生。

图1-2-4
患者术前大体照

图1-2-5
蜘蛛指及足趾畸形

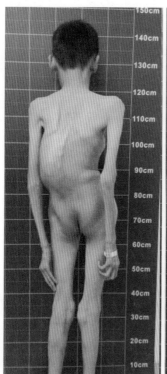
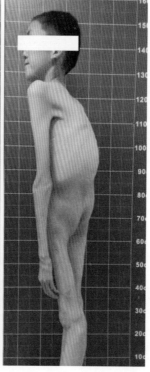

图1-2-4

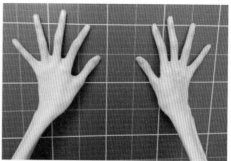
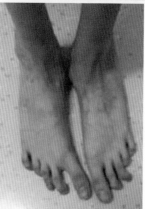

图1-2-5

图1-2-6
术前全脊柱正侧位X
线片

图1-2-7
全脊柱三维CT

图1-2-8
术后全脊柱正侧位X
线片

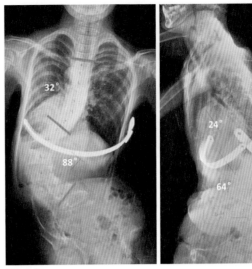

图1-2-6

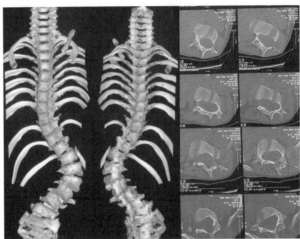

图1-2-7

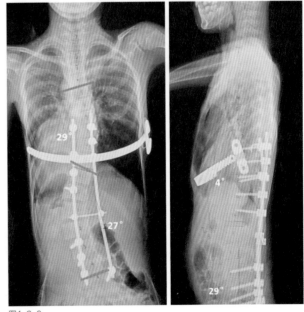

图1-2-8

【典型病例2】

北京协和医院脊柱外科接收1例患者，女，16岁，因"腰背部不平5年"入院。

术前诊断

马方综合征合并脊柱侧凸。

全脊柱正侧位片示（图1-2-9）

正位片主胸弯120°（$T_6 \sim T_{12}$），侧位片胸腰段后凸畸形。

治疗方式

后路矫形内固定植骨融合术（$T_3 \sim L_5$），复查全脊柱正侧位片，矫形效果满意（图1-2-10）。

图1-2-9
术前全脊柱正侧位X线片

图1-2-10
术后全脊柱正侧位X线片

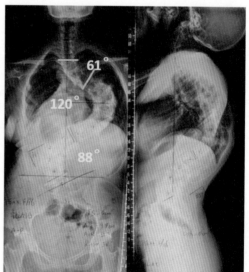

图1-2-9

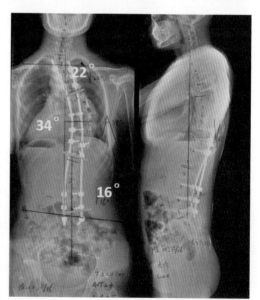

图1-2-10

【典型病例3】

北京协和医院脊柱外科接收1例患者，女，13岁，因"腰背部不平6年"入院。

入院查体

示指（趾）细长，指征腕征（＋），脊柱向左右活动受限，右肩偏高，右侧胸背部隆起明显，右侧剃刀背高7 cm（图1-2-11），四肢肌力及感觉正常，生理反射正常引出，病理反射（－）。

查全脊柱正侧位片示（图1-2-12）

正位片主胸弯113°（$T_4 \sim T_{12}$），侧位片提示平背畸形，$T_5 \sim T_{12}$后凸角为19°，$L_1 \sim S_1$前凸角为38°。入院后眼科检查发现双眼晶状体半脱位，心脏超声示二尖瓣轻度脱垂。

术前诊断

马方综合征合并脊柱侧凸。

治疗方式

后路矫形内固定植骨融合术（$T_2 \sim L_4$）。患者术后出现气胸，经胸外科胸腔闭式引流后好转并拔除引流管（图1-2-13）。术后复查全脊柱正侧位片示胸段脊柱侧凸矫正至45°，腰段侧凸矫正至22°，侧位片示胸段后凸角19°，腰段前凸角29°，矫形效果满意（图1-2-14）。

图1-2-11
患者术前大体像，可见明显剃刀背畸形

图1-2-12
术前全脊柱正侧位X线片

图1-2-13
患者术后大体像，可见剃刀背明显改善

图1-2-14
术后全脊柱正侧位X线片

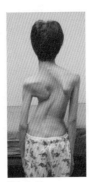
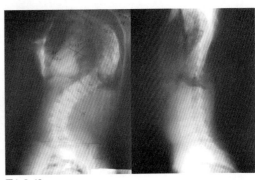

图1-2-11 　　图1-2-12

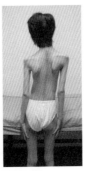
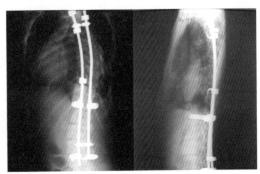

图1-2-13 　　图1-2-14

【典型病例4】

北京协和医院脊柱外科接收1例患者，女，11岁，因"腰背部不平2年"入院。

查体

脊柱侧凸畸形，腕、指征（＋）。

诊断

马方综合征合并脊柱侧凸。

全脊柱正侧位片示

正位片上胸弯48°，主胸弯72°，腰弯35°，侧位片胸椎前凸畸形（$T_5 \sim T_{12}$ Cobb角1°），胸腰段后凸畸形（$T_{10} \sim L_2$ Cobb角23°）（图1-2-15）。

治疗方式

后路矫形内固定植骨融合术（$T_2 \sim L_3$），术中矫形过程中动脉血压反复消失（图1-2-16）。术后复查全脊柱正侧位片，矫形效果满意（图1-2-17）。

图1-2-15
术前全脊柱正侧位X线片

图1-2-16
术中矫形过程中动脉血压反复消失

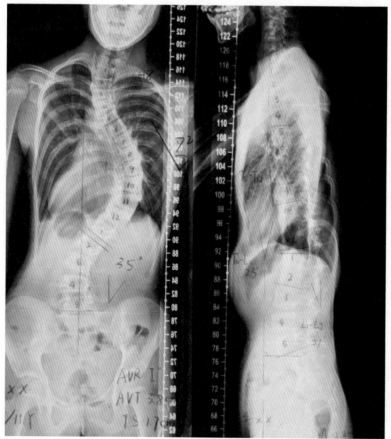

图1-2-15

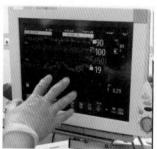

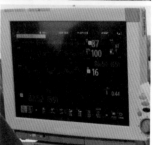

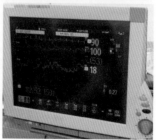

图1-2-16

图1-2-17
术后全脊柱正侧位X
线片

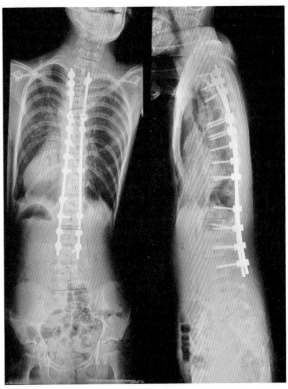

图1-2-17

（冯　帆　沈建雄）

【参考文献】

［1］Sponseller PD, Bhimani M, Solacoff D, et al. Results of brace treatment of scoliosis in Marfan syndrome. Spine, 2000, 25: 2350-2354.

［2］Lipton GE, Guille JT, Kumar SJ. Surgical treatment of scoliosis in Marfan syndrome: guidelines for a successful outcome. Journal of pediatric orthopedics, 2002, 22: 302-307.

［3］Jones KB, Erkula G, Sponseller PD, et al. Spine deformity correction in Marfan syndrome. Spine, 2002, 27: 2003-2012.

［4］Gjolaj JP, Sponseller PD, Shah SA, et al. Spinal deformity correction in Marfan syndrome versus adolescent idiopathic scoliosis: learning from the differences. Spine, 2012, 37: 1558-1565.

［5］Qiao J, Xu L, Liu Z, et al. Surgical treatment of scoliosis in Marfan syndrome: outcomes and complications. European spine journal, 2016, 25: 3288-3293.

第三节

Ehlers-Danlos综合征

一 概述

Ehlers-Danlos综合征（Ehlers-Danlos syndrome，EDS）又称弹力过度性皮肤（cutishyperelastica）、伴皮肤和关节松弛的皮肤毛细管破裂（dermatorrhexis with dermatochalasis），为真性结缔组织病，属于遗传性结构蛋白病。Ehlers-Danlos综合征为罕见的结缔组织遗传疾病，当其累及骨关节系统将会有关节疼痛、肿胀及不稳、脊柱畸形等表现。该病最早由Tschernogobow于1892年报道，作者所描述的典型症状为皮肤弹性增高，关节过度活动以及骨关节假瘤样突起。目前国际上所公认的疾病名分别来自于丹麦的皮肤科医师Ehlers及法国的皮肤科医师Danlos在1901年与1908年的报道，他们指出这些缺陷是由于结缔组织异常，故命名为Ehlers-Danlos综合征。

二 病因及发病机制

该病男女均可累及，男性发病率较高。往往有家族史，多数属常染色体显性遗传，在少数家庭本病是以性连锁隐性遗传的特征出现的。Ehlers-Danlos综合征不同亚型遗传方式并不相同。根据遗传、临床表现及生化改变可将其分为11种类型，其中Ⅵ型主要表现为皮肤弹性增大、关节过度活动，部分患者合并脊柱侧凸及眼球病变。该病十分罕见，发病率低于1/50000。Ehlers-Danlos综合征主要是胶原纤维量及形态上的异常导致结缔组织的缺陷，在真皮、皮下和关节囊里形成一种异常编织的疏松组织，而产生一系列临床症状。

对于Ehlers-Danlos综合征发病机制研究较多，多集中在动脉壁细胞外基质如胶原、弹力蛋白的改变，血小板、毛细血管结构的变异以及酶学改变等方面。O'connell等研究发现肌腱蛋白-X（Tenascin-X）为胶原纤维间的桥接分子，其缺失可能是Ehlers-

Danlos综合征发病的可能机制。Pepin等对一组Ehlers-Danlos综合征Ⅳ型患者及其亲属进行研究发现，患者的Ⅳ型前胶原基因（*COL3A1*）发生突变，但并发症类型与*COL3A1*特定突变无关。Arteaga等认为Ehlers-Danlos综合征Ⅳ型的特点为大血管的破裂，而这种表现是由于Ⅲ型胶原突变所致。Yeowell等发现Ehlers-Danlos综合征Ⅶ型是由于前胶原肽酶的缺陷，这种酶缺陷使胶原形成变得无序而薄弱。

三　主要临床表现及分型

Ehlers-Danlos综合征特征性表现为：

（一）皮肤的弹性过度

（二）皮肤和血管十分脆弱

皮肤的轻微损伤就可以引起血肿或皮下出血。创伤后留下香烟纸样的萎缩瘢痕，瘢痕后期可发生软疣样假性肿瘤。

（三）关节松弛和过度活动

（四）前额宽大，眼距、鼻梁较宽，并伴有先天性皱褶的内眦皮赘等特殊面容

（五）血管扩张性改变

如主动脉瘤、动脉夹层等，属于Ehlers-Danlos综合征Ⅳ型，是并发症最严重的一种类型。

（六）胫前和前臂的改变

许多硬的豌豆大小的钙盐沉着结节。

（七）Ehlers-Danlos综合征常伴内脏损害

患者肠壁脆弱往往导致自发的肠破裂，反复的胃肠道出血和食管疝也可发生。妊娠期子宫破裂常危及生命。

其中前三条通常称为Ehlers-Danlos综合征三联征：过度弹性皮肤、反复血肿和关节松弛。Pepin等发现80%患者在40岁以后有并发症发生，多数死于动脉破裂、肠道破裂或子宫破裂。他们总结的81例女性Ehlers-Danlos综合征患者，其中有12例死于妊娠期并发症。

另外，少数患者可伴多发性神经纤维瘤病的典型表现。目前对Ehlers-Danlos综合征的研究开始注重其亚型差异和临床多样性表现。

1998年英国医学遗传学家Beighton根据临床表现分为六型（表1-3-1）

表1-3-1　Ehlers-Danlos综合征临床分型

EDS分型	临床特征	遗传特性	分子缺陷
经典型	I Gravis型中度的皮肤过度伸展，关节松弛，组织脆性增加	常染色体显性	COL5A1
	II Mittis型轻度的I型的表现同上	常染色体显性	COL5A2
皮肤弹性异常增高型	III全身大小关节松弛，症状最突出同上	常染色体显性	未知
血管型	IV特殊面容，四肢病变，反复血肿，弹性皮肤，有肠道、血管病变	常染色体显性	COL3A1
脊柱侧后凸型	VI与I型的表现相似。但有脊柱后凸侧凸，Mafan样体型及眼部病变	常染色体隐性	PLOD
关节松弛型	VIIA及VIIB型：关节松弛及脱位为主要表现，伴有身材矮小，面部发育不良	常染色体隐性	COLIAI
			COLIA2
皮肤脆弱型	VIIC型皮肤松弛，容易破裂，胎膜早破，巨大疝气	常染色体隐性	I型胶原蛋白N-肽酶
其他	V型（与II型相似）	X染色体隐性	未知
	VIII型（皮肤、关节中度松弛，牙齿过早脱落）	常染色体显性	铜转运缺陷
	X型（与I型的表现相同）	常染色体隐性	未知
	XI型	常染色体显性	未知

四　鉴别诊断

除了其他EDS类型，鉴别诊断还包括关节活动过度综合征和其他结缔组织疾病。关节活动过度型EDS可能难以与关节活动过度综合征相鉴别，后者较为常见，表现为肌肉骨骼疼痛和广泛的关节活动过度，且无任何提示EDS或另一种结缔组织疾病的其他特征。几种结缔组织疾病与EDS有共同特征，包括下述疾病。

（一）马方综合征（Marfan综合征）

马方综合征与EDS相似，通常表现为关节松弛，由 FBN1 基因突变所致，为常染色体显性遗传。同EDS一样，马方综合征患者可出现关节活动过度、脊柱侧凸和轻度主动脉扩张；但根据不相称的高身材、晶状体脱位、鸡胸和进行性主动脉扩张可将马方综合征与不同类型的EDS区别开来。此外，经典型EDS的皮肤表现不常见于马方综合征。马方综合征的特征性表现包括：长骨过度生长、晶状体脱位、视网膜脱离、漏斗胸和（或）鸡胸、脊柱侧凸、心脏瓣膜功能不全和主动脉扩张合并主动脉破裂倾向。

（二）皮肤松弛症

皮肤松弛症表现为皮肤松弛赘生，从牵张状态复原时较为缓慢。可发生心脏瓣膜关闭不全和其他血管受累。常见疝和肺气肿。该病有数种不同类型，以常染色体显性和隐性方式遗传。虽然EDS患者的皮肤也易于拉伸，但其过度伸展后可迅速复原，借此可将EDS的皮肤表现与皮肤松弛症相鉴别。

（三）Loeys-Dietz综合征

Loeys-Dietz综合征可引起主动脉瘤和其他动脉瘤及动脉夹层，但也可引起广泛的动脉迂曲、眶距增宽（双眼间距宽）、腭裂或悬雍垂裂。部分Loeys-Dietz综合征患者可能存在极类似于血管型EDS患者的半透明皮肤和萎缩性瘢痕形成，但前者的腭裂、悬雍垂裂和动脉迂曲在EDS患者中并不常见。

（四）成骨不全

成骨不全是一组主要特征为骨质减少、骨质脆弱和反复骨折的疾病。某些类型的患者可能存在蓝色巩膜、听力损失和进行性骨骼畸形。患者常见关节松弛，但成骨不全的特征性表现"骨质减少和反复骨折"则极少见于EDS。该病可通过常染色体显性或隐性方式遗传，取决于具体类型。

（五）Larsen综合征

Larsen综合征临床表现为：大关节（髋、膝和肘）脱位、特殊颅面特征（面中部扁平、鼻梁塌陷和腭裂）、身材矮小和马蹄足畸形。该病可通过常染色体显性和常染色体隐性遗传。虽然EDS和Larsen综合征患者均可见关节脱位，但Larsen综合征患者的特殊颅面特征在EDS患者中不存在。

（六）Stickler综合征

Stickler综合征表现为特殊颅面特征（面中部扁平、腭裂和小颌畸形）、高度近视伴视网膜脱离风险、听力损失和脊柱关节病。受累患者可能存在马方综合征样体型和关节松弛，关节脱位不常发生。

由多个不同基因引起，以常染色体显性方式遗传。Stickler综合征患者可能存在关节松弛，但也存在各型EDS综合征中不常见的其他特征，如听力损失、极高度近视及其特征性颅面表现和腭裂。

五　合并脊柱侧凸的治疗

发生脊柱侧凸、外周神经病或新发颈部疼痛的EDS患者应根据临床症状进行评估和监测。脊柱侧后凸型EDS患者发生严重脊柱侧后凸风险特别高，常需手术治疗；其他类型EDS患者，如经典型、关节活动过度型及关节松弛型EDS患者可能出现脊柱侧凸，并且可能需要脊柱外科干预，如间断佩戴支具治疗或手术融合。脊柱侧凸的EDS患者手术治疗的并发症较高，严密监测血压和出血十分重要。可能需要应用颈椎屈/伸X线片和MRI检查评估颈椎的不稳定性。

六　麻醉和围术期管理

主要原则包括：① 仔细进行术前评估和确定EDS类型，这对开展恰当的治疗十分关键；② 评估出血史、心血管病史及插管和伤口愈合困难情况；③ 尽可能使用无创性监测；④ 应仔细注意患者的手术体位，组织脆弱者要使用恰当的垫料，并且慎用止血带；⑤ 术前、术中、术后需要仔细监测液体并控制血压；⑥ 注意有无困难气道的情况，这比在普通人群中要常见得多，包括潜在的出血、组织损伤和关节脱位；⑦ 仔细地评估伴有颞下颌关节功能障碍及颈椎不稳的患者；⑧ 出血的处理应相对个体化，部分患者可从使用氨甲环酸等药物。

对VI型Ehlers-Danlos综合征合并脊柱侧凸患者的治疗仅有少数文献报道，其手术指征目前尚无统一标准。Leatherman等认为由于出血及软组织愈合不良等潜在风险，应尽量避免手术。Brien等报道了一组6例Ehlers-Danlos综合征合并严重脊柱侧凸的患者，均行后路脊柱矫形内固定植骨融合术，共行14例次手术。有8例次出现并发症，包括血肿形成，内固定失败，切口感染及死亡，其认为对于此类患者，尽量采取相对保守的手术方法，术前充分评估，术中及术后需要格外注意出血及感染的发生。

七　小结

Ehlers-Danlos综合征是一类极为罕见的结缔组织性疾病，若脊柱侧凸持续加重，且合并腰背疼痛等临床症状，外科干预是一种选择。术前应对患者全身情况进行评估，同时也要关注手术区域的组织情况；术中应控制性降压、仔细止血，适当应用止血药；术中仔细操作，手术相对安全。后路融合固定手术能有效避免弯曲进展及躯干失平衡。选择前路手术时，一定要特别谨慎，避免大血管损伤破裂造成严重的并发症甚至死亡。

【典型病例1】

北京协和医院脊柱外科于2008年2月诊断并治疗了1例以脊柱病变为主要表现的 Ⅵ 型 Ehlers-Danlos 综合征患者。行侧凸矫正脊柱融合术，随访2年，恢复良好。

临床资料

患者，女性，34岁，因"发现背部不平10年，加重2年"入院。患者诉自幼皮肤松弛柔软，手、脚腕活动度大，能够过度背伸；磕碰等轻微外伤后容易出现血肿，全身轻微擦伤后容易生成瘢痕（图1-3-1）。查体可见皮肤松弛，弹性差，有关节过度活动表现；组织损伤后易出血，止血困难。除上述症状之外，无明显关节肿胀、疼痛，步态正常，上肢精细动作正常。

X线表现

胸腰椎多个椎体形态异常（楔形变），胸弯Cobb角30°，腰弯Cobb角44°，伴有腰段后凸畸形，Cobb角-50°。总体躯干平衡尚可，可见$L_{1/2}$有旋转半脱位的表现（图1-3-2）。

治疗方法及结果

为防止侧凸继续发展，缓解疼痛症状，改善矢状面生理曲度，重建躯体平衡，行后路矫形内固定脊柱融合术，融合节段T_{10}～L_5。术中取皮肤组织病理检查，结果提示慢性炎症。术后腰弯改善为20°，腰段后凸改善为15°。

术后6个月随访时，患者一般情况良好，疼痛缓解，畸形得到有效矫正，重建了矢状面平衡。术后2年随访，临床效果满意，患者诉腰部僵硬，其余无明显不适，脊柱X线正侧位片示脊柱内固定位置良好，脊柱融合确实，融合远端无弯曲进展，躯干平衡良好，无失代偿现象（图1-3-3）。

图1-3-1
患者手、脚腕活动度大，能过度背伸；双小腿多处瘢痕形成

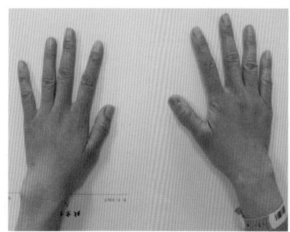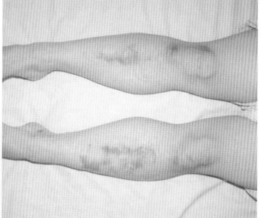

图1-3-1

图1-3-2
全脊柱正侧位X线片及
全脊柱CT

图1-3-3
术后全脊柱正侧位X
线片

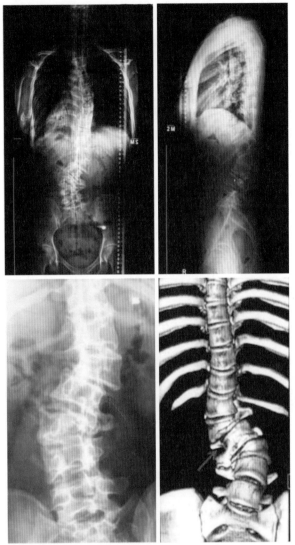

图1-3-2

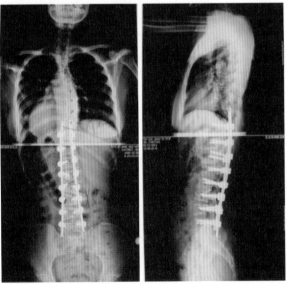

图1-3-3

【典型病例2】

北京协和医院脊柱外科于2017年9月诊断并治疗了1例以脊柱病变为主要表现的Ⅱ型Ehlers-Danlos综合征患者。行后凸矫正脊柱融合术，术后恢复良好。

临床资料

患者，女，34岁，以"腰痛10年，加重伴左下肢疼痛3年"入院，患者自述10年前无明显诱因出现腰痛，酸胀感，右侧显著，体位固定不变时加重，改变体位后可部分缓解，活动后不加重，疼痛影响夜间睡眠，患者大体相见图1-3-4。20年前因脐部隆起行脐部整形手术，术后恢复良好。2013年于外院行"右侧桡骨切除矫形术"，术后恢复良好。"麻醉药"过敏，具体药物种类不详，表现为臂丛麻醉后出现全麻样意识丧失，皮肤潮红伴皮疹。家族史：育有1子，全身皮肤松弛及韧带松弛，膝关节活动度异常增大，怀疑Ehlers-Danlos综合征可能性大。

查体

全身皮肤松弛，弹性不佳（图1-3-5），全身韧带松弛，指间关节、掌指关节、膝关节活动度异常增大（图1-3-6），双侧下尺桡关节半脱位（图1-3-7），左侧上尺桡关节半脱位（图1-3-8）。右上肢上尺桡关节处有约6 cm手术瘢痕。左上肢左侧小腿前侧有约8 cm外伤后缝合瘢痕。脊柱腰段后凸畸形，无明显剃刀背畸形，右侧下腰部及臀部压痛；左肩高于右肩约1 cm；双下肢Barbinski征（＋）。身高：147 cm，体重：56 kg，坐高81 cm，C_7～$S_1$61 cm，下肢绝对长度：左77 cm，右77 cm；相对长度：左81 cm，右80 cm，膝上10 cm腿围：左42.5 cm，右43 cm；膝下10 cm腿围：左：3 cm，右：33.5 cm。

辅助检查

2016-08-29 全脊柱正侧位（拼接相）：脊柱后凸畸形，最大后凸角（T_{11}～L_3）72°（图1-3-9），三维CT显示L_1、L_2椎体楔形变（图1-3-10），MRI示L_1～L_3腰椎管狭窄（图1-3-11）。追查基因检测结果：COL5A2杂合突变，考虑病理性突变，突变与疾病致病有关。诊断为Ehlers-Danlos综合征Ⅱ型，脊柱后凸畸形，双侧尺桡关节脱位，右侧桡骨头切除术后。

治疗方法及结果

为防止后凸继续发展，缓解疼痛症状，改善矢状面生理曲度，重建躯体平衡，行后路矫形内固定脊柱融合术，融合节段T_{11}～L_4。取背部正中切口T_{11}～L_4长约12 cm，逐层切开皮肤、皮下及深筋膜，骨膜下剥离椎旁肌显露双侧棘突、椎板及小关节突外缘及横突根部。

图1-3-4
患者术前大体像

图1-3-5
患者全身皮肤松弛，弹性不佳

图1-3-6
全身韧带松弛，指间关节、掌指关节、膝关节活动度异常增大

图1-3-7
双侧下尺桡关节半脱位

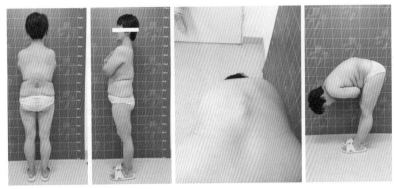

图1-3-4

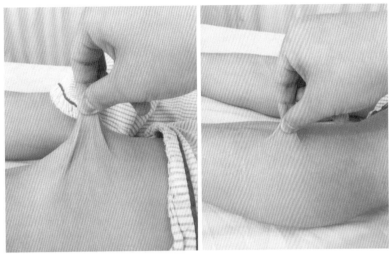

图1-3-5

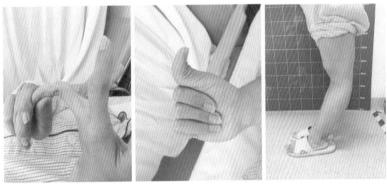

图1-3-6

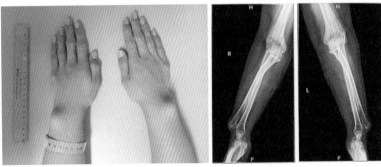

图1-3-7

图1-3-8
左侧上尺桡关节半
脱位

探查见后凸顶点位于L$_{1~2}$，L$_{1~2}$间后方椎板融合。根据解剖结构确定进钉点，常规准备钉道，于T$_{11}$~L$_4$置入钛合金椎弓根螺钉。咬骨钳咬除T$_{11}$~L$_3$棘突后，用超声骨刀和骨刀切除L$_1$下1/3椎板、双侧L$_1$下关节突、L$_2$上关节突和L$_2$上1/5椎板，形成"V"型S-P截骨。同法处理L$_{2~3}$S-P截骨。取二根合适长度钛棒，预弯出胸腰椎生理弯曲后，与双侧各螺钉相连，行L$_{1~4}$间加压闭合截骨间隙矫正后凸。术后复查全脊柱正侧位片，脊柱内固定位置良好，躯干平衡良好，术后后凸cobb角15°（图1-3-12）。术后3个月门诊随访，患者恢复良好。

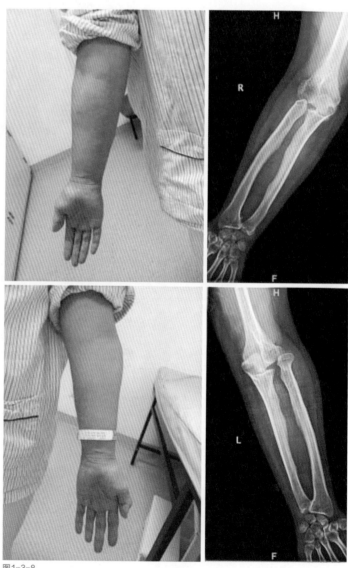

图1-3-8

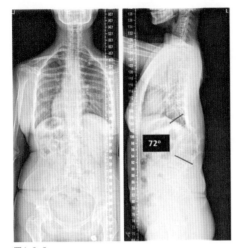

图1-3-9

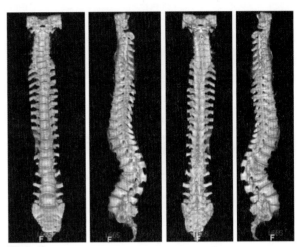

图1-3-10

图1-3-9
术前全脊柱正侧位片

图1-3-10
三维CT显示L_1、L_2椎体楔形变

图1-3-11
MRI示$L_{1～3}$腰椎管狭窄

图1-3-12
术后脊柱后凸cobb角15°

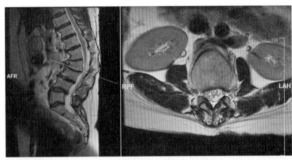

图1-3-11

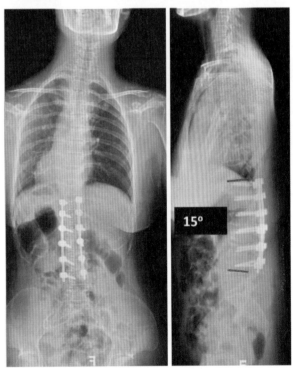

图1-3-12

（李　政　陈　崇　沈建雄）

【参考文献】

[1] Parapia LA, Jackson C. Ehlers-Danlos syndrome--a historical review. Br J Haematol, 2008, 141(1): 32-35.

[2] Uitto J. The Ehlers-Danlos syndrome--phenotypic spectrum and molecular genetics. Eur J Dermatol, 2005, 15(5): 311-312.

[3] Yeowell HN, Pinnell SR. The Ehlers-Danlos syndromes. SeminDermatol, 1993, 12(3): 229-240.

[4] McKusick VA. The Ehlers-Danlos syndrome. In: "Heritable Disorders of Connective Tissue, " 4th ed. St. Louis: C. V. Mosby, 1972, 292-371.

[5] O'Connell M, Burrows NP, van Vlijmen-Willems MJ, et al. Tenascin-X deficiency and Ehlers-Danlos syndrome: a case report and review of the literature. Br J Dermatol, 2010, 163(6): 1340-1345.

[6] Pepin M, Schwarze U, Superti-Furga A, et al. Clinical and genetic features of Ehlers-Danlos syndrome type IV, the vascular type. N Engl J Med, 2000, 342(10): 673-680.

[7] Arteaga-Solis E, Gayraud B, Ramirez F. Elastic and collagenous networks in vascular diseases. Cell StructFunct, 2000, 25(2): 69-72.

[8] Blaszczyk M, Depaepe A, Nuytinck L, et al. Acrogeria of the Gottron type in a mother and son. Eur J Dermatol, 2000, 10(1): 36-40.

[9] Meldon S, Brady W, Young JS. Presentation of Ehlers-Danlos syndrome: iliac artery pseudoaneurysm rupture. Ann Emerg Med, 1996, 28(2): 231-234.

[10] Imamura A, Nakamoto H, Inoue T, et al. Ruptured dissecting aneurysm in bilateral iliac arteries caused by Ehlers-Danlos syndrome type IV: report of a case. Surg Today, 2001, 31(1): 85-89.

[11] Solomon JA, Abrams L, Lichtenstein GR. GI manifestations of Ehlers-Danlos syndrome. Am J Gastroenterol, 1996, 91(11): 2282-2288.

[12] Beighton P, De Paepe A, Steinmann B, et al. Ehlers-Danlos syndromes: revised nosology, Villefranche, 1997. Ehlers-Danlos National Foundation (USA) and Ehlers-Danlos Support Group (UK). Am J Med Genet, 1998, 77(1): 31-37.

[13] Brinckmann J, Açil Y, Feshchenko S, et al. Ehlers-Danlos syndrome type

VI: lysyl hydroxylase deficiency due to a novel point mutation (W612C). Arch Dermatol Res, 1998, 290(4): 181-186.

[14] Pasquali M, Still MJ, Vales T, et al. Abnormal formation of collagen cross-links in skin fibroblasts cultured from patients with Ehlers-Danlos syndrome type VI. Proc Assoc Am Physicians, 1997, 109(1): 33-41.

[15] McMaster MJ. Spinal deformity in Ehlers-Danlos syndrome. Five patients treated by spinal fusion. J Bone Joint Surg Br, 1994, 76(5): 773-777.

[16] Leatherman KD, Dickson RA. The management of spinal deformities. London John wright, 1998, 71.

[17] Rabenhorst BM, Garg S, Herring JA. Posterior spinal fusion in patients with Ehlers-Danlos syndrome: a report of six cases. J Child Orthop, 2012, 6(2): 131-136.

第四节

Klippel-Trenaunay综合征

一　概述

Klippel-Trenaunay综合征（Klippel-Trenaunay syndrome，KTS）最早于1900年由法国医生Maurice Klippel和Paul Trenaunay分别报道。Klippel-Trenaunay综合征是一种罕见的先天性周围血管病变，发病率约1/100000，是一种复杂的毛细血管、淋巴管、静脉畸形，最常累及下肢。具有典型的三联征：毛细血管畸形（葡萄酒色斑）、肢体过度生长、非典型性外侧浅静脉曲张。

二　病因及发病机制

Klippel-Trenaunay综合征的病因目前仍未明确，其发病机制的假说包括先天性脊髓发育异常、单纯血管发生障碍、深静脉畸形及胚胎发育早期中胚层的发育异常等，但是上述假说均不能很好地解释Klippel-Trenaunay综合征的发病机制，仅能解释Klippel-Trenaunay综合征患者的部分临床表现。近年来研究发现，*VG5Q*、*RASA1*等基因与Klippel-Trenaunay综合征的发生相关。也有一些研究表明，大多数Klippel-Trenaunay综合征患者携带有磷脂酰肌醇-4,5-二磷-3-激酶催化亚基α（phosphatidylinositol-4, 5-bisphosphate-3-kinase, catalytic subunit alpha, PIK3CA）基因的体细胞突变。*PIK3CA*基因的功能获得性突变导致蛋白激酶B的活化，最终导致哺乳动物雷帕霉素靶蛋白（mammalian target of rapamycin，mTOR）的活化，由此引发细胞增殖和血管生成。

三　主要临床表现

Klippel-Trenaunay综合征的病变主要在四肢，尤其以下肢多见，病变多累及一个肢体，可以累及臀部、腰部、下腹部和肩部。标准

图1-4-1
毛细血管畸形（葡萄酒
色斑）

图1-4-2
双侧小腿外侧浅静脉曲
张，左侧肢体异常肥大

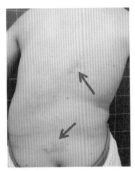

图1-4-1

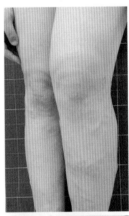

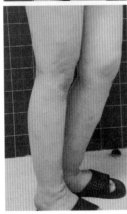

图1-4-2

的临床三联征包括：毛细血管畸形（葡萄酒色斑），由于软组织和骨肥大通常引起肢体变长变大和不规则的下肢外侧面浅静脉曲张。除此之外，还可以表现为深静脉畸形、淋巴管畸形及淋巴性水肿。

毛细血管畸形（葡萄酒色斑）表现为患肢皮肤有成片的地图型血管痣，呈粉红色或紫红色，一般略突出于体表，压之褪色，多在出生时被发现，最常累及下肢，同侧或对侧上肢受累及病变延伸至邻近的躯干皮肤并不少见（图1-4-1）。畸形静脉通常出现在大腿外侧静脉（Servelle外侧静脉）和坐骨静脉，大腿外侧静脉起源于足的外侧，沿着腿的外侧缘向上延伸，由于其静脉瓣膜的缺失从而导致整条静脉的功能不全，表现为位于大腿和小腿的前外侧表面的表浅静脉曲张（图1-4-2）。除了静脉曲张畸形，Klippel-Trenaunay综合征患者还可存在"海绵状"静脉畸形，往往表现为柔软、可压缩的皮下蓝色肿物。静脉畸形可以在刚出生时或婴儿期便在患者体表上清晰可见，但通常在儿童期变得更明显。除此之外，血管畸形还可以累及全身多个脏器，例如胃肠道、肝脏、脾脏和泌尿生殖道。部分Klippel-Trenaunay综合征可合并淋巴管畸形，淋巴管畸形的特征常常表现为浅表脉管疱或淋巴管扩张，类似"蛙卵"，这些淋巴管的异常往往存在慢性淋巴漏、出血及继发感染等风险。淋巴管畸形还可以表现为假疣状增生和淋巴水肿，当存在这些特征时，淋巴管畸形往往可引起患侧肢体的增生肥大。此外，位于骨盆和腹膜后的深部淋巴管畸形可能因压迫盆腔内脏器而出现相应症状。软组织肥大可以表现为仅局限于背部或胸部的包块，也可以在整个手臂和下肢弥漫性生长（图1-4-2）。骨肥大可以累及单个肢体的所有骨组织或仅累及一或两个骨组织，可以表现为巨趾（指）症、并趾（指）、趾（指）弯曲、多趾（指）、手裂畸形、跗骨或趾（指）的发育不全、骨质溶解、先天性髋关节脱位和外周神经病变等。研究表明，约37%~88%的Klippel-Trenaunay综合征患者会主诉疼痛，往往严重影响患者的日常活动能力。此外，疼痛的病因众多，可能与慢性静脉功能不全、蜂窝织炎、血栓性浅静脉炎、深静脉血栓形成、"生长性疼痛"、骨内受累、关节内受累、关节积血和神经病理性疼痛等相关。

根据现有报道，Klippel-Trenaunay综合征患者合并脊柱畸形相对少见，其脊柱畸形发生的原因可能与单侧下肢过度生长导致的双下肢不等长、骨盆倾斜及长期跛行等相关。此外，Klippel-Trenaunay综合征存在着骨与软组织的非对称性生长，因此脊柱畸形也可能继发于椎体非对称性增生或椎旁组织异常占位等因素。

Klippel-Trenaunay综合征患者存在出血的风险，其出血的严重程度不一，轻则是葡萄酒色斑内的轻度出血，重则是严重的弥散性血管内凝血和侵入性操作后的大出血。腹腔或盆腔内的静脉畸形和静脉曲张可能导致隐匿性消化道出血及泌尿系出血，严重者可威胁生命。凝血功能异常（高凝状态）在Klippel-Trenaunay综合征患者中并不罕见，有学者认为，Klippel-Trenaunay综合征患者的凝血功能异常可能是静脉畸形内局限性血管内凝血导致。也有Klippel-Trenaunay综合征患者围术期合并下肢深静脉血栓及致死性肺栓塞的报道，因此对于外科及麻醉医师来说，凝血功能异常是不容忽略的情况。静脉及淋巴系统的异常使Klippel-Trenaunay综合征患者容易发生慢性淋巴水肿和慢性静脉功能不全，导致淤积性皮炎、脂肪皮肤硬化症及蜂窝织炎，病变进一步加重可能出现皮肤软组织的慢性感染和慢性溃疡。存在双侧肢体不等长的Klippel-Trenaunay综合征患者会出现代偿性的骨盆倾斜及失平衡，继而导致继发性脊柱侧凸、步态障碍、功能限制和疼痛，而双侧下肢长度相差越大，其继发的问题也更加严重。

辅助检查方面，彩色超声多普勒、静脉造影、CT静脉成像及MRI检查为本病的常用检查方法。可以发现静脉畸形（迂曲扩张的浅静脉）和软组织体积增大（肌肉增粗，皮下脂肪组织增厚，在脂肪组织内可看到增粗或曲张的静脉血管）（图1-4-3）。除此之外，深静脉是否有病变及通畅情况是彩色多普勒超声检查的重点，而MRI对软组织增生肥大及骨骼长度差异评价具有明显的优势（图1-4-4）。所有Klippel-Trenaunay综合征患者，都应接受凝血功能评估，主要包括D-二聚体（D-dimer）、纤维蛋白原、凝血酶原时间和部分凝血活酶时间等。若出现D-二聚体水平升高伴或不伴纤维蛋白原降低提示慢性局限性血管内凝血病。

根据典型的临床三联征：毛细血管畸形（葡萄酒色斑）、肢体过

图1-4-3
静脉造影可见扩张迂曲的异常静脉
（引自Wang S K et al. J Vasc Surg Venous Lymphat Disord, 2017, 5(4): 587-595.）

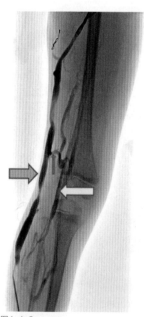

图1-4-3

图1-4-4
下肢MRI可见骨与软组
织增生、静脉及淋巴管
异常
（引自Sung H M et al.
Arch Plast Surg, 2015,
42(5):552-558）

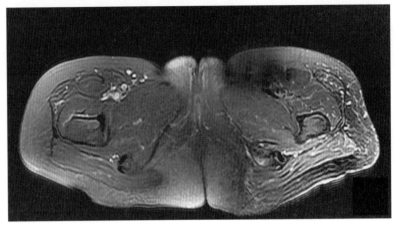

图1-4-4

度生长、非典型性外侧浅静脉曲张，以及伴或不伴淋巴管畸形即可临床诊断Klippel–Trenaunay综合征。并不是所有KTS患者均具有三联征，约63%的患者同时存在3个典型的临床表现，而具有其中2个典型表现的患者则占到了93%。因此，对于存在三联征中任意一条的患者，均应该怀疑诊断KTS的可能。而影像学表现、实验室检查及基因诊断则是进一步明确Klippel–Trenaunay综合征的有效证据。通常没有必要进行组织活检来确诊Klippel–Trenaunay综合征。

　　Klippel–Trenaunay综合征通常需要与其他存在毛细血管畸形或过度生长的疾病进行鉴别，包括弥漫性毛细血管畸形伴过度生长（diffuse capillary malformation with overgrowth, DCMO）、先天性脂肪瘤过度生长伴脉管畸形、表皮痣和骨骼异常综合征（congenital lipomatous overgrowth with vascular malformations, epidermal nevi, and skeletal anomalies, CLOVES）、Parkes Weber综合征以及大头畸形–毛细血管畸形（macrocephaly-capillary malformation, M–CM）综合征。许多Klippel–Trenaunay综合征患者被误诊为弥漫性毛细血管畸形伴过度生长（DCMO），与Klippel–Trenaunay综合征的毛细血管畸形相比，DCMO患者的毛细血管畸形受累范围往往较广泛，且颜色更淡，并缺乏典型的地图样清晰性边界。约30%的DCMO患者也具有明显的静脉曲张，因此部分DCMO患者看似符合典型的Klippel–Trenaunay三联征（葡萄酒色斑、肢体过度生长、非典型性外侧浅静脉曲张）。但是，DCMO中的静脉畸形不包括深静脉异常，同时也缺乏任何淋巴管畸形的证据。并且，相比较 Klippel–Trenaunay 综合征患者而言，DCMO 患者出现蜂窝织炎、凝血功能异常、肺栓塞和进行性过度生长的风险更小。先天性脂肪瘤过度生长伴脉管畸形、表皮痣和骨骼异常综合征（CLOVES）与 Klippel–Trenaunay 综合征被认为具有类似的 *PIK3CA* 基因突变，这导致了 CLOVES 与 Klippel–Trenaunay 综合征之间存在许多临床表现的重叠。因此，部分 CLOVES 患者的早期临床表现几乎与 Klippel–Trenaunay 综合征相同，而其特征性的脂肪瘤过度生长及表皮痣并不在疾病早期出现。Parkes Weber 综合征主要表现为毛细血管畸形、快血流型的动静脉瘘和肢体过度生长等。Parkes Weber 综合征和 Klippel–Trenaunay 综合征在年轻患者中可能难以鉴别。但与 Klippel–Trenaunay 综合征不同的是，Parkes Weber 综合征通常不存在结构性的静脉畸形和淋巴管畸形，部分患者可能存在由于静脉高压导致的静脉扩张。而血管多普勒超声检查可以探查存在快速血流的动静脉瘘畸形，是与 Klippel–Trenaunay 综合征相鉴别之处。大头畸形–毛细血管畸形（M–CM）与 Klippel–Trenaunay 综合征临床特点的相似之处包括毛细血管畸形、不对称过度生长和指（趾）异常及畸形。但与 Klippel–Trenaunay 综合征不同的是，M–CM 中的毛细血管畸形趋于弥散性和网状，而非地图状。并且，M–CM 的患者可以存在头围增加、严重的神经系统疾病、面中线血管斑以及皮肤/关节松弛，而当患者出现神经系统表现时（例如发育迟缓、癫痫发作、肌张力过低、脑积水、脑室扩张及小脑扁桃体疝），则提示诊断 M–CM 的可能。

四　合并脊柱畸形的治疗

对于合并脊柱畸形的 Klippel–Trenaunay 综合征患者，其矫形手术并无特殊。但是，在脊柱畸形矫形手术之前，需要明确判别是否存在脊柱畸形的继发因素，例如双下肢不等长、骨盆倾斜以及椎旁病变等。如果明确合并上述因素，考虑脊柱畸形的发生与上述因素相关，需要先行或同期处理上述继发因素，以免出现脊柱矫形术后的侧凸进展及躯干失代偿。

对于存在双下肢不等长的Klippel-Trenaunay综合征患者，当双侧肢体长度<1.0 cm时可以不做特殊处理，双侧肢体长度差>1.5 cm者，可采用垫高健侧鞋跟，以免长期瘸行导致继发性脊柱侧凸。双侧肢体长度差异>2.0 cm的Klippel-Trenaunay综合征患者需要手术矫正畸形，骨骺固定术是常用的手术方式。

在Klippel-Trenaunay综合征患者的脊柱融合手术中，有两方面需要特别注意。一方面，由于Klippel-Trenaunay综合征是一种先天性血管病变，需要注意手术区域内的皮肤、皮下组织及椎旁肌肉等软组织内是否存在血管畸形，而术前的全脊柱MRI可以帮助判别；其次，术中止血应彻底，可以结合电凝、压迫等方法止血，通过术前手术区域内畸形血管的提前发现及术中满意的止血操作来减少术中失血。另一方面，由于Klippel-Trenaunay综合征患者具有高凝倾向，围手术期需关注凝血功能，尤其是D-二聚体指标的动态变化，必要时请血管外科专科医师会诊，行深静脉超声、静脉造影等排除静脉血栓，选用合适的抗凝药物预防深静脉血栓及肺栓塞等发生。

五 小结

Klippel-Trenaunay综合征是一种复杂的毛细血管、淋巴管、静脉畸形，最常累及下肢。具有典型的三联征：毛细血管畸形（葡萄酒色斑）、肢体过度生长、非典型性外侧浅静脉曲张。Klippel-Trenaunay综合征患者合并脊柱畸形相对少见，其矫形手术并无特殊。但是，在脊柱畸形矫形手术之前，需要明确判别是否存在脊柱畸形的继发因素，例如双下肢不等长、骨盆倾斜以及椎旁病变等，如果存在上述继发因素，需要先行处理。此外，围手术期还应注意患者凝血功能，尤其是高凝状态及出血风险，术前判别手术区域内是否存在畸形、异常血管，术中通过电凝、压迫等方法充分止血，围术期在血管外科医师指导下合理应用抗凝药物，警惕围术期出血、下肢深静脉血栓及致死性肺栓塞等风险。

【典型病例】

北京协和医院脊柱外科于2016年1月诊断并治疗了1例以脊柱侧后凸畸形为主要临床表现的Klippel-Trenaunay综合征患者，行一期后路内固定、植骨融合术，术后随访1年，恢复良好。

临床资料

患者，女性，18岁，因"双侧肢体不对称18年，背部不平5年"入院。患者出生后4个月余，父母发现其面、胸、肢体不对称，伴体表血管瘤三处：上唇、胸背部、骶尾部，左半身较右半身粗大，左下肢尤为明显，左下肢直径、长径均大于右下肢。1周岁学会步行，步态异常，轻度跛行。腰骶部、双下肢无静息痛，活动后腰骶部、双下肢无明显疼痛，活动耐量正常。学习成绩中等。5年前无明显诱因家长发现其背部、双肩、双髋不平，就诊于当地医院，行脊柱正侧位片检查后诊断为"脊柱侧凸"。行支具保守治疗2年，效果不佳。此后患者背部隆起程度进行性加重，身高自160 cm下降至157 cm。久坐后出现右腰部酸胀不适，改变体位后可缓解。足月剖腹产，有新生儿脑缺氧史，出生后转入NICU接受治疗，Apgar评分不详，父母非近亲，否认类似家族史。

查体

左侧面、胸、肢体较右侧粗大，左下肢尤为明显（图1-4-5），可见体表血管瘤三处：上唇、胸背部、骶尾部，背部可见葡萄酒色斑（图1-4-1），双下肢外侧静脉曲张，左侧严重（图1-4-2）。四肢各关节活动度正常，各趾间关节无明显屈曲畸形，四肢深浅感觉无明显异常，四肢肌张力正常，肌力Ⅴ级。脊柱胸段右侧凸伴腰段左侧凸畸形，形成剃刀背高约3 cm；右肩较左肩高1.5 cm，右侧髂嵴较左侧高1.5 cm。下肢绝对长度：左94 cm，右90 cm；相对长度：左96 cm，右93 cm；膝上10 cm大腿周径：左50 cm，右43 cm。膝下10 cm小腿周径：左43.5 cm，右37 cm。全脊柱正侧位X线片示：$T_{11} \sim L_4$侧凸畸形，Cobb角105°，$T_8 \sim L_3$后凸畸形，后凸角58°（图1-4-6）。术前患者D-dimer升高，但四肢深静脉超声未见明显血栓形成，经血管外科会诊后建议双下肢可用弹力袜治疗静脉曲张，围手术期充分交代下肢深静脉血栓及肺栓塞风险，并于前一天至术后2周采用低分子肝素预防血栓。根据患者葡萄酒色斑、下肢外侧静脉曲张以及肢体不对称生长等Klippel-Trenaunay综合征典型表现，临床诊断患者为Klippel-Trenaunay综合征。

治疗方法及结果

为防止侧后凸畸形进一步加重，改善患者冠状面及矢状面平衡，行一期后路内固定、植骨融合术，融合节段$T_{10} \sim L_5$。D-dimer于术

图1-4-5
站立位可见明显的躯干
偏移及左侧下肢异常肥
大,双下肢不等长

图1-4-6
术前全脊柱正侧位X
线片:
$T_{11} \sim L_4$侧凸畸形,
Cobb角105°,$T_8 \sim L_3$
后凸畸形,后凸角58°

图1-4-7
围术期D-dimer变化

后第一天达到高峰,后逐渐下降,术后未发生血栓栓塞事件(图1-4-7)。因患者存在毛细血管畸形,因而术中肌肉创面渗血较多,采用电凝及压迫止血的方法,以减少皮下及肌层渗血,同时考虑到患者血栓高风险,术中未使用氨甲环酸。术中共出血约1300 ml,回输CellSaver洗涤自体红细胞600 ml,输入异体悬浮红细胞2U、血浆400 ml。术后全脊柱正侧位X线片示:$T_{11} \sim L_4$侧凸Cobb角60°,$T_8 \sim L_3$后凸角26°(图1-4-8)。

术后1年随访时,患者一般情况良好,全脊柱正侧位X线片示:$T_{11} \sim L_4$侧凸Cobb角62°,$T_8 \sim L_3$后凸角38°(图1-4-9)。

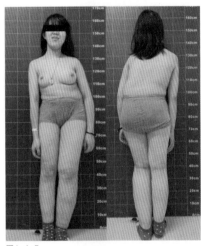

图1-4-5

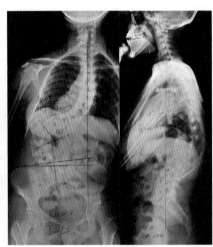

图1-4-6

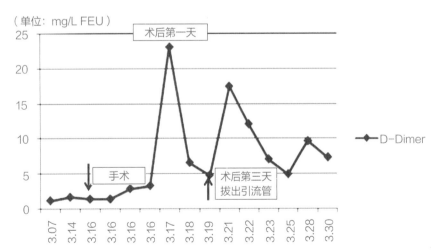

图1-4-7

第一章 结缔组织病合并脊柱侧凸

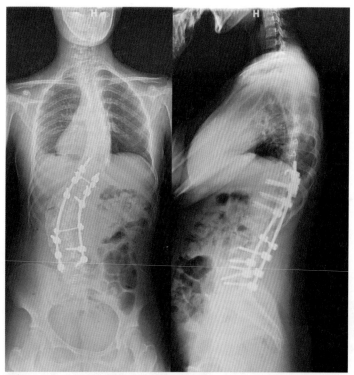

图1-4-8

图1-4-8
术后全脊柱正侧位X
线片：
T$_{11}$~L$_4$侧凸Cobb角
60°，T$_8$~L$_3$后凸角26°

图1-4-9
术后1年随访全脊柱正
侧位X线片：
T$_{11}$~L$_4$侧凸Cobb角
62°，T$_8$~L$_3$后凸角38°

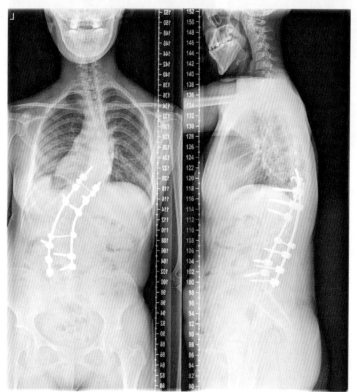

图1-4-9

（谭海宁　翟吉良　沈建雄）

【参考文献】

[1] Gloviczki P, Driscoll DJ. Klippel-Trenaunay syndrome: current management. Phlebology, 2007, 22(6): 291-298.

[2] Lacerda LS, Alves UD, Zanier JF, et al. Differential diagnoses of overgrowth syndromes: the most important clinical and radiological disease manifestations. Radiol Res Pract, 2014, 2014: 947451.

[3] Oduber CE, van der Horst CM, Hennekam RC. Klippel-Trenaunay syndrome: diagnostic criteria and hypothesis on etiology. Ann Plast Surg, 2008, 60(2): 217-223.

[4] Chen D, Li L, Tu X, et al. Functional characterization of Klippel-Trenaunay syndrome gene AGGF1 identifies a novel angiogenic signaling pathway for specification of vein differentiation and angiogenesis during embryogenesis. Hum Mol Genet, 2013, 22(5): 963-976.

[5] Tian XL, Kadaba R, You SA, et al. Identification of an angiogenic factor that when mutated causes susceptibility to Klippel-Trenaunay syndrome. Nature, 2004, 427(6975): 640-645.

[6] Husmann DA, Rathburn SR, Driscoll DJ. Klippel-Trenaunay syndrome: incidence and treatment of genitourinary sequelae. J Urol, 2007, 177(4): 1244-1249.

[7] Hu P, Zhang GY, Wang Y, et al. Klippel-Trenaunay syndrome in combination with congenital dislocation of the hip[J]. J Chin Med Assoc, 2013, 76(4): 229-231.

[8] Douma RA, Oduber CE, Gerdes VE, et al. Chronic pulmonary embolism in Klippel-Trenaunay syndrome. J Am Acad Dermatol, 2012, 66(1): 71-77.

[9] Karalezli A, Sevgili S, Ernam TD, et al. Pulmonary embolism in a patient with Klippel-Trenaunay-Weber syndrome. TuberkToraks, 2006, 54(3): 281-287.

[10] 亓恒涛，张先东，王默，等. Klippel-Trenaunay综合征患者彩色多普勒超声表现中华医学超声杂志（电子版），2011，8（12）：2487-2492.

[11] Wang SK, Drucker NA, Gupta AK, et al. Diagnosis and management of the venous malformations of Klippel-Trenaunay syndrome. J VascSurg Venous Lymphat Disord, 2017, 5(4): 587-595.

[12] Sung HM, Chung HY, Lee SJ, et al. Clinical Experience of the Klippel-Trenaunay Syndrome. Arch Plast Surg, 2015, 42(5): 552-558.

第五节

Loeys-Dietz综合征

一 概述

Loeys–Dietz综合征（Loeys–Dietz syndrome，LDS，OMIM ID #609192）是一种常染色体显性遗传的结缔组织病，可广泛累及全身多个器官或系统。来自美国Johns Hopkins大学医学院的两位学者Loeys和Dietz，在对马方综合征进行研究时发现有一部分疑似马方综合征的患者，其表型和马方综合征有固定差异。两位学者系统总结了10个家系，共16位患者的临床及遗传学特征后，于2005年首次提出了一种由编码1型或2型转化生长因子β受体基因（*TGFBR1*或*TGFBR2*）杂合突变引起的新的综合征，该异常表型包括心血管、颅面部、神经及骨骼系统的广泛改变，随后人们便以此两人名字命名此综合征。

Loeys–Dietz综合征与其他知晓度更高的综合征如Marfan综合征、Ehlers–Danlos综合征（血管型）及Shprintzen–Goldberg综合征等有部分共同的特征，极易误诊漏诊，因此真实发病率难以统计。实际上，由于Loeys–Dietz综合征是新近刚被定义的一种综合征，部分之前被诊断为马方或类马方综合征的患者，很可能就是Loeys–Dietz综合征患者。Loeys–Dietz综合征累及全身结缔组织，可影响人体的心脏、血管、骨骼、关节、皮肤、内脏器官（小肠、脾、子宫等）等多个系统及器官，典型临床表现为包括动脉迂曲和动脉瘤、眼距过宽及腭裂或悬雍垂裂在内的三联征。

二 病因及发病机制

Loeys–Dietz综合征是由于转化生长因子β（transforming growth factor β，TGFβ）信号通路异常所致。与该通路异常相关的基因包括*TGFBR1*，*TGFBR2*，*SMAD3*，*TGFB2*及*TGFB3*。其中，超过

图1-5-1
Loeys-Dietz综合征患
者，10个月男婴
左侧胸片可见纵膈影
明显增宽，右侧大血
管CTA三维重建可见
巨大主动脉根部瘤及肺
动脉扩张（图片引自
Molina-SánchezTetal.
Cardiol Young. 2017
Aug; 27(6): 1219-
1220.）

90%的Loeys-Dietz综合征由编码转化生长因子受体1或2（*TGFBR1*或*TGFBR2*）基因突变所致。TGFβ通路参与调控体细胞增殖、分化，还能够协助调控细胞外基质形成、蛋白质折叠及其他细胞间隙分子的构成，对于维持组织的强度及组织的修复至关重要。TGFβ通路的细胞间信号转导由配体与受体结合后起始，配体-受体蛋白复合体通过SMAD相关蛋白介导的下游信号传导通路控制特定基因的转录及调节细胞的增殖。

TGFβ信号通路相关基因的突变会导致通路中信号频率升高。过度活化的TGFβ通路可干扰细胞外基质及多系统及器官的形成，导致Loeys-Dietz综合征的各种症状及体征。

Loeys-Dietz综合征为常染色体显性遗传病，先证者有50%的概率将致病基因遗传至下一代。然而，约75%的Loeys-Dietz综合征患者是由前述相关基因的新发突变所致，仅约25%的患者有阳性家族史。

三 临床表现及分型

Loeys-Dietz综合征主要由四组临床表现组成：血管扩张迂曲、骨骼系统改变、特殊面部畸形及皮肤症状。妊娠相关并发症也较为常见。

主动脉根部，特别是窦部的扩张是Loeys-Dietz综合征患者最重要的临床表现（图1-5-1）。初次就诊时，约2/3的患者已经出现主动脉根部瘤，且最终所有Loeys-Dietz综合征患者都会出现主动脉

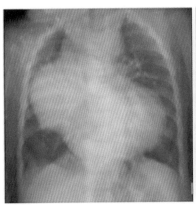

图1-5-1

第一章 结缔组织病合并脊柱侧凸

根部扩张。动脉迂曲通常是全身性的，但在头颈部血管最常见。此外，与正常人群相比，Loeys-Dietz综合征患者中先天性心脏病，包括主动脉瓣二瓣化畸形、房间隔缺损、动脉导管未闭等的发生率显著增加。

Loeys-Dietz综合征的骨骼系统表现与马方综合征有部分重叠，包括关节过度松弛、细长指、鸡胸或漏斗胸以及脊柱侧凸畸形（图1-5-2、图1-5-3）。患者还可伴有手部和足部的屈曲挛缩，即马蹄内翻足及屈指畸形。与马方综合征不同，Loeys-Dietz综合征患者的肢体长度及上下部量比例基本正常。其他常见表现还包括颈椎不稳及腰椎滑脱。

约75%的Loeys-Dietz综合征患者伴有面部畸形，这些患者被归类为Loyes-Dietz综合征 1型（图1-5-4）。眼距过宽、腭裂和悬雍垂裂是主要的诊断性特征。颅缝早闭也较为常见。其他颅面部表现包括小下颌、巩膜蓝染、斜视、高腭穹及牙列拥挤。

皮肤表现包括天鹅绒样、半透明皮肤，浅静脉异常明显，易出现瘀斑（图1-5-5）。患者伤口不易愈合，易形成营养不良性瘢痕。约25%的Loeys-Dietz综合征患者有这些皮肤表现，但无明显的颅面部畸形，被归类为Loeys-Dietz综合征 2型。

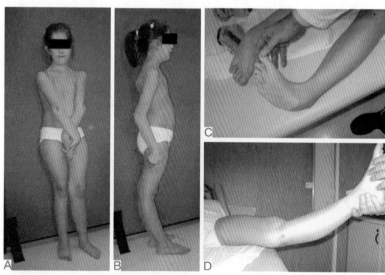

图1-5-2

图1-5-3
全脊柱后前位X线片,
Loeys-Dietz综合征
患者
6岁男性,可见明显的
脊柱侧凸畸形,胸段脊
柱凸向右侧,腰段脊柱
凸向左侧,冠状面平
衡尚可,胸廓形态较
瘦长(图片引自Kalra
V B, et al. Pediatric
Radiology, 2011, 41
(12):1495-1504.)

图1-5-4
头颈部CT三维重建
Loeys-Dietz综合征患
者,3岁,男童,可见
长头畸形(侧位)、眼
距增宽(黑色双箭头)
及缩颌畸形(白色箭
头)(图片引自Dhouib
A etal. Circulation,
2012, 126(4): 507-8.)

图1-5-5
Loeys-Dietz综合征
患者
44岁男性,主动脉根
部置换术后,可见前
胸部半透明皮肤,浅
静脉异常明显(图片
引自DreraBetal.
Orphanet Journal
of Rare Diseases,
4,1(2009-11-02),
2009, 4(1): 24.)

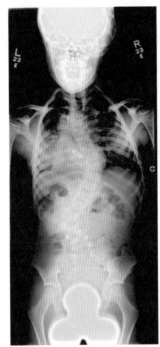

图1-5-3

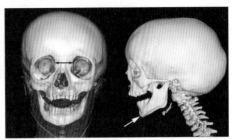

图1-5-4

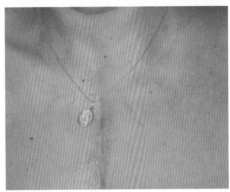

图1-5-5

早先报道的Loeys-Dietz综合征分型仅局限于上述两型。近年来,随着*SMAD3*、*TGFB2*及*TGFB3*突变的发现,以及对于临床表型更加全面、系统的总结,Loeys-Dietz综合征分型增加至5型,其基因诊断信息如下(表1-5-1)。

表1-5-1 Loeys-Dietz综合征基因诊断分型

LDS分型	遗传方式	基因/位点	突变位置	既往报道中用名
1型	常染色体显性	*TGFBR1, ALK5, AAT5, LDS1, MSSE*	9q22.33	TAA, Furlong综合征
2型	常染色体显性	*TGFBR2, HNPCC6, AAT3, MFS2, LDS2*	3p24.1	TAAD, 类马方综合征, MFS2
3型	常染色体显性	*SMAD3, MADH3, LDS3*	15q22.33	动脉瘤-骨关节炎综合征
4型	常染色体显性	*TGFB2, LDS4*	1q41	类马方综合征
5型	常染色体显性	*TGFB3, ARVD1, RNHF, LDS5*	14q24.3	Rienhoff综合征

LDS, Loeys-Dietz syndrome; MFS, Marfan syndrome; TGF, transforming growth factor; TAAD,thoracic aortic aneurysms and dissections. (表格引用来源: http://www. omim. org/phenotypicSeries/PS609192; B. L. Loeys, Chapter 4b – Loeys-Dietz Syndrome, In Aneurysms-Osteoarthritis Syndrome, 2017, Pages 55-61.)

四　诊断及鉴别诊断

LDS的诊断需综合分析患者的临床表现、家族史及基因诊断结果。目前尚未建立公认的诊断标准，下述患者需考虑到LDS的诊断，并建议其行基因检测：

1. 具有典型的LDS三联征的患者，包括：眼距过宽，腭裂或悬雍垂裂，主动脉和（或）周围动脉瘤或迂曲样改变。

2. 患者有主动脉和（或）周围动脉瘤（特别是早发性主动脉瘤，及早年猝死病史），伴有其他特征性改变，包括细长指、屈曲指、畸形足、颅缝早闭（任何类型），巩膜蓝染，皮肤菲薄伴萎缩性瘢痕、易发生瘀斑、关节过度活动，以及主动脉瓣二瓣化畸形、动脉导管未闭、房间隔缺损及室间隔缺损等先天性心血管疾病。

3. 患者的临床表现与Ehlers-Danlos综合征（血管型）相似，其Ⅲ型胶原的生化特性未见异常，但是伴有典型的皮肤改变（皮肤菲薄、萎缩性瘢痕、易发生瘀斑）及关节过度活动。

4. 患者具有类马方综合征表型，无晶状体脱位，伴有主动脉及骨骼系统改变（细长指、漏斗胸、脊柱侧凸），但是患者不满足马方综合征的Ghent诊断标准和（或）FBN1突变的基因筛查结果为阴性。

5. 家系中出现常染色体显性胸主动脉瘤，特别是过早出现主动脉和（或）周围动脉夹层的家系，主动脉根部以上的病变（包括颅内动脉），主动脉和（或）周围动脉迂曲，伴有房间隔缺损/室间隔缺损/动脉导管未闭。轻度的马方样骨骼系统改变也可能出现。

Loeys-Dietz综合征的表型与马方综合征相似。马方综合征是由FBN1突变造成的，该基因位于15q21染色体，负责编码原纤维蛋白-1。马方综合征具有特征性的骨骼、眼部及心血管系统表现，还具有硬膜扩张、肺部及皮肤改变。约60%的马方综合征患者伴有晶状体脱位，而LDS患者无此表现。细长指在马方综合征人群中极为常见，但在LDS患者中相对不常见。在2型LDS患者中，皮肤改变与血管型Ehlers-Danlos综合征相似。当怀疑患者为血管型Ehlers-Danlos综合征，但是其胶原的生化检查正常，且无COL3A1基因突变，那么需转而考虑到LDS 2型这一诊断，并行TGFBR1及TGFBR2基因检测以明确诊断。LDS有部分颅面部及骨骼系统改变与Shprintzen-Goldberg综合征重叠，但是主动脉瘤、动脉迂曲、腭裂/悬雍垂裂及明显的皮肤改变在后者中罕见或缺如。Shprintzen-Goldberg综合征的遗传基础尚不明确。

五　合并脊柱侧凸的治疗

关于Loeys-Dietz综合征患者的手术治疗，现有文献主要集中在主动脉疾病的治疗上，关于脊柱侧凸的报道较为罕见。2010年，Erkula报道了65例Loeys-Dietz综合征患者，其中脊柱侧凸的发生率为46%，平均Cobb角为（29.6±17.9）°，胸弯最为常见。其中部分患者接受了支具治疗，3例患者接受后路矫形内固定植骨融合手术，1例患者接受了生长棒植入手术。但是该研究并未提供指征及预后方面的详细信息。

2017年，Bressner报道了至今为止最大的Loeys-Dietz综合征病例系列（图1-5-6）。该研究中62%的患者合并脊柱侧凸畸形（88/141），胸弯及胸腰弯最为常见。在接受支具治疗的患者中，73%的患者（11/15）侧凸进展，47%的患者（7/15）后来接受了手术治疗。作者认为患有LDS的脊柱侧凸患者的支具治疗效果差于正常人群，支具治疗的主要意义为推迟手术，而不是矫形。

9例患者接受了24人次手术治疗，其中包括生长棒手术16人次，融合手术8人次。63%的手术（15/24）出现了并发症，其中脑脊液漏7人次，出血量超过全身血量20%发生11人次，作者认为此两种并发症发生率高与LDS患者血管脆性增加及硬膜扩张发生率高有关。此外，作者发现LDS患者多合并椎弓根发育不良、骨量降低及韧带松弛，远端侧凸进展及内固定相关并发症的发生率较高。在决定行脊柱融合手术时需考虑到这些不利因素，并向患者及家属充分、详细的交代病情。

六　小结

后路融合手术治疗Loeys-Dietz综合征患者的脊柱侧凸畸行是合理、可行的，可按照相关专科理论及经典策略实施矫形手术。患者对手术的耐受性通常是满意的，但是手术并发症发生率较高，需特

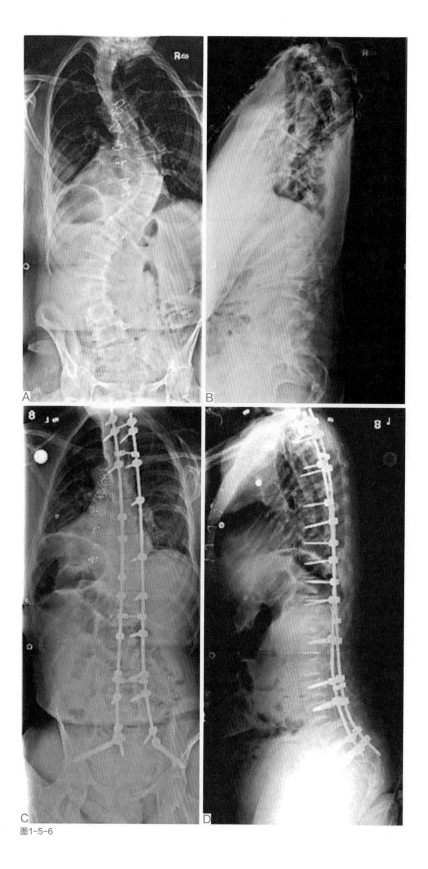

图1-5-6
17岁Loeys-Dietz综合征男性患者
术前全脊柱正侧位（A和B）可见脊柱侧凸畸形，上胸弯T_1～T_4，56°；主胸弯T_5～T_{12}，75°；腰弯L_1～L_4，48°。术后2年全脊柱正侧位（C和D）可见患者行T_2至骨盆后路脊柱矫形内固定植骨融合术，矫形效果维持满意（图片引自Bressner JA et al，J Pediatr Orthop. 2017）

图1-5-6

别警惕脑脊液漏及大出血。此外，由于Loeys-Dietz综合征患者的结缔组织质量及愈合能力较差，推测其植骨不融合、内固定相关并发症及切口愈合不良的发生率高于正常人群，融合范围的选择可稍激进，围术期多学科团队管理可为患者带来显著获益。关于手术时机及术式的选择，目前尚无指南或共识可供参考，有待于今后进一步研究。

（戎天华　张智海）

【参考文献】

［1］Loeys BL, Chen J, Neptune ER, et al. A syndrome of altered cardiovascular, craniofacial, neurocognitive and skeletal development caused by mutations in TGFBR1 or TGFBR2. Nat Genet, 2005, 37(3): 275-281.

［2］Yetman AT, Beroukhim RS, Ivy DD, et al. Importance of the clinical recognition of Loeys-Dietz syndrome in the neonatal period. Pediatrics, 2007, 119(5): e1199-e 1202.

［3］Erkula G, Sponseller P D, Paulsen L C, et al. Musculoskeletal findings of Loeys-Dietz syndrome. J Bone Joint Surg Am, 2010, 92(9): 1876-1883.

［4］Loeys BL, Schwarze U, Holm T, et al. Aneurysm syndromes caused by mutations in the TGF-beta receptor. N Engl J Med, 2006, 355(8): 788-798.

［5］Pezzini A, Del Zotto E, Giossi A, et al. Transforming growth factor beta signaling perturbation in the Loeys-Dietz syndrome. Curr Med Chem, 2012, 19(3): 454-460.

［6］Loeys BL, Dietz HC: Loeys-Dietz Syndrome, Adam MP, Ardinger H H, Pagon R A, Wallace S E, Bean L J H, Mefford H C, Stephens K, Amemiya A, Ledbetter N, editor, GeneReviews((R)), Seattle (WA), 1993.

［7］Singh KK, Rommel K, Mishra A, et al. TGFBR1 and TGFBR2 mutations in patients with features of Marfan syndrome and Loeys-Dietz syndrome. Hum Mutat, 2006, 27(8): 770-777.

［8］Van Hemelrijk C, Renard M, Loeys B. The Loeys-Dietz syndrome: an update for the clinician. Curr Opin Cardiol, 2010, 25(6): 546-551.

[9] Jamsheer A, Henggeler C, Wierzba J, et al. A new sporadic case of early-onset Loeys-Dietz syndrome due to the recurrent mutation p. R528C in the TGFBR2 gene substantiates interindividual clinical variability. J Appl Genet, 2009, 50(4): 405-410.

[10] Kirmani S, Tebben PJ, Lteif AN, et al. Germline TGF-beta receptor mutations and skeletal fragility: a report on two patients with Loeys-Dietz syndrome. Am J Med Genet A, 2010, 152A(4): 1016-1019.

[11] Muramatsu Y, Kosho T, Magota M, et al. Progressive aortic root and pulmonary artery aneurysms in a neonate with Loeys-Dietz syndrome type 1B. Am J Med Genet A, 2010, 152A(2): 417-421.

[12] Fuhrhop SK, Mcelroy MJ, Dietz HC, 3rd, et al. High prevalence of cervical deformity and instability requires surveillance in Loeys-Dietz syndrome. J Bone Joint Surg Am, 2015, 97(5): 411-419.

[13] Aalberts JJ, Van Den Berg MP, Bergman JE, et al. The many faces of aggressive aortic pathology: Loeys-Dietz syndrome. Neth Heart J, 2008, 16(9): 299-304.

[14] Drera B, Ritelli M, Zoppi N, et al. Loeys-Dietz syndrome type I and type II : clinical findings and novel mutations in two Italian patients. Orphanet J Rare Dis, 2009, 4: 24.

[15] Bressner JA, Maccarrick GL, Dietz HC, et al. Management of Scoliosis in Patients With Loeys-Dietz Syndrome. J Pediatr Orthop, 2017, 37(8): e492-e499.

[16] Maccarrick G, Black J H, 3rd, Bowdin S, et al. Loeys-Dietz syndrome: a primer for diagnosis and management. Genet Med, 2014, 16(8): 576-587.

[17] Molina-Sánchez T, Calderón-Colmenero J, Sandoval JP. Massive aortic root aneurysm in an infant with the Loeys-Dietz syndrome. Cardiology in the Young, 2017, 27(6): 1219-1220.

[18] Fontana P, Genesio R, Casertano A, et al. Loeys-Dietz syndrome type 4, caused by chromothripsis, involving the TGFB2, gene. Gene, 2014, 538(1): 69-73.

[19] Dhouib A, Beghetti M, Didier D. Imaging findings in a child with Loeys-Dietz syndrome. Circulation, 2012, 126(4): 507-508.

[20] Singh KK, Rommel K, Mishra A, et al. TGFBR1 and TGFBR2 mutations in patients with features of Marfan syndrome and Loeys-Dietz syndrome. Human Mutation, 2010, 27(8): 770-777.

[21] Drera B, Ritelli M, Zoppi N, et al. Loeys-Dietz syndrome type I and type II: clinical findings and novel mutations in two Italian patients. Orphanet J Rare Dis, 2009, 4(1): 24.

[22] B. L. Loeys, Chapter 4b-Loeys-Dietz Syndrome, In Aneurysms-Osteoarthritis Syndrome, edited by Denise van der Linde, Bart L. Loeys and Jolien W. Roos-Hesselink, Elsevier, Boston, 2017, Pages 55-61.

[23] Kalra VB, Gilbert JW, Malhotra A. Loeys-Dietz syndrome: cardiovascular, neuroradiological and musculoskeletal imaging findings. Pediatric Radiology, 2011, 41(12): 1495-1504.

[24] Luo M, Hang Y, Yin K, et al. Genetic testing of 10 patients with features of loeys-dietz syndrome. Clinica chimica acta; international journal of clinical chemistry, 2016, 456: 144-148.

[25] van de Laar IM, van der Linde D, Oei EH, et al. Phenotypic spectrum of the SMAD3-related aneurysms-osteoarthritis syndrome. J Med Genet, 2012, 49(1): 47-57.

第六节
成骨不全

一　概述

成骨不全（Osteogenesis imperfecta，OI）又称"脆骨病"，是一组基因型及表型均呈高度异质性的相对罕见遗传代谢性骨病，属于遗传性结缔组织病，主要表现为反复轻微外力下骨折、进展性骨骼畸形及生长发育迟缓等。

二　病因

成骨不全的发生主要是由于组成I型胶原的α1或α2前胶原（Pro-α1或Pro-α2）链的基因（即 COL1A1 和 COL1A2）的突变，导致I型胶原合成障碍，结缔组织中胶原量尤其是I型胶原含量下降，胶原是骨骼、皮肤、巩膜及牙本质等组织的主要胶原成分，因而这些部位的病变更明显。I型胶原蛋白主要分布在骨骼、牙本质、真皮、筋膜、巩膜、器官被膜和纤维软骨中，是骨组织中含量最丰富的重要基质蛋白，占骨有机质90%以上。I型胶原是由2条相同的α1链和1条α2链构成的三螺旋结构，每条肽链均包含连续的三肽（Gly. Xaa. Yaa）重复序列，其中Gly代表甘氨酸，Xaa多为脯氨酸，Yaa多为羟化脯氨酸。3条α链经过脯氨酸与赖氨酸的羟化以及糖基化形成前胶原。其中，脯氨酸-4-羟化酶介导脯氨酸残基成为4羟基脯氨酸，脯氨酸-3-羟化酶使α1链第986位的脯氨酸残基羟化为3羟基脯氨酸，赖氨酸羟化酶使赖氨酸成为3羟基赖氨酸，4羟脯氨酸对于胶原的折叠和稳定性具有重要作用，这些步骤均在内质网中进行。前胶原在前胶原肽酶的作用下切除N端、C端成为胶原，胶原再通过赖氨酸氧化酶介导的赖氨酸-羟赖氨酸共价交联，形成致密的胶原纤维。

在骨骼方面主要是成骨细胞生成减少或活力减低，不能产生碱性磷酸酶，或者两种情况均兼而有之。以致骨膜下成骨和软骨内成骨受到障碍，不能正常成骨。组织学的改变是松质骨和皮质骨内的骨小梁变得细小，并钙化不全，其间尚可见成群的软骨细胞，软骨样组织和钙化不全的骨样组织。而骨的钙盐沉积进行正常。上述的病理变化造成骨质脆弱和骨质软化。

三　遗传特点

85.90%的成骨不全呈常染色体显性遗传，目前成骨不全共发现19种致病基因。*COL1A1*和*COL1A2*基因突变是成骨不全最主要的致病原因，由*COL1A1*和*COL1A2*基因单倍剂量不足或结构异常导致。近年来，随着分子生物学的不断进展，一些常染色体隐性遗传成骨不全被证实与Ⅰ型胶原的翻译后修饰、折叠、交联缺陷有关，包括*FK506*、*CRTAP*、*P3H1*、*PPIB*、*SERP1NH1*、*SERP1NF1*、*SP7/OS*等突变，导致骨骼钙化和成骨细胞的发育异常。*PLS3*基因突变可引起X连锁显性遗传的青少年特发性骨质疏松，但目前致病详细机制不明。

其中Ⅰ型系由于*COL1A1*单倍剂量不足引起的非骨骼畸形、蓝色巩膜型。Ⅱ型为围产期致死型，致病基因可为*COL1A1*、*COL1A2*、*CRTAP*、*P3H1*、*PPIB*。Ⅲ型为存活患者中最为严重的类型，表现为反复骨折、进展性骨骼畸形，其致病基因包括*COL1A1*、*COL1A2*、*BMP1*、*CRTAP*、*FKBP10*、*P3H1*、*PLOD2*、*PPIB*、*SERPINF1*、*SERPINH1*、*TMEM38B*、*V17NT1*、*CREB3L1*。Ⅳ型临床变异度较大，轻重程度介于Ⅰ型与Ⅲ型之间，患者巩膜颜色多正常，致病基因有*COL1A1*、*COL1A2*、*WNT1*、*CRTAP*、*PPIB*、*SP7*、*PLS3*。Ⅴ型为*IFITM5*基因所导致，以骨间膜钙化为主要表现。

四　分型

分型标准主要参照2010年第9届国际骨骼发育异常协会（International Skeletal Dysplasia Society）制定的成骨不全分型标准，见表1-6-1。

表1-6-1　成骨不全分型标准

成骨不全分型	遗传方式	致病基因
I型（无骨骼畸形）	AD	COL1A1、COL1A2
II型（围产期致死型）	AD, AR	COL1A1、COL1A2、CRTAP、P3H1、PPIB
III型（进展性骨骼畸形）	AD, AR	COL1A1、COL1A2、CRTAP、P3H2、PPIB、FKBP10、SERPINH1、SERPINF1、TMEM38B、WNT1、CREB3L1
IV型（中等病变程度）	AD, AR	COL1A1、COL1A2、CRTAP、FKBP10、SP7、PLS3、WNT1
V型（合并骨间膜钙化、肥厚骨痂）	AD	IFITM5
其他类型		
Bruck综合征I型	AR	FKBP10
Bruck综合征II型	AR	PLOD2
骨质疏松-假性胶质瘤综合征	AR	LRP5
Cole-Carpenter综合征	AR	SECD

五　临床表现与诊断标准

成骨不全的主要临床表现包括低骨量、骨强度下降、骨折风险增高，严重者可导致骨骼畸形、生长发育迟缓。目前的流行病学资料显示，成骨不全的发病率约为1∶20000～1∶15000，其中绝大多数患者遗传方式为常染色体显性遗传。由于骨量减少、骨折风险增高，随着年龄增长，反复骨折、骨折畸形愈合往往导致患者出现严重的四肢屈曲畸形及脊柱侧凸、后凸，患者行动能力明显下降、生活质量严重受损。成骨不全还可以累及骨骼外的富含胶原的多个系统，骨骼外表现主要包括蓝色巩膜、听力障碍、牙本质发育不全、关节韧带松弛，其他少见并发症还包括心肺功能障碍、心脏瓣膜反流等。

成骨不全的4项主要诊断标准是：

1. 骨质疏松和骨的脆性增加

2. 蓝巩膜

3. 牙质形成不全（dentinogenesis imperfecta）

4. 早发性耳硬化（premature otosclerosis）

上述4项中出现2项特别是前2项，即可诊断。结合影像学检查有助于诊断。

六　辅助检查方法

（一）X线检查

X线主要表现为骨质的缺乏及普遍性骨质稀疏。① 长骨表现为细长，骨小梁稀少，呈半透光状，皮质菲薄如铅笔画。髓腔相对变大，严重时可有囊性变。骨两端膨大呈杵状，可见有多处陈旧性或新鲜骨折，有的已经畸形连接，骨干弯曲。一些畸形是因肌肉附着处牵拉所致，如髋内翻、股骨及胫骨呈弓形。某些患者在骨折后会形成丰富的球状骨痂，其数量之多，范围之广，使人会误诊其为骨肉瘤。另有一些患者的骨密质较厚，称"厚骨型"。② 颅骨钙化延迟，骨板变薄，双颞骨隆起，前囟宽大，颅底扁平。乳齿钙化不佳，恒齿发育尚可。③ 椎体变薄，呈双凹形，骨小梁稀少，椎间盘呈双凸形代偿性膨大。可以有脊柱侧凸或后突畸。④ 肋骨从肋角处向下弯曲，常可见多处骨折。骨盆呈三角形，盆腔变小。⑤ 关节主要有以下4种改变：部分患者因骨软化可引起髋臼和股骨头向骨盆内凹陷；骨干的膜内成骨发生障碍可致骨干变细，但由于软骨钙化和软骨内成骨依然正常，而使组成关节的骨端相对粗大；部分患者骨骺内有多数钙化点，可能由于软骨内成骨过程中软骨内钙质未吸收所致；假性假关节形成，由于多发骨折，骨折处形成软骨痂，X线片上看上去很像假关节形成。⑥ 骨骼：早发型与晚发型成骨不全的骨损害表现有所不同。早发型者多表现为全身长骨的多发性骨折，伴骨痂形成和骨骼变形；晚发型者有明显骨质疏松、多发骨折，长骨弯曲或股骨短而粗呈"手风琴"样改变。骨干过细或骨干过粗，骨呈囊状或蜂窝样改变。长骨骨密质缺损毛糙。肋骨变细、下缘不规则或弯曲粗细不一，手指呈花生样改变。牙槽板吸收。脊椎侧凸，椎体变扁，或椎体上、下径增高，也可表现为小椎体、椎弓根增长。颅骨菲薄，缝骨存在，前后凸出，枕部下垂。四肢长骨的干骺端有多数横行致密线，干骺端近骺软骨盘处密度增高而不均匀。

（二）MRI和CT检查

可发现晚发型成骨不全病灶处有增生性骨痂形成，有时酷似骨肿瘤。

（三）超声检查

超声检查胎儿的骨骼系统可早期发现先天性骨发育障碍性疾病。三维超声可得到立体解剖定位，故优于二维超声检查，前者更易发现头、面部和肋骨的畸形。

（四）实验室检查

有时可以有血碱性磷酸酶（ALP）的增加，主要是外伤骨折后，成骨细胞活动增加所致。极严重者可有血浆钙及磷的减低。患者血钙、磷和ALP一般正常，少数患者ALP也可增高，尿羟脯氨酸增高，部分伴氨基酸尿和黏多糖尿。有2/3的患者血清甲状腺T_4升高。由于甲状腺素增高，白细胞氧化代谢亢进有血小板聚集障碍。

（五）分子诊断

分子诊断对于明确OI分型、个性化治疗、判断预后、产前诊断等方面具有重要意义，以往明确诊断时通常采用传统的Sanger测序。近年来，二代测序（next generation sequencing，NGS）技术由于具有高通量、时间短、精确度高、信息量大等特点，对于OI这类致病基因数量较多或是候选基因外显子较多的罕见病致病基因突变的鉴定具有重要意义。

七　治疗

本病是一种先天性疾病，无特殊治疗。主要是预防骨折，要严格的保护患儿，一直到骨折趋势减少为止，但又要防止长期卧床的并发症。对骨折的治疗同正常人。但骨折愈合迅速，固定期可缩短。在矫正畸形方面，近年来有人将畸形的长骨多处截断，穿以长的髓内针，纠正对线，并留在骨内以防止再骨折。如骨密质太薄，手术有困难时，可用异体骨移植。对耳硬化患者，可做镫骨切除。50%～70%的患儿有脊柱侧凸畸形，可用支架保护。若脊柱侧凸超过60°时，应矫正后作脊柱融合术。对老年妇女可应用雌激素以减少严重的骨质疏松。

（一）内科治疗

1. **生长激素**　生长不足是成骨不全的临床特征之一，一些成骨不全患者的GH/IGF-1轴功能低下。生长激素对成骨不全有一定疗效，可加大可交换钙钙池，钙含量增加（男性更明显），有利于骨钙化。生长激素可促进胶原合成，治疗12个月后，骨的纵向生长速度增加（骨龄无变化）、骨折率减少。这是由于生长激素可增加骨钙素合成，促进钙化，使骨密度升高。Ⅲ、Ⅳ型的成骨不全患儿（1~4岁）存在生长停滞期。应用0.1~0.5 U/（kg·d）的生长激素治疗，每周6天，6个月后可增加剂量，不少患儿骨的直线生长速度增加。

2. **细胞置换** 是指用完全正常的细胞通过骨髓移植来转换携带突变基因的细胞。用聚合酶链反应分析法对全部骨组织进行分析结果显示尚不能肯定置换能够成功。目前尚未弄清正常细胞需达到何种程度才能减轻临床症状，理想治疗尚在探索之中。

3. **双膦酸盐** 使用双膦酸盐（如帕米膦酸二钠，pamidronate）注射可改善3岁以下重症成骨不全患者的预后。双膦酸盐类药物是人工合成的焦磷酸盐类似物，系焦磷酸分子中链接两个磷酸根的氧原子被碳置换为P–C–P结构，并对该原子的侧链进行化学修饰后产生的一类化合物。其结构非常稳定，体内还没有能够将其水解的酶类，且耐高温，对许多化学物质都很稳定。肠道吸收后，迅速进入骨组织吸附于羟基磷灰石晶体表面，抑制骨表面破骨细胞的形成和活化，从而抑制骨吸收。长期临床研究提示双膦酸盐（BPs）是治疗OI患者最有效的药物，可以增加骨密度、降低骨转换指标、降低骨折率、改善生活质量等。每个循环3天，共治疗4~8个循环，双膦酸盐的总用量为12.4 mg/kg，经治疗后，BMD增加86%~227%，Z值从（−6.5±2.1）降至（−3.0±2.1），骨折率下降。药物遗传学研究表明静脉帕米膦酸对Ⅰ型低龄患者的骨折率降低更为明显，对Ⅰ、Ⅲ、Ⅳ型OI患者的腰椎压缩性骨折改善程度相当，Ⅲ、Ⅳ型OI患者的腰椎压缩性骨折改善程度相当。阿仑膦酸和唑来膦酸作为第三代BPs的代表，均能够增加骨密度、改善生活质量，短期安全性较好，但其对骨折率的改善和长期疗效尚未得到明确证实。口服双膦酸盐药物吸收差，为减少不良反应及增加吸收率要求空腹服药，200 ml清水送服，服药30分钟内不能平卧，主要不良反应为食管炎、食管溃疡，对于有食管憩室、食管裂疝患者忌用。

4. **联合治疗** 有报道表明，生长激素联合双膦酸盐的治疗优于双膦酸盐的单独治疗。那么其他联合治疗，如双膦酸盐联合PTH1–34、双膦酸盐联合SOST/DKK1抑制剂等是否也同样优于一种药物的治疗效果，目前仍未见相关的研究报道。

（二）康复治疗

1. 许多成骨不全患儿伴有长骨冠状面和或矢状面弯曲胫骨矢状面弯曲超过40°，并伴有屈伸运动幅度减小，则容易发生骨折。应告知患儿父母，患儿发生骨折的危险性较大，若长骨弯曲超过40°可能需要手术干预。

2. 成骨不全患儿出现背痛常表现胸、腰椎多处压缩性骨折和（或）脊柱侧凸。治疗包括热疗和对症处理。疼痛明显者可应用药物止痛。如：①降钙素对骨折和骨质疏松所引起的疼痛有效；②非甾体类药物（如布洛芬缓释片和吲哚美辛等）及外用霜剂（如吲哚美辛、依托芬那酯等）。

（三）手术治疗

针对成骨不全合并脊柱畸形的患者，需要根据脊柱畸形的程度、侧凸角度进展的情况结合患者骨骼发育的程度综合考虑。一般来说，畸形进展缓慢，角度<10°，可以保守观察，10°~20°，也可选择保守治疗，但由于患者肋骨强度差，不能将力量传到脊柱上，使用支具矫形反而可能促使胸廓塌陷，对患者不利。

对于轻型成骨不全患者，可在快速生长期过后，发育接近成熟时再手术（>13岁）。对于严重的成骨不全患者在7~13岁时，侧凸度数较大（>35°），进展迅速，则宜尽早手术干预。Ⅲ型Ⅳ型成骨不全，在7~8岁时，生长发育潜力已经较小，若畸形加重，应及时手术干预，防止进一步进展。此类患者在手术前进行内分泌科的会诊相当重要，部分患者经过双磷酸盐治疗后，骨密度有一定改善，手术更加安全。

手术中应选择多节段的固定，操作轻柔，在显露和置钉过程中避免用力过大，造成肋骨、脊柱骨折。有时需要联合应用多种固定方法，如钉、钩的合用，以尽可能减少局部应力集中，造成椎弓根、椎板骨折，而影响手术安全和有效性。另外，撑开、加压时不易力量太大，以免造成骨折。

八　预后与治疗展望

成骨不全治疗的希望在于使用成骨性干细胞和生物材料作矫形修复。重组的人骨形成蛋白-2（rhBMP-2）已试用治疗成骨不全模型动物。Ⅰ、Ⅳ型成骨不全患者可长期存活，而Ⅱ、Ⅲ型患者的主要死亡原因是心衰、呼吸道并发症或神经损害、颅内出血及意外创伤等。随着分子生物学技术的进展，单基因骨病成骨不全症的遗传机制被越来越深入地研究，除Ⅰ型胶原编码基因外，更多新型致病基因被发现，疾病的发病机制逐渐被深入认识，这些有意义的研究不仅有助于成骨不全症的产前诊断，而且对于今后干细胞移植治疗和疾病靶向治疗具有重要价值。但目前OI的遗传学研究仍面临许多挑战，OI致病基因型与表型之间的关系、OI临床分型如何拓展、新基因突变与胶原代谢的具体关系、基因突变在OI诊断及治疗中的应用等均有待进一步的深入研究。

【典型病例】

北京协和医院脊柱外科于 2016年9月收治1例男性患者，12岁，既往多次骨折病史，入院诊断为成骨不全、脊柱侧凸。

临床资料

患者因"发现背部不平3年余"入院（图1-6-1），既往多次骨折病史（图1-6-2）。入院查体行走步态欠稳，体型发育异常，巩膜呈淡蓝色，右侧剃刀背高2.5 cm，右肩较左肩高2.5 cm；左侧肘关节挛缩畸形，左侧中指、环指近端指间关节轻微挛缩，右侧踝关节内翻畸形（图1-6-3）。

全脊柱正侧位

脊柱侧凸畸形，正位片脊柱主胸段凸向右侧（$T_4 \sim T_{10}$，顶椎 T_7），Cobb角90°，AVT 100 mm，AVR Ⅲ度，胸腰段凸向左侧（$T_{11} \sim L_4$），Cobb角70°，AVT 36 mm，AVR Ⅱ度，RissorⅣ，TS 36 mm；右肩较左肩高28 mm。侧位片胸弯50°，腰弯90°，胸腰段20°后凸（图1-6-4），全脊柱三维CT重建显示严重脊柱侧凸畸形，椎体楔形变，伴有部分椎体融合（图1-6-5）。

治疗方式

采取后路脊柱矫形内固定植骨融合术（$T_2 \sim L_1$），患者患有成骨不全，结缔组织发育异常，术前即预计手术出血较多，术中见椎旁肌呈纤维化，张力极大，弹性差、脆性高，因此显露非常困难，耗时较长、出血较多。见胸段脊柱严重右侧凸伴后凸畸形，椎体旋转明显且畸形极为僵硬，后方结构紊乱。

由于患者顶椎区椎弓根发育不良，椎板结构差，不能安全找到固定点，如按照传统的置钉、置棒，存在椎弓根置钉困难、椎弓根钩放置不稳，造成神经损伤的可能，且术后发生拔钉、断棒的风险很高，故决定采用凹侧双棒分步矫形、凸侧加固的方法进行操作，以分散撑开力。凸侧部分加压，虽然不是标准的固定方式，但此方法同样起到了部分矫形作用，同时选择大量自体骨及同种异体骨，增加融合率。术后矫形效果良好，躯干平衡恢复良好（图1-6-6），全脊柱正侧位片示：胸弯52°，腰弯45°，侧位片胸后凸32°，腰前凸58°，无胸腰段后凸（图1-6-7）。

图1-6-1
患者大体照片，身体
右侧偏曲，"剃刀背"
明显

图1-6-2
患者既往下肢骨折X
线片

图1-6-3
患者四肢关节挛缩畸形

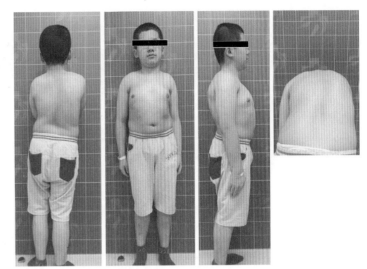

图1-6-1

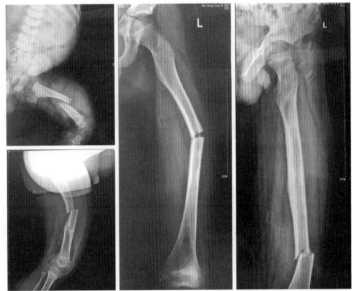

图1-6-2

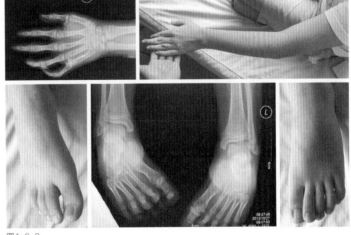

图1-6-3

患者大体照片，身体
右侧偏曲，"剃刀背"
明显

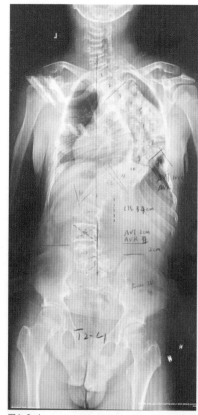
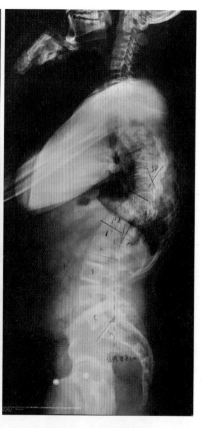

图1-6-4

图1-6-4
术前全脊柱正侧位X线片

图1-6-5
术前全脊柱CT三维重建

图1-6-6
术后大体照片

图1-6-7
术后全脊柱正侧位X线片

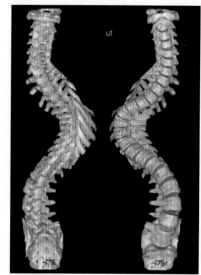
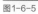

图1-6-5

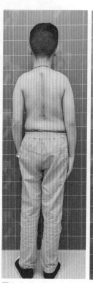
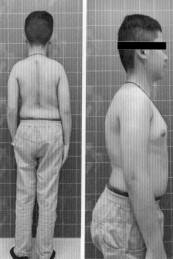

图1-6-6

综合征性脊柱侧凸的诊断与治疗

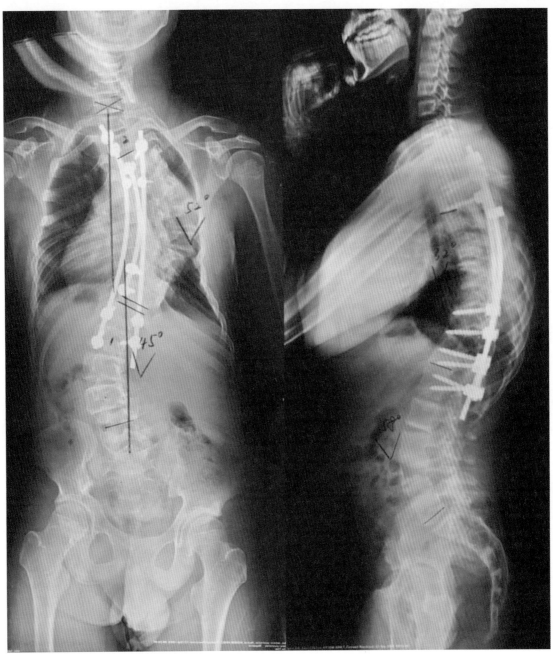

图1-6-7

（陈　崇　沈建雄）

　　　　　　　　　　　　第一章　结缔组织病合并脊柱侧凸

【参考文献】

［1］Campbell BG, Wootton JA, Macleod JN, et al. Canine COL1A2 mutation resulting in C-terminal truncation of pro-alpha2(I) and severe osteogenesis imperfecta. J Bone Miner Res, 2001, 16(6): 1147-1153.

［2］Obafemi AA, Bulas DI, Troendle J, et al. Popcorn calcification in osteogenesis imperfecta: incidence, progression, and molecular correlation. Am J Med Genet A, 2008, 146A(21): 2725-2732.

［3］Marini JC, Forlino A, Cabral WA, et al. Consortium for osteogenesis imperfecta mutations in the helical domain of type I collagen: regions rich in lethal mutations align with collagen binding sites for integrins and proteoglycans. Human mutation, 2007, 28(3): 209-221.

［4］Lapunzina P, Aglan M, Temtamy S, et al. Identification of a frameshift mutation in Osterix in a patient with recessive osteogenesis imperfecta. Am J Hum Genet, 2010, 87(1): 110-114.

［5］van Dijk FS, Zillikens MC, Micha D, et al. PLS3 mutations in X-linked osteoporosis with fractures. N Engl J Med, 2013, 369(16): 1529-1536.

［6］WarmanML, Cormier-Daire V, Hall C, et al. Nosology and classification of genetic skeletal disorders: 2010 revision. Am J Med Genet A, 2011, 155A(5): 943-968.

［7］Forlino A, Cabral WA, Barnes AM, et al. New perspectives on osteogenesis imperfecta. Nat Rev Endocrinol, 2011, 7(9): 540-557.

［8］Bregou Bourgeois A, Aubry-Rozier B, Bonafé L, et al. Osteogenesis imperfecta: from diagnosis and multidisciplinary treatment to future perspectives. Swiss Med Wkly, 2016, 146: w14322.

［9］O'Donnell C, Bloch N, Michael N, et al. Management of Scoliosis in Children with Osteogenesis Imperfecta. JBJS Rev, 2017, 5(7): e8.

［10］Marr C, Seasman A, Bishop N. Managing the patient with osteogenesis imperfecta: a multidisciplinary approach. J MultidiscipHealthc, 2017, 10: 145-155.

［11］Biggin A, Munns CF. Long-Term Bisphosphonate Therapy in Osteogenesis Imperfecta. Curr Osteoporos Rep, 2017, 15(5): 412-418.

［12］Wallace MJ, Kruse RW, Shah SA. The Spine in Patients With Osteogenesis

Imperfecta. J Am Acad OrthopSurg, 2017, 25(2): 100-109.

[13] Piantoni L, Noel MA, Francheri Wilson IA, et al. Surgical Treatment With Pedicle Screws of Scoliosis Associated With Osteogenesis Imperfecta in Children. Spine Deform, 2017, 5(5): 360-365.

[14] Dahan-Oliel N, Oliel S, Tsimicalis A, et al. Quality of life in osteogenesis imperfecta: A mixed-methods systematic review. Am J Med Genet A, 2016, 170A(1): 62-76.

第一章　结缔组织病合并脊柱侧凸

第二章
代谢及内分泌疾病合并脊柱侧凸

第一节
概述

　　内分泌及代谢系统是人体发育和维持正常功能的重要组成部分。目前认为大多数代谢性疾病是单基因遗传异常，一般为常染色体隐性遗传。代谢性疾病症状多样，早期较隐匿，发病时间不一，但可累及多系统。一般可随着患儿的生长逐渐明显，导致脏器损害、心肺功能障碍、形体样貌改变、肌肉骨骼受累、运动能力下降、心理智力异常，危害患者身心健康，甚至危及生命。

　　目前，代谢性疾病主要分类包括：① 酸碱失衡；② 代谢性脑病；③ 钙代谢障碍；④ DNA 修复缺陷性疾病；⑤ 糖代谢异常；⑥ 高乳酸血症；⑦ 铁代谢障碍；⑧ 脂代谢异常；⑨ 吸收不良综合征；⑩ 代谢综合征X；⑪ 线粒体病；⑫ 磷代谢紊乱；⑬ 卟啉病；⑭ 蛋白缺乏疾病等。随着基因检测和分子生物学的进展，很多代谢性疾病已被证实是先天性代谢缺陷，即存在基因突变和（或）合成通路障碍导致的酶功能异常，且可依据某条代谢通路上不同酶的缺乏将之分为不同的亚型。其中一些通路可影响肌肉和骨骼的正常发育，从而导致骨骼系统异常。

　　本章将着重对小儿骨科和脊柱外科领域内我们可能碰到合并脊柱侧凸的少见综合征如黏多糖贮积症、黏脂贮积症、糖原贮积病、Gilbert综合征、Wilson病等逐一描述并讨论。代谢病患者常有着外观、体征、实验室检查和影像学的改变。通常包括特殊体态、行为改变、合并多脏器受累、生化指标特异性改变等，脊柱侧/后凸形态和常见的特发性脊柱侧凸在X线上也可能有所差别，临床上，当我们读X线片时，发现侧凸类型与通常看到的青少年特发性脊柱侧凸不同，有些"怪异"时，需要警惕有无代谢性疾病的可能，或合并有代谢性疾病。根据以上这些变化，可以引导我们进一步进行肌电图、肌肉活检、血尿的酶学、代谢物的检测以及基因筛查，最终获得诊断。更重要的是，大部分代谢性疾病出生时即可进行筛查，包括血液、尿液、皮肤和心脏检查等，因此注重新生儿检查和早期诊断、早期治疗，可以更好地提高治疗效果。早期的诊断有时也能预防疾病的进一步发展。

由于这类疾病多为少见或罕见病，目前尚没有大规模关于描述代谢病引起脊柱畸形手术治疗的文献，主要以个案为主。本章将基于北京协和医院骨科诊治的典型病例和相应文献综述，总结在诊治步骤、术前准备、麻醉、术中情况和围手术期管理等方面的得失经验，因为一些少见疾病对全身影响较大，比如心肺功能异常、围手术期药物反应等，手术治疗过程中可能存在一定的特殊风险，通过这些病例期望对读者有所帮助，以提高诊疗的安全性。

经过临床实践、多学科会诊和文献学习，我们还将对这些少见代谢性疾病病例的整体治疗和药物治疗进展进行描述。基因异常和酶缺乏导致的部分代谢疾病目前已有酶替代药物进行治疗，效果良好，但由于价格昂贵等因素在国内还没有得到广泛应用，所以在这一领域还有更多的工作要做，摸索出综合治疗方案，提高患者的身体功能和生活质量。另外，代谢性疾病需要增强营养和健康管理，特别是针对婴幼儿，而且根据基因型以及代谢水平制订个体化治疗方案很重要，以帮助患者正常生长发育。

最后，少见病患者还需要更多的资料总结和长期随访，少部分国家有丰富的罕见病数据库可供查询并应用于疾病诊治、医疗决策。在2016年底国际罕见病与孤儿药大会（ICORD）、罕见病发展中心（CORD）、北京协和医院（PUMCH）共同举办的第十二届国际罕见病与孤儿药大会暨第六届中国罕见病高峰论坛的基础上，将建立一个罕见病队列注册登记研究。我国各省市各家医院如果诊断了罕见病，就注册登记到平台上进行整合。通过注册登记研究，能够建立一个标准的国家资源库、信息库、生物样本库、临床资料库，标准建立很重要，不光是一个资源库，同时也是一个学习的知识库。有了这样的资源，为未来孤儿药的开发、患者得到有效的治疗提供基础。因此，通过介绍这些代谢性疾病合并脊柱系统改变的病例，希望广大骨科医生能够善于发现并正确诊断，积极进行中国自己的病例报道、积累更多的临床资料和更长期的随访，以不断加深我们对相关疾病的认识，提高治疗效果，促进患者健康。

（陈　峰）

第二节

黏多糖贮积症

一 概述

黏多糖贮积症（mucopolysaccharidosis，MPS）是一组先天性遗传病，由于溶酶体内多糖降解酶缺乏，使酸性黏多糖不能完全降解而积聚在机体不同组织，造成骨骼畸形、智能障碍、肝脾肿大、心血管病变等一系列临床症状和体征。脊柱后凸或侧后凸为其常见骨科表现。本病尚无彻底根治的方法，造血干细胞移植和酶替代疗法有助于延长患者生存期，提高生活质量。

二 病因

黏多糖贮积症是由于溶酶体中某些酶的缺乏，使不同的酸性黏多糖不能完全降解，在各种组织内沉积而引起的不完全相同的一组疾病。黏多糖又名葡糖胺聚糖（glucosaminoglycan），是构成细胞间结缔组织的主要成分。它是由糖醛酸和N-乙酰己糖胺或其硫酸酯组成的双糖单位的重复序列大分子，是多阴离子多聚体的糖胺多糖，其中的主要成分有硫酸皮肤素（dermatan sulfate，DS）、硫酸类肝素（heparan sulfate，HS）、硫酸角质素（keratan sulfate，KS）、硫酸软骨素（chondroitin sulfate，CS）和透明质酸（hyaluronic acid，HA）等。这些黏多糖的降解必须在溶酶体中进行，已知有10种酶参与其降解过程，其中任何一种酶的缺陷都会造成葡糖胺聚糖链的分解障碍而积聚体内，引起细胞结构异常和功能异常。

三 主要分型与临床表现

根据临床表现和酶缺陷，黏多糖贮积症可以分为Ⅰ~Ⅶ等6型。除Ⅱ型为性连锁隐性遗传外，其余均属常染色体隐性遗传病。黏多糖贮积症Ⅰ型最常见，临床表现也最典型。Ⅰ型又按症状轻重分为

ⅠH型、ⅠS型，原Ⅴ型已改称ⅠH/S型。ⅠH型预后最差，患儿常在10岁以前死亡，ⅠS型病情最轻，ⅠH/S型介于二者之间。患者一般出生时正常，常在1周岁左右发病，其共同特征是出现生长落后、身材矮小、特殊面容及骨骼系统异常等（图2-2-1）。

图2-2-1
不同表现性的MPSⅣA型（Morquio综合征）患者外观照片（引自Khan，S，et al. Molecular genetics and metabolism, 120(1-2): 78-95, 2016.）

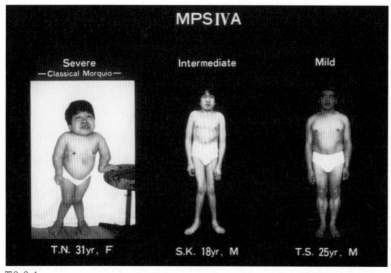

图2-2-1

面容特征主要包括表情淡漠、头大、面部丑陋、眼裂小、眼距宽、鼻梁低平、鼻孔大、唇厚、前额和双颧突出、毛发多而发际低。

骨关节受累在躯干主要表现为脊柱后凸或侧凸、胸廓畸形，在肢体主要为关节畸形，包括膝外翻、爪形手等。

此外还有肝、脾肿大，角膜混浊，耳聋，心脏增大等症状。各型主要累及的器官及病情轻重不一，有各自的特征（表2-2-1）。

表2-2-1　黏多糖贮积症的分型及临床特点

亚型	别名	主要缺陷的酶	尿多糖成分	主要累及器官	主要临床表现
ⅠH型	Hurler综合征	α-L-艾杜糖醛酸苷酶	DS, HS	骨骼、神经、肝脾、心血管、眼、耳	多发骨发育不良，骨关节畸形，生长迟滞，智能低下，肝脾大，心血管病变，面容丑陋，角膜白斑，耳聋
ⅠS型	Scheia综合征	α-L-艾杜糖醛酸苷酶	DS, HS	骨骼、心血管、眼	同ⅠH型，但症状出现时间较晚，病情最轻
ⅠH/S型	Hurler/Scheie综合征	α-L-艾杜糖醛酸苷酶	DS, HS	骨骼、心血管、眼	介于ⅠH型和ⅠS型之间

亚型	别名	主要缺陷的酶	尿多糖成分	主要累及器官	主要临床表现
Ⅱ型	Hunter综合征	硫酸艾杜糖硫酸酯酶	DS，HS	神经、骨骼、心血管、耳	生长迟缓，智力低下，面容丑陋，多发骨发育不良较ⅠH型轻，关节强直
Ⅲ型	Sanfilippo综合征	A: 硫酰胺酶 B: α-N-乙酰己糖苷酶 C: 乙酰CoA-α-葡萄糖胺-N-乙酰转移酶 D: N-乙酰葡萄糖胺-6-硫酸酯酶	HS	神经、骨骼、肝脾	面容丑陋，生长迟缓，神经系统功能迅速退变，严重智能低下，骨骼畸形较Ⅰ、Ⅱ型为轻，肝脾大
Ⅳ型	Morquio综合征	A: 半乳糖胺-6-硫酸硫酸酯酶 B: β-半乳糖苷酶	KS，CS	骨骼、心血管、眼、耳、肝脾	身材矮小，关节松弛，骨骼畸形明显，角膜混浊，耳聋，轻度肝脾增大
Ⅵ型	Maroteaux-Lamy综合征	芳香基硫酸酯酶	DS，HS	骨骼、眼、耳、肝脾、心血管	面容丑陋，多发骨发育不良，骨关节畸形，角膜混浊，耳聋
Ⅶ型	Sly综合征	β-葡萄糖醛酸酶	HS，DS，CS	骨骼、肝脾、心血管、眼、耳	多发骨发育不良，骨关节畸形，肝脾大，心血管病变，面容丑陋，角膜白斑，耳聋

四 骨科相关临床表现

黏多糖贮积症的各亚型骨科相关临床表现见表2-2-2。

表2-2-2 黏多糖贮积症的骨科相关临床表现

亚型	颈椎管狭窄	颈枕交界区不稳	胸腰段后凸	脊柱侧凸	髋关节发育不良	股骨近端骨骺发育不良	膝外翻	腕管综合征
ⅠH型	常见	少见	很常见	常见	很常见	少见	常见	常见
ⅠS型	常见	未报道	未报道	未报道	未报道	未报道	未报道	很常见
Ⅱ型	少见	未报道	少见	少见	少见	少见	未报道	常见
Ⅲ型	未报道	未报道	未报道	少见	未报道	常见	少见	未报道
Ⅳ型	常见	很常见	常见	未报道	少见	很常见	很常见	未报道
Ⅵ型	很常见	很常见	少见	未报道	常见	常见	未报道	少见
Ⅶ型	不明确	不明确	不明确	不明确	不明确	不明确	不明确	不明确

1. **颈椎管狭窄** 常发生于颈枕交界区或C_1/C_2，其病因主要为C_1和齿突发育不良、齿突后方黏多糖贮积、硬膜增厚等，可引起脊髓病变、四肢瘫痪甚至引起死亡。黏多糖贮积症IV型患者常因寰枢椎不稳而使症状进行性加重（图2-2-2）。

2. **脊柱后凸或侧后凸** 常发生于胸腰交界区，患者下胸部出现"驼背"，在X线片侧位上，后凸顶椎常出现后脱位和前方楔形变，椎体呈"鸟嘴"样改变。严重后凸患者可因胸腰段脊髓压迫引起下肢肌力下降或感觉异常（图2-2-3）。

3. **髋关节发育不良** 表现为髋外翻、Shenton线不连续、股骨头内上缘不规则骨化、髋臼外上缘骨化不良。股骨头逐渐吸收，呈

图2-2-2
颈椎动力位X线及MRI表现
X线示寰枢关节不稳及齿突发育不良（箭头），MRI T$_2$加权像示该处脊髓有效空间较小（引自White, K, et al. J Am Acad OrthopSurg, 21(1): 12-22, 2013.）

图2-2-3
黏多糖贮积症患者的矢状位X线和MRI影像
X线侧位示后凸顶椎后脱位和前方楔形变，椎体呈"鸟嘴"样改变；MRI T$_2$加权像示胸腰交接区椎间盘突出（白色箭头所示）（引自White, K, et al. J Am Acad OrthopSurg, 21(1): 12-22, 2013.）

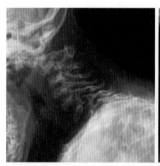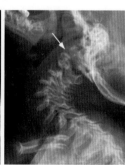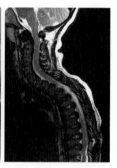

图2-2-2

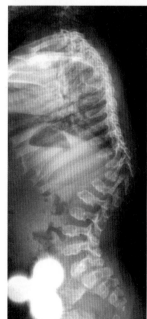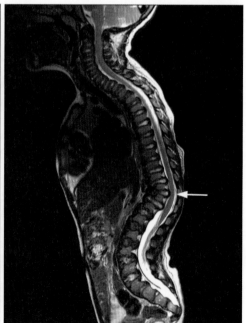

图2-2-3

碎片状。随患者年龄增长出现继发性骨关节炎，引起剧烈疼痛及功能障碍。

4. 膝外翻　在黏多糖贮积症Ⅰ型和Ⅳ型中最常见，病因常为胫骨近端外侧骨骺发育不全。

5. 腕管综合征　黏多糖贮积症是儿童腕管综合征的常见病因。其原因为屈肌支持带和腱鞘出现黏多糖贮积而引起腕管狭窄。患者可出现疼痛、麻木等症状，在儿童患者，家长常发现患儿手动作不协调、用手频率减少、咬手指或指甲、对触摸反应过敏或不敏感等。

五　辅助检查

（一）尿液检查

1. 黏多糖测定

（1）尿黏多糖定性试验：尿斑处呈紫蓝色环状或点状者为阳性，正常人尿斑无颜色改变。

（2）24 h尿黏多糖测定：正常人每天尿中排出的黏多糖为3～25 mg。黏多糖增多症患者尿中的黏多糖常超过100 mg/24 h。由于各类型黏多糖增多症所缺乏的酶不同，其尿中排出的黏多糖成分及数量均有所差异。黏多糖贮积症Ⅰ、Ⅱ及Ⅶ型尿中的黏多糖为硫酸软骨素和硫酸类肝素，其中以Hurler综合征最为显著，黏多糖贮积症Ⅲ型患者尿中只有硫酸类肝素；黏多糖贮积症Ⅳ型为硫酸角质素，随年龄增大有逐渐减少的趋势；如前所述原Ⅴ型已改称ⅠH/S型；黏多糖贮积症Ⅵ型主要为硫酸软骨素。

2. 酶活性测定　可测定尿中各种酶的活性，各型黏多糖增多症均有相应的酶活性降低。

（二）血液检查

（1）Reilly小体：各型黏多糖增多症均可在末梢血或骨髓的淋巴细胞和中性粒细胞内见有大小不等、形态各异的深紫色黏多糖颗粒，即Reilly小体。黏多糖增多症Ⅵ型除白细胞以外，尚可在血小板内见到Reilly小体。

（2）酶活性测定：测定末梢血白细胞中的酶活性，是诊断和鉴别各型黏多糖增多症的主要依据。

（三）影像学检查

1. X线检查

（1）头颅：出生后6个月以内基本正常，其后逐渐出现颅缝早闭，前囟门闭合延迟。头颅前后径增大呈舟状。脑脊膜增厚可引起阻塞性脑积水，可使头颅进一步增大，蝶鞍前后径增大；有蛛网膜下囊肿者，可出现蝶鞍增大。颅骨板致密、板障增厚，颅底及眶顶也有硬化。蝶窦、乳突与鼻窦发育及气化不良，下颌骨粗短，钩状突发育不良，呈扁平或凹陷，髁窝变浅、不规则。牙齿小、排列稀疏不齐，磨牙常位于下颌支内。

（2）脊柱脊髓：椎体上下缘呈双凸或椭圆形，齿状突短小，可有寰枢关节半脱位，伴颈枕交界处脊髓压迫，胸椎下段和腰椎上段（常为 $T_{12} \sim L_2$）椎体短小呈卵圆形，其前下缘变尖，呈"鸟嘴"样突起，常出现后凸畸形或侧后凸畸形。

（3）胸廓：肋骨脊柱端细小，中段至胸骨端逐渐增宽，呈"船桨"样改变。锁骨内侧段明显增粗，外侧段较细并上翘。肩胛骨位置升高，略呈等边三角形，下角变尖，肩胛盂浅而小，甚至消失。肱骨头扁小，颈-干角变小，甚至可呈直角，可有内翻畸形。

（4）骨盆：髂骨翼外展，髂骨基底部内下方变窄，坐骨闭孔呈椭圆形，耻骨联合增宽。髋臼外上缘呈斜坡状，髋臼变浅，髋臼角增大。股骨头扁小致密，股骨头骺核扁小或不规则，且出现时间较晚，股骨颈细长，颈-干角增大呈外翻。

（5）长骨：上肢改变较下肢明显。由于骨干的塑形障碍，致使骨干粗而短，两端逐渐变细，骨皮质变薄，骨髓腔增大。干骺端可见横条形发育障碍线，骨骺小、不规则，或出现迟延。

（6）短骨及腕部：掌（跖）、指（趾）近端增粗，远端变尖，呈弹头样。末节指骨（尤其是拇指）远端变尖细，呈爪样屈曲畸形。腕骨不规则，骨化延迟，骨化中心小，且数目少于同龄儿童，尺桡骨远侧端发育障碍，腕端关节面呈"V"形改变。

2. CT与磁共振（MRI）可准确地了解包括大脑、脊柱骨（软骨）、关节、呼吸道及心血管系统等结构改变的程度和范围。二者均可清楚地显示颅骨发育不良、大脑白质改变、脑积水蛛网膜下腔狭窄、蛛网膜囊肿、颅颈关节的硬脑膜增厚、脊髓压缩等。但在脑白质检查方面，磁共振较CT更为敏感和可靠，通常病程越长CT与磁共振检查的改变越明显。

3. B型超声用于宫内检查时，可发现胎儿有无骨关节畸形、肝脾肿大和脑积水等异常。

（四）组织活检

活体组织检查显示肝细胞、皮肤或结缔组织中的成纤维细胞所含的黏多糖代谢酶活性显著降低（图2-2-4）。

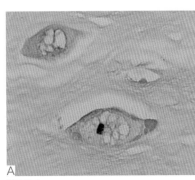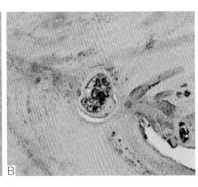

图2-2-4

（五）产前检查

通常不作为正常妊娠的常规检查。对于生有甘露糖苷增多症患儿的女性，再次怀孕时可行羊水黏多糖浓度及羊水细胞的酶活性测定，如果羊水黏多糖浓度明显增高羊水细胞酶活性显著降低，则产前诊断可以确定。

六 诊断

（一）体格发育障碍

患儿大多在1周岁以后呈现生长落后、矮小身材；关节进行性畸变，脊柱后凸或侧凸，常见膝外翻、爪状手等改变。患儿头大，面容异常，前额和双颧突出，毛发多而发际低，眼裂小，眼距宽，鼻梁低平，鼻孔大，下颌较小，唇厚。

（二）智能障碍

患儿精神神经发育在1周岁后逐渐迟缓，但ⅠS型患儿大都智能正常。

（三）眼部病变

大部分患儿在1周岁左右出现角膜混浊，角膜基质中的黏多糖以KS和DS为主，Ⅲ型酶缺陷无角膜病变。ⅠS型可发生青光眼。

（四）其他

常见肝脾肿大、耳聋、心瓣膜损伤、动脉硬化等。随着病情进展，可发生肺功能不全、颈神经压迫症状和交通性脑积水等继发病变。

（五）骨骼X线检查

颅骨增大，蝶鞍浅长；脊柱后、侧凸；椎体呈楔形，胸、腰椎椎体前下缘呈鱼唇样前突；肋骨的脊柱端细小而胸骨端变宽，呈飘带状；尺、桡骨粗短，掌骨基底变尖，指骨远端窄圆。

（六）尿液黏多糖检测

1. 甲苯胺蓝呈色法阳性是作为本病的筛查试验。

2. 醋酸纤维薄膜电泳可区分尿中排出的黏多糖类型，以便协助分型。

3. 氯化十六烷基铵代吡啶试验可见24小时尿黏多糖总量增高（正常为3～25 mg）。

（七）细胞学检查

骨髓或周围血淋巴细胞用瑞氏或吉姆萨染色时，在胞质中可见到紫色深染颗粒（Reilly小体），对诊断有辅助价值。

（八）酶学分析

采用外周血白细胞、血清或培养成纤维细胞进行酶学分析，各型MPS的确诊都应依据酶活性测定。

（九）基因诊断

DNA分析黏多糖代谢的各种酶的编码基因突变类型。

具有上述第（一）～（七）项可临床诊断为本病，具有（八）或（九）可确诊本病并分型诊断。

七　内科治疗

目前尚无彻底根治黏多糖增多症的方法，但内科治疗可延长患者生存期，提高其生活质量与功能。目前临床上最常使用的是造血干细胞移植（hematopoietic stem cell tranplantation，HSCT）和酶替代疗法（enzyme replacement treatment，ERT）。分子伴侣治疗以及基因治疗仍处于研究阶段。

（一）HSCT

指采集足够数量的造血干细胞后，进行严密分型配型，再移植到受体的治疗过程。这种疗法对黏多糖增多症Ⅰ型、Ⅵ型有一定的疗效，但对黏多糖增多症Ⅱ型、Ⅲ型和Ⅳ型治疗效果很差。在患者没有出现临床症状时接受移植，可以达到最大的治疗效果，如维持正常发育和认知功能；若患者已出现临床症状或体征，即使接受移植治疗时年龄很小，也只能稳定或减慢疾病的进程。因此，疾病的类型和接受移植治疗时患者的疾病阶段是决定疗效和预后效果的重要因素。

（二）ERT

通过静脉注射，向患者体内注射含有缺失酶的药剂，替代缺失的酶从而达到治疗效果。随着重组DNA技术的发展，使在体外生产溶酶体酶成为可能。重组酶可以通过甘露糖-6-磷酸受体途径转运到患者体内，由体细胞进行内在化，并转移到溶酶体内，进而降解积累的底物。目前，美国FDA已批准若干种治疗用重组人蛋白药物上市，包括治疗黏多糖增多症Ⅰ型的α-L-艾杜糖苷酸酶（Laronidase），治疗MPS Ⅱ型的艾杜硫酸酯（Idursulfase），治疗黏多糖增多症ⅣA型的艾洛硫酶α（elosulfase alfa），治疗黏多糖增多症Ⅵ型的加硫酶（Galsulfase）。虽然ERT治疗对某些黏多糖增多症安全有效，患者耐受也较好，但治疗费用非常昂贵，平均每个患者治疗费用为10万~50万美元/年；此外，重组蛋白质不能穿过血脑屏障，不能缓解中枢神经系统的症状。

（三）处于研究阶段的治疗方法

1. 分子伴侣治疗能增强缺陷溶酶体酶的残留活性。在生理条件下，天然小分子伴侣能够启动内质网降解途径清除错误折叠的蛋白质。研究表明，这些分子伴侣的作用方式为可逆地结合错义突变的酶的活性位点，校正蛋白的错误折叠并递送到溶酶体，在溶酶体的酸性环境中，分子伴侣被释放，突变的酶执行其功能。这种方法已被用来治疗Fabry病、Ⅰ型Gaucher病、Pompe病、GM1神经节苷脂贮积病、Tay-Sachs病和Sandoff病。此外，分子伴侣能够穿过血脑屏障，有治疗中枢神经系统疾病的潜在可能。

2. 基因治疗通过分析黏多糖增多症患者编码缺陷酶的基因突变，将正常的酶基因转染细胞后再移植到患者体内发挥酶的作用。体内基因治疗策略是直接注射基因转移载体到组织，达到治疗黏多糖增多症的目的。目前在动物模型研究中已取得良好的效果。实验显示非病毒型的载体RVs（gamma-retroviruses）的基因治疗方法可以纠正神经系统的某些缺陷，但它不能通过血脑屏障。而另一种新型载体AAV（adeno-associated virus）比前者更有应用前景。如AAV9家族载体可以穿透血脑屏障，随血液或脑脊液进入中枢神经系统和外周神经系统改变内皮细胞，神经元细胞和胶质细胞。该基因治疗方法已在各种动物实验，犬类、猪乃至非人灵长类实验中取得较好的治疗效果。而且，AVV9载体有可能通过鼻内途径进行中枢神经系统障碍的改善。

八 脊柱外科治疗

部分经HSCT治疗后的黏多糖增多症Ⅰ型患者齿突可正常发育，但C_2后方黏多糖持续贮积，此时需要行手术治疗。对于无颈椎不稳的患者可行单纯减压。一些学者提出对于黏多糖增多症Ⅳ型患者行预防性颈枕交界区减压及融合。目前的观点是对于无症状患者，若脊髓有效空间（space available for the cord，SAC）<14 mm或颈椎不稳>8 mm，则建议行减压及融合；若颈椎不稳位于5～8 mm，但临床证据提示神经损害的患者，也建议手术治疗。

支具治疗通常对黏多糖增多症患者的胸腰段后凸或脊柱侧凸无效，并可能限制胸廓发育、影响患儿生活质量。研究显示，胸腰段后凸>40°的MPSⅠ型和MPSⅣ型患者，后凸进展的可能性大，因此有学者建议胸腰段后凸>40°的患者无论是否经HSCT治疗，均应手术治疗。目前对于MPS患者的胸腰段后凸或脊柱侧凸尚无统一的手术指征。一般认为后凸>70°或侧凸>50°，或出现神经损害者，应手术治疗。也有学者认为应尽量延缓脊柱手术时间，使发育不良的椎体充分发育以降低手术难度。手术方法上一般首选联合前后路脊柱融合术。文献报道，黏多糖增多症患者行单纯后路脊柱融合术存在较高的内固定失败及再手术的风险。术后佩戴3~6个月支具并密切随访，以观察是否有假关节、曲轴现象、附加现象等并发症出现。

黏多糖增多症患者属于麻醉高风险患者，全麻手术前须行颈椎动力位片以评估颈椎稳定性，在麻醉及摆放体位时注意患者颈部体位，无论患者是否进行脊柱手术均推荐术中脊髓监测。患者因巨舌或腺样体及扁桃体肥大可出现上气道扭转，同时可能合并颞下颌关节僵硬、口鼻腔分泌物增多，给气管插管带来极大困难。心血管方面可合并瓣膜功能不全、主动脉狭窄乃至心肌病，呼吸系统方面可合并气管软骨发育不全及限制性通气功能障碍，因此术前须由内科及麻醉科医师详细评估，术后建议经过ICU过渡，待病情稳定后再返回普通病房。

【典型病例1】

北京协和医院脊柱外科于2008年收治1例黏多糖贮积症合并脊柱后凸患儿。

临床资料

男性，7岁，发现腰背部不平6年，查体脊柱胸腰段后背隆起，双膝外翻畸形，四肢肌力及感觉均正常，病理反射阴性（图2-2-5）。

全脊柱正侧位X线片

脊柱胸腰段后凸，T_{12}前滑脱，L_1-L_3椎体前方高度下降呈"鸟嘴"样，T_{11}-L_3局部后凸Cobb角79°；胸腰椎MRI示胸腰段脊柱后凸，T_{12}/L_1及$L_{1/2}$节段腰椎间盘向后膨出（图2-2-6）。在外院查24小时尿黏多糖升高，血半乳糖胺-6-硫酸酯酶降低。经儿科遗传代谢病专家会诊，诊断为黏多糖贮积症IV型。拟行后路脊柱手术治疗，因患儿家属存在顾虑，未行手术。

图2-2-5
患者大体照片
双肘、腕、髋、膝
关节屈曲，双膝内
翻畸形，胸腰段后
背隆起

图2-2-6
患者术前全脊柱正
侧位X线及MRI表现
X线见胸腰段脊柱
后凸，T_{12}前滑脱，
L_1~L_3椎体呈"鸟
嘴"样；胸腰段脊
柱MRIT_2加权相见
T_{12}/L_1及$L_{1/2}$节段
腰椎间盘向后膨出

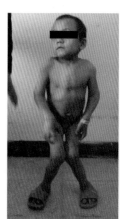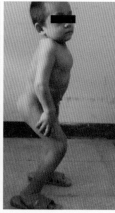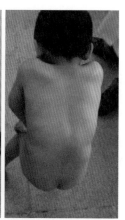

图2-2-5

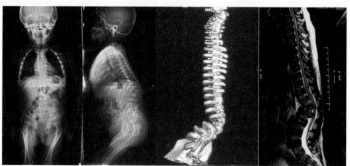

图2-2-6

【典型病例2】

北京协和医院脊柱外科仉建国教授于2013年8月诊治1例黏多糖贮积症合并脊柱后凸患儿，行一期后路全椎体切除、钛网椎体间融合、内固定植骨融合术，术后恢复良好。

临床资料

患儿，男性，2岁，因"发现腰背部不平2年"入院。

既往史

1岁时因"右侧腹股沟疝"在外院行手术治疗。查体见患儿眉弓间距增宽、巩膜稍浑浊、牙齿稀疏、语言能力较差，脊柱胸腰段后凸，四肢肌力及感觉均正常，病理反射阴性。

全脊柱正侧位X线片

脊柱胸腰段后凸，L_1前滑脱，$L_2 \sim L_4$椎体前方高度下降呈"鸟嘴"样，$T_{11} \sim L_3$局部后凸Cobb角46°；胸腰椎MRI示胸腰段脊柱后凸，$L_{1/2}$及$L_{2/3}$节段腰椎间盘向后膨出（图2-2-7）。查外周血芳基硫酸酯酶B，结果为6.5 nmol/mgPr，远低于正常值，经我院多科会诊后考虑黏多糖贮积症VI型可能性大。

治疗

为防止椎体滑脱及脊柱后凸继续进展，避免神经损害，同时改善矢状面躯干平衡，于全麻下行后路L_2椎体切除（VCR）矫形内固定、钛网椎间融合、植骨融合术（$T_{12} \sim L_5$），手术过程顺利。术后患者恢复良好，复查脊柱X线矢状面腰后凸Cobb角18°（图2-2-8）。术后7个月随访，内固定位置良好（图2-2-9）。

图2-2-7
患者术前全脊柱正侧位X线及MRI表现
X线见胸腰段脊柱后凸，L_1前滑脱，$L_2 \sim L_4$椎体呈"鸟嘴"样；胸腰段脊柱$MRIT_2$加权相见$L_{1/2}$及$L_{2/3}$节段腰椎间盘向后膨出

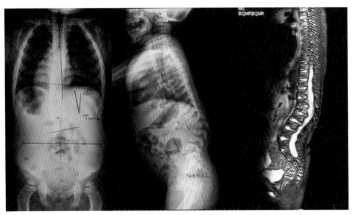

图2-2-7

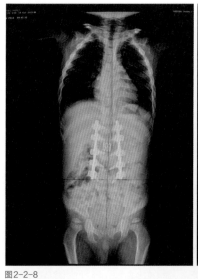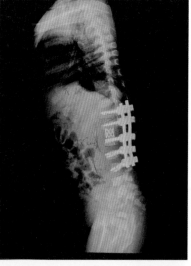

图2-2-8

图2-2-8
术后4天全脊柱正侧位X线片，胸腰段后凸改善

图2-2-9
术后7个月全脊柱正侧位X线片，内固定位置良好

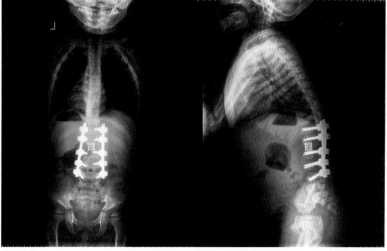

图2-2-9

（林友禧　沈建雄）

【参考文献】

［1］White KK. Orthopaedic aspects of mucopolysaccharidoses. Rheumatology (Oxford), 2011, 50 Suppl 5: v26-33.

［2］White KK, SousaT. Mucopolysaccharide disorders in orthopaedic surgery. J Am Acad OrthopSurg, 2013, 21(1): 12-22.

［3］Tomatsu S, Alméciga-Díaz CJ, Montaño AM, et al. Therapies for the bone in mucopolysaccharidoses. Mol Genet Metab, 2015, 114(2): 94-109.

[4] Peck SH, Casal ML, Malhotra NR, et al. Pathogenesis and Treatment of Spine Disease in the Mucopolysaccharidoses. Mol Genet Metab, 2016, 118(4): 232-243.

[5] Walker R, Belani KG, Braunlin EA, et al. Anaesthesia and airway management in mucopolysaccharidosis. J Inherit Metab Dis, 2013, 36(2): 211-219.

[6] Khan S, Alméciga-Díaz CJ, Sawamoto K, et al. Mucopolysaccharidosis IVA and glycosaminoglycans. Mol Genet Metab, 2017, 120(1-2): 78-95.

[7] Alden TD, Amartino H, Dalla Corte A, et al. Surgical management of neurological manifestations of mucopolysaccharidosis disorders. Mol Genet Metab, 2017, 122S: 41-48.

[8] Roberts SB, Tsirikos AI. Thoracolumbar kyphoscoliosis with unilateral subluxation of the spine and postoperative lumbar spondylolisthesis in Hunter syndrome. J Neurosurg Spine, 2016, 24(3): 402-406.

[9] Roberts SB, Dryden R, Tsirikos AI. Thoracolumbar kyphosis in patients with mucopolysaccharidoses: clinical outcomes and predictive radiographic factors for progression of deformity. Bone Joint J, 2016, 98B(2): 229-237.

[10] Yasin MN, Sacho R, Oxborrow NJ, et al. Thoracolumbar kyphosis in treated mucopolysaccharidosis 1 (Hurler syndrome). Spine (Phila Pa 1976), 2014, 39(5): 381-387.

[11] Ebara S, Kinoshita T, Yuzawa Y, et al. A case of mucopolysaccharidosis IV with lower leg paresis due to thoraco-lumbar kyphoscoliosis. J Clin Neurosci, 2003, 10(3): 358-361.

第二章　代谢及内分泌疾病合并脊柱侧凸

第三节

黏脂贮积症

一　概述

黏脂贮积症（Mucolipidosis，ML）是一种溶酶体功能紊乱的遗传代谢病，由于溶酶体中转移酶或水解酶的缺乏，使不同的黏脂质不能完全降解，而在各种组织内沉积而引起的不完全相等的一组疾病。该病临床表现与黏多糖贮积症类似，主要影响骨骼系统、心血管系统、中枢神经系统、眼、皮肤等，但实验室检查尿中黏多糖并不增加。ML目前尚无确切治疗方法，骨髓移植与造血干细胞移植仍处于研究阶段。

二　病因

按照缺陷酶及表型的不同将黏脂贮积症分为Ⅰ~Ⅳ4型。黏脂贮积症Ⅰ型因*NEU1*基因突变导致溶酶体α神经氨酸苷酶缺乏或活性降低，影响涎酸糖蛋白代谢从而大量贮积，故也称作涎酸酶缺乏症（sialidosis）；Ⅱ型、Ⅲ型因UDP-N-乙酰葡糖胺-1-磷酸转移酶缺乏，引起识别亚基异常，不能在相应酶的寡糖链上形成识别标志，致使在粗面内质网形成的多种酸性水解酶不能到达溶酶体中，而分泌到细胞外；Ⅳ型因*MCOLN1*基因突变引起阳离子通道mucolipin-1异常，影响晚期内涵体与溶酶体间或溶酶体携带小分子与细胞膜间的融合，影响前者中内容物的降解或排出。

三　主要分型与临床表现

黏脂贮积症属于常染色体隐性遗传病。各型主要累及的器官及病情轻重不一，有各自的特征（表2-3-1）。黏脂贮积症Ⅰ型患儿常在1岁起病，表现为Hurler综合征样面容（前额高，眼间距宽、眶上嵴突出、内眦有赘皮、眼睑肥厚、扁平鼻梁、鼻孔上翻、齿龈增生等）；骨骼方面为多发性成骨不全；智力发育迟缓，常为语言发育迟缓，伴听力障碍；患儿有特征性的角膜浑浊和皮肤樱红斑点。部分可出现肌张力低下、共济失调和末梢神经炎症状，年长儿可出现惊厥。Ⅱ型患儿出生时即可发现异常，如先天性髋关节脱位、男性婴儿腹股沟疝、特征性面容、骨骼异常、运动受限和全身性肌张力低下等。Ⅱ型患儿由于全身性肌张力低下，生后6个月出现头部支撑不良等外观异常，部分病例可有重度智力低下。1岁左右可出现心脏收缩期杂音、短颈、胸廓畸形及小头畸形等。患儿反复发生呼吸道感染、肺炎和中耳炎，一般于2～8岁因感染和（或）心力衰竭死亡，少数能存活至10岁。Ⅲ型临床表现与Ⅱ型相似，但病情发展缓慢，患儿大多可存活到成人，无智力障碍或有轻度智力低下，病理改变相对较轻，根据上述特点可与Ⅱ型鉴别。Ⅳ型常在1岁后出现特征性的角膜浑浊，并且有智力低下、精神异常表现，但很少骨骼改变，也无Hurler综合征样面容。

表2-3-1　黏脂贮积症的分型及临床特点

亚型	别名	主要缺陷的酶	染色体位置	基因突变点	主要临床表现
Ⅰ型	涎酸贮积症	α-N-乙酰神经氨酸酶	6p21.3	NEU1	Hurler样面容，多发性成骨不全，中枢神经系统退化，视网膜红斑，肌阵挛
Ⅱ型	-	UDP-N-乙酰葡糖胺-1-磷酸转移酶	12q23.3	GNPTAB	面容丑陋，多发骨发育不良，关节挛缩，生长迟滞，心血管病变，预后差，多在2～8岁死亡
Ⅲ型	假性Hurler综合征、假性Hurler多发性营养不良	UDP-N-乙酰葡糖胺-1-磷酸转移酶	12q23.3	GNPTAB/GNPTG	与Ⅱ型类似但发展慢，存活年龄较长
Ⅳ型	Berman综合征	黏脂蛋白-1	19p13.2-13.3	MCOLN1	角膜浑浊，活动迟钝，智力低下，骨骼改变较少，无特征性面容

四　骨科相关临床表现

除黏脂贮积症Ⅳ型较少累及骨骼系统外，Ⅰ~Ⅲ型的骨科相关临床表现与黏多糖贮积症ⅠH型（Hurler综合征）接近，参考"黏多糖贮积症"章节。

五 辅助检查

（一）尿液检查

1. 黏多糖测定主要用于本病与黏多糖贮积症的鉴别。

（1）尿黏多糖定性试验：结果应为阴性，尿斑无颜色改变。

（2）24 h尿黏多糖测定：患者每天尿中排出的黏多糖应处于正常范围，无明显升高。

2. 涎酸寡糖测定黏脂贮积症Ⅰ型患者尿中涎酸寡糖明显升高。

（二）血液检查主要为酶活性测定

测定末梢血中淋巴细胞或骨髓细胞中的酶活性，黏脂贮积症Ⅱ型、Ⅲ型患者β-氨基己糖苷酶、β-葡糖醛酸糖苷酶、β-半乳糖苷酶、α-甘露糖苷酶活性增高。

（三）病理活检及细胞培养

黏脂贮积症Ⅳ型患者角膜活检示有特殊包涵体；Ⅰ~Ⅳ型取肝、皮肤或其他结缔组织进行细胞培养，成纤维细胞在光学显微镜可发现细胞内有脂质包涵体，电子显微镜检查可见溶酶体肿胀，其内充以有包膜的致密物质。组织化学染色可进一步明确。

（四）影像学检查

除黏脂贮积症Ⅳ型很少骨骼系统受累外，Ⅰ~Ⅲ型的X线表现与MPS接近。B型超声用于宫内检查时，可发现胎儿有无骨关节畸形、肝脾肿大和脑积水等异常。

（五）产前检查通常不作为正常妊娠的常规检查

对于既往生育黏脂贮积症患儿的女性，再次怀孕时可行羊水及羊水细胞酶活性测定。若羊水中β-氨基己糖苷酶、β-葡糖醛酸糖苷酶、β-半乳糖苷酶、α-甘露糖苷酶活性增高，羊水细胞中这些酶活性降低，则产前诊断可以确定。

六 诊断

（一）体格发育障碍

黏脂贮积症Ⅰ、Ⅲ、Ⅳ型患儿大多在1周岁以后呈现生长落后、矮小身材；特征性面容；Ⅰ、Ⅲ型关节变形逐渐加重，脊柱后凸或侧凸等；Ⅱ型患儿出生时即可出现上述部分特征。

（二）智能障碍

患儿精神神经发育在1周岁后逐渐迟缓，以Ⅱ型最重，Ⅲ型最轻。

（三）眼部病变

Ⅰ、Ⅳ型大部分患儿在1周岁左右即出现角膜混浊。

（四）其他

常见肝脾肿大、耳聋、心脏瓣膜病变损伤等。

（五）骨骼X线检查

Ⅰ、Ⅱ、Ⅲ型患者中可见颅骨增大，蝶鞍浅长；脊柱后、侧凸；椎体呈楔形或扁平状，胸、腰椎椎体前下缘呈鱼唇样前突；肋骨的脊柱端细小而胸骨端变宽，呈飘带状；尺、桡骨粗短，掌骨基底变尖，指骨远端窄圆。双能X线吸收检查提示全身骨量减少。

（六）尿液黏多糖检测

结果为阴性，Ⅰ型患者尿涎酸寡糖明显升高。

（七）细胞学检查

结缔组织细胞内有脂质包涵体，电子显微镜检查可见溶酶体肿胀，其内充以有包膜的致密物质。

（八）酶学分析

末梢血中淋巴细胞或骨髓细胞中的酶活性，黏脂贮积症Ⅱ型、Ⅲ型患者β-氨基己糖苷酶、β-葡糖醛酸糖苷酶、β-半乳糖苷酶、α-甘露糖苷酶活性增高。

（九）基因诊断

DNA分析黏脂代谢的各种酶的编码基因突变类型。

具有上述第（一）~（七）项可临床诊断为本病，具有（八）和（九）可确诊本病分型。

七　治疗

目前尚无根治黏脂贮积症的方法，也没有酶替代治疗方法。造血干细胞移植（hematopoietic stem cell transplantation，HSCT）尚未证实能改善患者预后。Lund等曾于2014年报道22例黏脂贮积症Ⅱ型患者行HSCT治疗，但经67个月随访仅有6例（27%）存活，大部分患者因疾病进展发生心血管事件死亡，中位存活时间为27.6个月。

对于生后诊断黏脂贮积症的患者，骨骼、心血管系统、眼等病变的对症治疗，有助于改善患者生活质量。针对踝、膝、腕、肘等关节的强直，患者通常可以耐受目前推荐的低强度物理治疗；剧烈的伸展运动不仅无效，而且可能损伤周围关节囊和肌腱，应予避免。对于先天性髋关节发育不良的黏脂贮积症患者，目前已有青少年和成年人行双侧髋关节置换术成功的报道。腕管综合征通常需要行松解术处理，但有术后再次复发的可能。在疾病进程中可能出现逐渐加重的骨质疏松与骨痛。有研究指出，Ⅲ型黏脂贮积症患者每月1mg/kg静脉输注双膦酸盐达1年，可显著改善疼痛及提高活动功能，但骨吸收过程不能被很好抑制。目前此治疗方案缺乏大规模临床研究，治疗指征及治疗终点也未确定。患者需定期进行骨扫描及骨转换指标检查，以监测代谢性骨病。脊柱方面，患者可能出现寰枕关节不稳或颈椎管狭窄，或进展性脊柱胸腰段侧后凸，但具体治疗方案、手术指征及具体手术方法目前鲜少报道。2000年英国Haddad等报道1例6岁女性，诊断为Ⅲ型黏脂贮积症，于13岁左右出现快速进展的胸腰段脊柱侧凸，遂行前路椎间盘切除、内固定融合术后即刻矫形效果良好，但无长期随访结果。

黏脂贮积症患者术前必须进行详尽评估，包括心电图、超声心动图、动脉血气和肺功能监测等。患者可因短颈出现颈部活动受限，或因寰枢椎不稳定需限制颈部活动，同时常因结缔组织病变导致气管柔软度降低、气道黏膜增厚，故气道管理非常复杂，必须在有儿科专科麻醉及重症监护的三级医疗机构进行。对于瓣膜受累的患者，在外科手术（包括牙科手术）之前给予预防性抗生素，以防止细菌性心内膜炎发生。

定期进行专科检查对黏脂贮积症患者管理至关重要。超声心动图检查能发现进行性瓣膜功能不全；至少每年一次的眼科评估，对于监测角膜、视网膜病变也均有重要意义。

先证者父母（先证者：第一个被发现或来就诊的患者）进行遗传咨询，及时的产前诊断，必要时终止妊娠，是防止患儿出生、降低患病率的唯一途径。

【典型病例】

北京协和医院脊柱外科于2011年诊治1例黏脂贮积症合并脊柱侧后凸患者。

临床资料

男性，17岁，因"发现腰背部不平14年，加重伴腰背部疼痛3年"入院（图2-3-1）。

全脊柱正侧位X线片

脊柱侧后凸畸形，$L_2 \sim L_4$侧凸Cobb角32°，L_1椎体楔形变，椎体前方高度下降，$T_{11} \sim L_3$后凸Cobb角61°（图2-3-2）；胸腰椎MRI示胸腰段脊柱后凸，椎体前方发育不良，呈楔形或不规则形，椎体前下缘呈类似"鱼唇"样前突，T_{12}/L_1至$L_{3/4}$多个节段腰椎间盘向后膨出（图2-3-3）。

初看这些影像学表现，似乎是严重退变的脊柱，我们请儿科会诊后，怀疑为代谢性疾病，故进行尿、血酶学检查。查尿甲苯胺蓝染色（−）；血α-甘露糖苷酶915.6 nmol/（h·ml）（正常范围13.7～67.7 nmol/（h·ml）），血β葡糖苷酸酶754.2 nmol/（h·ml）（正常范围10.7～33.7 nmol/（h·ml））。结合患者特殊外观，影像学表现不同于通常的脊柱侧后凸，其椎体的骺板不规则，椎间隙有类似退变的表现，经我院多科会诊，最终诊断为黏脂贮积症。

图2-3-1
患者术前大体照片，可见明显躯干右偏

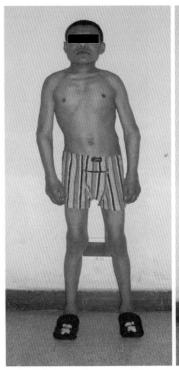
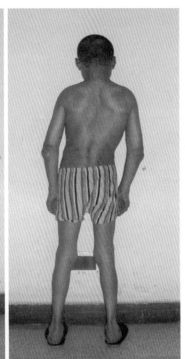

图2-3-1

图2-3-2
术前全脊柱正侧位X
线片
脊柱腰段侧后凸，冠状
面Cobb角 32°，矢状
面L₁椎体前方高度下
降，T₁₁～L₃后凸Cobb
角61°

图2-3-3
患者术前胸腰段脊柱
MRI
胸腰段脊柱后凸，T₁₂/
L₁至L₃/₄多个节段腰椎
间盘向后膨出

治疗

为防止侧后凸继续发展，改善矢状面生理曲度，重建躯干平衡，予全麻下行后路脊柱矫形椎弓根螺钉内固定植骨融合术（T₁₀～L₄）。因此类患者椎体、椎弓根发育不良，术中L₁左侧椎弓根发育差，未能置钉。术后患者恢复良好（图2-3-4），复查脊柱X线示冠状面Cobb角2°，矢状面腰后凸Cobb角14°（图2-3-5）。

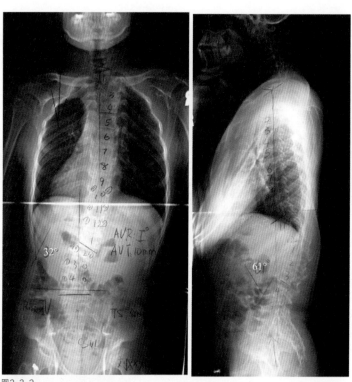

图2-3-2

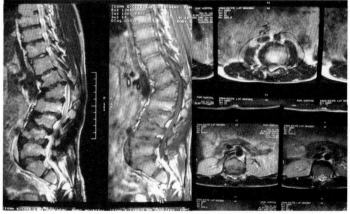

图2-3-3

图2-3-4
患者术后大体照片，躯
干偏移明显改善

图2-3-5
术后全脊柱正侧位X
线片
脊柱侧后凸改善，内固
定位置良好

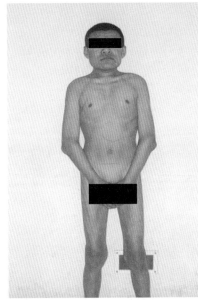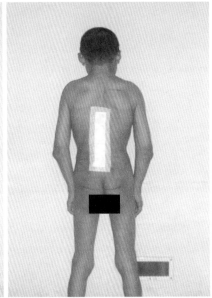

图2-3-4

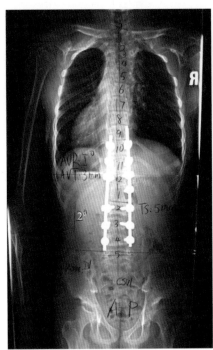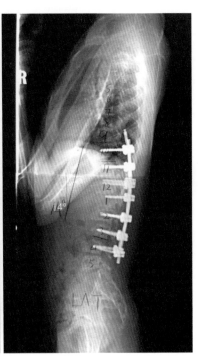

图2-3-5

（林友禧　沈建雄）

【参考文献】

[1] David-Vizcarra G, Briody J, Ault J, et al. The natural history and osteodystrophy of mucolipidosis types Ⅱ and Ⅲ. J Paediatr Child Health, 2010, 46(6): 316-322.

[2] Haddad FS, Hill RA, Vellodi A. Orthopaedic manifestations of mucolipidosis Ⅲ: an illustrative case. J Pediatr Orthop B, 2000, 9(1): 58-61.

[3] Hetherington C, Harris NJ, Smith TW. Orthopaedic management in four cases of mucolipidosis type Ⅲ. J R Soc Med, 1999, 92(5): 244-246.

[4] Folkerth RD, Alroy J, Lomakina I, et al. Mucolipidosis Ⅳ: morphology and histochemistry of an autopsy case. J Neuropathol Exp Neurol, 1995, 54(2): 154-164.

[5] Lund TC, Cathey SS, Miller WP, et al. Outcomes after hematopoietic stem cell transplantation for children with I-cell disease. Biol Blood Marrow Transplant, 2014, 20(11): 1847-1851.

[6] Kerr DA, Memoli VA, Cathey SS, et al. Mucolipidosis type Ⅲ α/β: the first characterization of this rare disease by autopsy. Arch Pathol Lab Med, 2011, 135(4): 503-510.

[7] Carl A, Waldman J, Malone A, et al. Atlantoaxial instability and myelopathy in mucolipidosis. Spine (Phila Pa 1976), 1991, 16(2): 215-217.

[8] Smuts I, Potgieter D, van der Westhuizen, et al. Combined tarsal and carpal tunnel syndrome in mucolipidosis type Ⅲ. A case study and review. Ann N Y Acad Sci, 2009, 1151: 77-84.

[9] Kollmann K, Pestka JM, Kühn SC, et al. Decreased bone formation and increased osteoclastogenesis cause bone loss in mucolipidosis Ⅱ. EMBO Mol Med, 2013, 5(12): 1871-1886.

[10] RobinsonC, Baker N, Noble J, et al. The osteodystrophy of mucolipidosis type Ⅲ and the effects of intravenous pamidronate treatment. J Inherit Metab Dis, 2002, 25(8): 681-93.

第四节
糖原贮积症

一 概述

糖原贮积症（glycogen storage disease，GSD）是一类先天性酶缺陷引起的疾病的统称，患者因糖原代谢酶缺陷造成糖原不能正常分解而贮积在肝脏、肌肉等组织中，引起低血糖、肝脾肿大、肌无力等临床症状，骨科方面常见脊柱侧凸、髋关节发育不良等表现。在欧美地区发病率约1：43000～1：20000，目前尚无国人糖原贮积症的大规模流行病学报道。

二 病因

糖原贮积症是一类由于先天性酶缺陷所造成的糖原代谢障碍疾病，糖原合成和分解代谢中所必需的各种酶至少有8种，共分为13型，遗传方式除IX型为X-性连锁遗传外，主要为常染色体隐性遗传。糖原贮积症各型的共同生化特征为糖原代谢异常，多数患者体中的糖原在肝脏、肌肉、肾脏等组织中贮积量增加，从而产生不同的临床症状。其中，I、III、IV、VI、IX型糖原贮积症以肝脏病变为主；II、V、VII型糖原贮积症以肌肉组织受损为主。I型糖原贮积症在所有亚型中最多见，而以神经肌肉系统受累为首发症状或主要表现的患者以II型、V型糖原贮积症多见（表2-4-1）。

II型糖原贮积症（又称为AMD或Pompe病）是第一种被人类认识的溶酶体储积症，同时也是唯一一类溶酶体内糖原累积的疾病，因溶酶体内α-1，4-葡萄糖苷酶（acid alpha-1，4-glucosidase，GAA）缺陷，致糖原无法被分解而堆积在溶酶体内，造成溶酶体的增生、破坏和相应脏器组织的结构和功能损害。*GAA*基因定位于17q25.2-q25.3，全长23324 bps，包含20个外显子，编码含952个氨基酸的前体酶蛋白。II型糖原贮积症的主要病理表现为糖原沉积于

骨骼肌、心肌和平滑肌，可导致诸多神经肌肉系统的临床症状，报
道相对较多。

表2-4-1 糖原贮积症分型及临床特点

亚型	别名	主要缺陷酶	主要受累器官	主要临床表现
0型	糖原合成酶缺乏症	糖原合成酶	肝脏、肌肉	严重低血糖，酸中毒，肝肿大（脂肪肝引起）
I型	肝糖原贮积症（Von Gierke病）	Ia：葡萄糖-6-磷酸酶（G-6-P） Ib：G-6-P微粒体转移酶缺乏	肝脏、肾脏、肠道、红细胞、白细胞	肝肿大，低血糖，高脂血症，酸中毒
II型	酸性麦芽糖酶缺乏症（acid maltase deficiency，AMD）或Pompe病	溶酶体内α-1,4-葡萄糖苷酶（acid alpha-1,4-glucosidase，GAA）	全身性，主要为心脏、横纹肌，次为肝脏、中枢神经系统、白细胞	肌无力，巨舌，心肌肥厚，P-R间期缩短，婴儿型早期心力衰竭，多1岁内死亡
III型	Cori病或Forbe病	脱支酶（淀粉-1,6-葡萄糖苷酶）	肝脏、肌肉、红细胞、白细胞	低血糖，肝肿大，肌无力，可分为肝型，肌型，肝肌型3种，症状较I型轻
IV型	Andersen病	分支酶（糖原结构物分支，与正常糖原不同）	肝脏、脾脏、心脏、肌肉	异常糖原刺激肝纤维增生，故早期门脉性肝硬化，肝脾肿大，幼儿期死于肝衰竭
V型	肌糖原贮积症或McArdle病	肌磷酸酶	横纹肌	肌无力，运动后肌僵硬、强直，后期肌萎缩，儿童、青年发病为多
VI型	Her病	肝磷酸酶A	肝脏	同I型，但症状轻，无酸中毒和高脂血症
VII型	Tarui病	肌磷酸果糖激酶	肌肉、红细胞	同V型
VIII型	－	肝磷酸酶激酶活力下降，但并非原发，给肾上腺素和胰高血糖素后活力正常，确切步骤不明	肝脏、肌肉、脑	肝肿大，共济失调，震颤，神经退行性变，肌张力增高，痉挛，去大脑强直至死亡，急进期尿儿茶酚胺排除增加
IX型	IXa：Hug病 IXb：Huijing病	IXa：肝磷酸酶激酶 IXb：肌磷酸酶激酶	肝脏、横纹肌	IXa：肝大，低血糖 IXb：同V型
X型	－	cAMP依赖性激酶	横纹肌、肝脏	肝大，6岁后轻度发作性肌痛

三 II型糖原贮积症的临床表现

II型糖原贮积症（Pompe病）根据发病年龄分为两大类：婴儿型Pompe病（infantile-onset pompe disease，IOPD）、迟发型Pompe病（late-onset pompe disease，LOPD）。

婴儿型Pompe病指婴儿期（生后12个月内）发病并累及心肌者，常在4月龄时出现肌张力降低、全身肌力下降、喂养困难、发育迟缓、呼吸窘迫、肥大性心肌病等，未经治疗者常在2岁内因左室流出道阻塞和呼吸衰竭而死亡。

迟发型Pompe病指生后12个月后发病，或12个月内发病但无心肌病变者。根据发病年龄又分为少儿型（2~13岁）、青少年型（13~20岁）和成人型（>20岁）。其疾病进展较缓慢；成人型主要涉及骨骼肌，症状相对较轻。其骨科临床表现可为生长发育迟缓、肌无力或肌张力低、肌肉疼痛，此类患者除四肢肌肉病变外常出现肢带肌肉受累，如上肢肢带肌异常出现翼状肩胛、肩关节及上肢活动障碍，骨盆肢带肌受累而影响行走和坐姿，进而逐渐影响椎旁肌肉力量，导致躯干姿势异常，合并脊柱侧凸的比例较高。

Ⅱ型糖原贮积症患者还可出现髋关节发育不良和半脱位、髋及膝关节功能障碍和足部畸形。上述情况可使多数患者随着病情进展而逐渐丧失活动能力，甚至需坐轮椅。应警惕该类患者可能有心肌和呼吸肌受累，进而出现运动耐量下降和呼吸困难，严重者可因呼吸循环衰竭而死亡。

截止2016年，全球Ⅱ型糖原贮积症数据库登记的711例患者中有近1/3合并脊柱侧凸（235例，占33%）；少儿型、青少年型发生脊柱侧凸的比例分别为57%和52.9%，高于成人型（24.8%），而婴儿型中仅18.4%；合并脊柱侧凸的患者中肺功能下降和需要呼吸支持治疗的患者比例分别为44%和27.2%，远高于无脊柱侧凸患者，且青少年型中的差异更显著。

四　诊断与鉴别诊断

大多糖原贮积症患者的血清肌酸磷酸激酶（CK）可有上升（至2000 IU/L，正常值60~305 IU/L）；尿中四聚糖含量是一项敏锐指标，在糖原贮积症患者中显著升高；肌电图常提示慢性肌源性损害；肌肉活检为首选诊断方法，其主要病理特征为肌纤维空泡样改变，PAS染色显示全部或部分肌纤维内糖原颗粒增多，ACP染色显示肌纤维内ACP阳性物质明显增多。肌肉活检或肌电图检查时，应选择患者肌肉病变最严重的部位进行，以避免假阴性。GAA酶活性检测是诊断的"金标准"，可通过血液检测，婴儿型Pompe病患者GAA酶活性常小于正常对照的1%，迟发型Pompe病患者GAA酶活性常为正常对照的2%～40%。基因检测包括单基因检测、多基因检测、变异位点检测，有利于患者未来的产前咨询以及可能的基因治疗。文献报道非裔美国人婴儿型Pompe病患者中50%～60%含有c.2560C>T变异导致p.Arg854Ter；而中国婴儿型Pompe病患者中40%～80%含有c.1935C>A变异导致p.Asp645Glu。

婴儿型Pompe病应与脊肌萎缩症I型、Danon病鉴别，脊肌萎缩症I型一般无循环系统受累，Danon病为X连锁遗传；迟发型Pompe病应与肢带型肌营养不良、Duchenne-Becker肌营养不良鉴别。肢带型肌营养不良几乎不累及中轴肌，Duchenne-Becker肌营养不良为X连锁遗传。GSD各型间的鉴别诊断主要在于累及器官不同和缺陷酶不同。

五　Ⅱ型糖原贮积症的内科治疗

针对Ⅱ型糖原贮积症，国外已广泛开展酶替代治疗（enzyme replacement therapy，ERT）。FDA于2006年和2010年分别批准了α-阿葡糖苷酶（Alglucosidase alfa，rhGAA）的上市，其用法为20～40 mg/（kg·次）缓慢静脉注射，每两周1次。对于婴儿型Pompe病患者，ERT可显著提高患儿心功能及全身肌力，保持其认知功能，提高患者总体生存率。循证医学证据表明，婴儿型Pompe病患者生后两周内使用ERT，对于心脏及骨骼肌发育有明显的帮助，生后6个月内接受ERT可降低婴儿型Pompe病患者呼吸支持的使用率。而对于迟发型Pompe病患者，可保持其行走能力，保持肺功能从而避免使用呼吸机，提高患者生活质量。在使用ERT前，建议患者进行交叉反应免疫物质（cross-reactive immunologic material，CRIM）测定。CRIM测定阳性的患者体内有高浓度抗-人重组GAA抗体（anti-recombinant human GAA antibody），因此在ERT治疗前建议进行免疫调节治疗，目前常用的方案为利妥昔单抗（rituximab）。ERT治疗的缺点主要是价格极其昂贵，每年花费约20万～30万美金，且必须终生使用。目前该药在国内尚未进入临床。

此外，建议该类患者酌情使用有助于改善肌力的维生素、辅酶Q、左旋肉碱、一水肌酸等；低碳水化合物、高蛋白饮食对部分患者有一定疗效；避免剧烈运动以防止肌肉病变进展；及早发现呼吸功能障碍，避免肺部感染，积极的辅助呼吸支持，以改善生活质量，延长患者生命。

六　II型糖原贮积症的围手术期相关问题

国内尚无关于糖原贮积症合并脊柱侧凸患者手术的文献报道。若脊柱侧凸进展影响心肺功能，或明显引起坐姿及行走姿态异常，在无绝对手术禁忌证且有相关围手术期支持条件下考虑骨科手术治疗。围手术期注意事项如下：

（一）术前诊断和评估

糖原贮积症（尤其II型）应充分评估心、肺功能。需完善心电图、超声心动图、动脉血气和肺功能监测，如有条件可行运动心肺功能测定。由于大多糖原贮积症患者存在肺功能下降，应重视术前的呼吸功能锻炼。存在明显心肌肥厚、射血分数下降、肺功能显著下降且呼吸锻炼后无改善者，为手术禁忌证。同时应关注此类患者的血气情况（尤其是夜间血气结果），特别是术前已有CO_2潴留的患者，则不除外呼吸肌受累，术后出现拔管困难、需呼吸机支持等风险会显著升高，住ICU时间和总住院时间及费用明显增加。

（二）麻醉方案

因糖原贮积症患者可有心肌受累，全身麻醉手术有致死性心脏骤停或衰竭的风险。为避免呼吸抑制和术后加重呼吸肌无力，应避免使用肌松药物。脊柱手术需行术中诱发电位脊髓监测，肌松药及醚的使用影响监测信号，故脊柱手术一般应用全静脉麻醉方案（如芬太尼+丙泊酚）。由于此类患者可有不同程度呼吸功能受损，术后即刻拔管可能存在困难和危险，建议术后转ICU加强呼吸支持。

（三）术后呼吸支持

糖原贮积症患者呼吸肌能力弱，容易产生CO_2潴留，尤其夜间睡眠后显著上升，且容易因排痰无力导致气道梗阻，故术后应加强呼吸道管理，雾化、祛痰、翻身拍背，术后早期即应坐起或扶起活动。为减少因患者熟睡后呼吸能力下降，入眠时可定时唤醒。辅助呼吸功能锻炼仪主动锻炼、间断无创呼吸器辅助呼吸均有助于CO_2排出。有条件者可行呼吸睡眠监测。术后远期注意应避免肺部感染发生，逐步增强体质。

【典型病例】

北京协和医院脊柱外科于2014年2月诊断并治疗了1例以脊柱病变为主要表现的Ⅱ型糖原贮积症患者。行脊柱侧后凸矫正融合术,随访1.6年,恢复良好。

临床资料

患者,女性,15岁,因"发现双肩不等高、胸背部畸形、跛行4年余,加重伴行走困难1年余"入院。患者4年前由家属发现左肩偏高、左侧背部不平;行走距离200米即感觉腰部劳累;1年前自觉加重,行走时需搀扶或上肢辅助,并出现活动耐量下降。查体示跛行步态,脊柱各向活动度下降,四肢肌容积减少,肌力、肌张力、感觉、反射未见异常(图2-4-1)。

全脊柱正侧位X线

胸腰椎左侧凸畸形,以L$_2$椎体为中心向左侧凸,冠状面Cobb角为70°,左肩偏高,右髋较左髋高1.5 cm,躯干偏移(TS)4 cm,顶椎旋转度(AVR)Ⅲ度,顶椎偏移(AVT)4 cm,Risser征 0级。胸椎前凸畸形、腰椎后凸畸形,胸段以T$_{8/9}$椎间盘中心向前凸,矢状面Cobb角为-28°,腰段以L$_{2/3}$椎间盘中心向后凸,矢状面Cobb角为-63°,躯干偏移(TS)4.1 cm(图2-4-2)。

患者术前查肺功能基本正常,一秒用力呼气容积(FEV1)为95%,用力呼气容积(FVC)为94%,一秒用力呼气容积/用力呼气容积(FEV1/FVC)为81.5%,肺活量VC为93.4%。心脏超声示二尖瓣前叶轻度脱垂,左室射血分数67%。

术前血气分析

pH7.34,氧分压(PO$_2$)71 mmHg,二氧化碳分压(PCO$_2$)58.9 mmHg。考虑存在二氧化碳潴留,原因为呼吸泵功能障碍,术前予呼吸功能锻炼。

图2-4-1
患者术前大体照片,可见躯干前倾

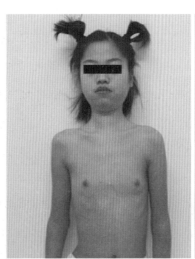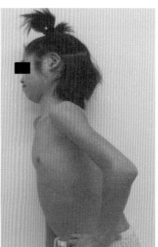

图2-4-1

图2-4-2
术前全脊柱正侧位X线
胸段前凸畸形，矢状面
Cobb角为-28°，腰
椎后凸畸形，矢状面
Cobb角为-63°

治疗

为防止侧后凸继续发展，改善矢状面生理曲度，重建躯干平衡，行后路脊柱矫形内固定植骨融合术。从X线片上看，此患者远端融合范围固定至骨盆对重建脊柱平衡有帮助，尤其是矢状位的平衡，但考虑现有的肌力和平衡能力，融合到L_5，保持一定的身体前倾，更有助于患者的行走，遂决定融合范围为$T_9 \sim L_5$。术中见冠状面腰段脊柱左凸，矢状面胸段脊柱前凸、腰段后凸，椎体旋转明显，椎旁肌肉似有纤维化，张力高，小关节部分退化改变，畸形明显僵硬。术中肌肉活检病理诊断：慢性肌源性改变，符合II型糖原贮积症。进一步行血酶学检查提示：血α-葡糖苷酶：2.5 nmol/（h·mgPr）（正常值62.3 ~ 301.7 nmol/（h·mgPr）。II型糖原贮积症诊断明确。

手术过程顺利，术中脊髓监测信号未见异常，术中出血约800 ml，自体血回输350 ml。术毕观察患者自主呼吸功能恢复差，CO_2潴留，遂带气管插管转ICU进一步治疗，在ICU逐渐降低呼吸机参数后脱机，生命体征及自主呼吸平稳，术后2天行漏气试验成功后拔除气管插管。拔管后患者$PaCO_2$仍较高，波动在68 ~ 76 mmHg，考虑因自主咳嗽咳痰力量偏差，存在二氧化碳潴留，予无创机械通气、人工气道干预等治疗，鼓励患者下地呼吸功能锻炼，并加强肺部物理治疗，积极震肺排痰。术后16天转出ICU，转

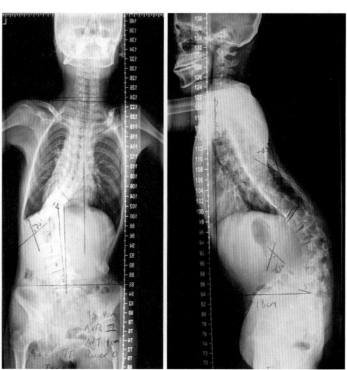

图2-4-2

图2-4-3
患者术后大体照片，躯
干前倾改善

图2-4-4
术后全脊柱正侧位X线
胸弯改善为21°，腰段
后凸改善为22°

回普通病房继续治疗，期间患儿仍有二氧化碳潴留，PCO_2波动在62～74 mmHg。经呼吸科、神经内科、营养科、儿科会诊制订综合治疗方案，恢复顺利出院。

术后躯干前倾较术前明显改善（图2-4-3），更为重要的是改善了患者的行走能力，虽然躯干仍有些前倾，但无需像术前那样需要用手支持腰部才能行走。复查脊柱X线片示胸弯改善为21°，腰段后凸改善为22°（图2-4-4）。术后1.6年随访，临床效果满意，患者无明显不适，查血气分析示：pH7.32，PO_2为55.6 mmHg，PCO_2为66 mmHg。

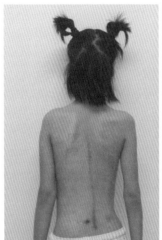
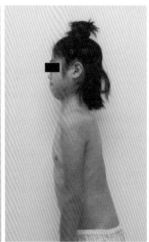

图2-4-3

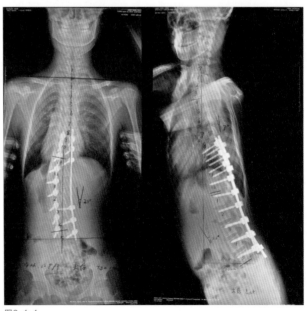

图2-4-4

（陈　峰　林友禧　沈建雄）

第二章　代谢及内分泌疾病合并脊柱侧凸

【参考文献】

［1］ Haaker G, Forst J, Forst R, et al. Orthopedic management of patients with Pompe disease: a retrospective case series of 8 patients. ScientificWorldJournal, 2014: 963861.

［2］ Roberts M, Kishnani P S, van der Ploeg AT, et al. The prevalence and impact of scoliosis in Pompe disease: lessons learned from the Pompe Registry. Mol Genet Metab, 2011, 104(4): 574-582.

［3］ Yang CF. Very Early Treatment for Infantile-Onset Pompe Disease Contributes to Better Outcomes. J Pediatr, 2016, 169: 174-180. e1.

［4］ Byrne B J, Kishnani PS, Case L E, et al, . Pompe disease: design, methodology, and early findings from the Pompe Registry. Mol Genet Metab, 2011, 103(1): 1-11.

［5］ Daniels S R. Timing of treatment for Pompe disease. 2016, 169(Supplement C): 1-3.

［6］ Kostera-Pruszczyk A, Opuchlik A, Lugowska A, et al. Juvenile onset acid maltase deficiency presenting as a rigid spine syndrome. Neuromuscul Disord, 2006, 16(4): 282-285.

［7］ Chien YH, Hwu WL, and Lee NC. Pompe disease: early diagnosis and early treatment make a difference. Pediatr Neonatol, 2013, 54(4): 219-227.

［8］ Panosyan FB, Fitzpatrick M F, and Bolton CF. Late onset Pompe disease mimicking rigid spine syndrome. Can J Neurol Sci, 2014, 41(2): 286-289.

［9］ Bertoldo F, et al. Prevalence of asymptomatic vertebral fractures in late-onset Pompe disease. J Clin Endocrinol Metab, 2015, 100(2): 401-406.

［10］ Taisne N, et al. Bent spine syndrome as the initial symptom of late-onset Pompe disease. Muscle Nerve, 201756(1): 167-170.

［11］ van den Berg L E, Zandbergen A A, van Capelle C I, et al. Low bone mass in Pompe disease: muscular strength as a predictor of bone mineral density. Bone, 2010, 47(3): 643-649.

［12］ Laforet P, Doppler V, Caillaud C, et al. Rigid spine syndrome revealing late-onset Pompe disease. Neuromuscul Disord, 2010, 20(2): 128-130.

［13］ Mundy HR, Williams JE, Lee P. J, et al. Reduction in bone mineral density in glycogenosis type Ⅲ may be due to a mixed muscle and bone deficit. J Inherit

Metab Dis, 2008, 31(3): 418423.

[14] Rake J P, Visser G, Huismans D, et al. Bone mineral density in children, adolescents and adults with glycogen storage disease type Ia: a cross-sectional and longitudinal study. J Inherit Metab Dis, 2003, 26(4): 371-84.

[15] Malfatti E, Barnerias C, Hedberg-Oldfors C, et al. A novel neuromuscular form of glycogen storage disease type IV with arthrogryposis, spinal stiffness and rare polyglucosan bodies in muscle. Neuromuscul Disord, 2016, 26(10): 681-687.

第五节
Gilbert 综合征

一 概述

Gilbert 综合征（Gilbert syndrome，GS）又称遗传性高间接胆红素血症，而无其他明显的肝脏疾病或溶血性疾病等，是一类良性遗传性疾病，由 Gilbert 和 Leeboullet 在 1901 年首先报告。尿苷二磷酸葡萄糖醛酸转移酶（UGT1A1）基因发生突变是 Gilbert 综合征的主要发生机制，由于其编码的 UGT1A1 酶活性降低，导致间接胆红素在肝细胞内的葡萄糖醛酸化反应过程受到影响，从而引起血清胆红素水平升高。

二 流行病学

Gilbert 综合征是一种遗传性高间接胆红素血症，近年来由于对 Gilbert 综合征认识的深入，Gilbert 综合征的患病率较前增加，据报道，在不同人群中，Gilbert 综合征的患病率为 4%～16%，国外报道总人群中 Gilbert 综合征的患病率为 3%～10%。Gilbert 综合征多见于青年男性，20～30 岁者多见，男女之比为（2～7）:1，可能是因为男性每日胆红素生成水平相对较高。由于内源性类固醇激素被抑制，很多患者在青春期或成人期才被诊断。患者通常在青春期起病，此时性激素浓度的改变影响了胆红素代谢，导致血浆胆红素浓度升高。因此，该病极少诊断于青春期之前。

三 发病机制

肝脏对胆红素的代谢由 4 个不同却相互联系的阶段组成：① 从循环中摄取；② 细胞内存储；③ 与葡萄糖醛酸结合；④ 胆道排泄。正常情况下，约 96% 的血浆胆红素是非结合胆红素。胆红素代谢中任何阶段的异常都可导致高胆红素血症。大多数导致胆红素生成过多的疾病都会引起溶血。血红蛋白的分解可导致胆红素生成。为了在胆汁中排泄，需使胆红素溶于水，这一过程是通过将胆红素与葡萄糖醛酸相结合来实现的。在胆红素生成过多的情况下，超出了肝脏对胆红素进行结合的能力，从而导致非结合胆红素血症。

Gilbert综合征是编码尿苷二磷酸葡萄糖醛酸酯（uridine diphosphoglucuronate, UDP）-葡萄糖醛酸基转移酶（glucuronosyltransferase, UGT）1A1的基因的启动子缺陷所致，该酶负责胆红素与葡萄糖醛酸的结合。

1. **胆红素葡萄糖醛酸化受损**　UDP-UGT是一个介导多种内源性和外源性化合物葡萄糖醛酸化过程的酶家族。胆红素-UGT（UGT1A1）将胆红素与葡萄糖醛酸相结合，使胆红素转换为容易经胆汁排泄的水溶性形式。Gilbert综合征患者存在*UGT1A1*基因突变，该基因编码胆红素-UGT。专门的检测可发现一些肝功能异常，包括：① 肝脏胆红素-UGT活性下降，大约为正常值的30%；② 单结合胆色素比例增加14%~34%。

2. **胆红素生成增加**　Gilbert综合征患者的黄疸发作可由导致胆红素生成增加的状况触发，如禁食、溶血、体力活动、应激、月经等。每日总热量摄入降至400 kCal会导致血浆胆红素浓度在48小时内升高至2~3倍。在接受无脂类正常热量饮食的Gilbert综合征患者中，也会出现相似的胆红素升高。患者重新开始正常饮食后，胆红素浓度可在12~24小时内恢复。

禁食期间高胆红素血症很可能是由多种因素引起的。研究者已假设有几个因素促进了这种情况的发生，包括：因脂肪细胞内含有的胆红素被释放导致的胆红素负荷增加，因UDP-葡萄糖醛酸消耗所致的结合胆红素减少，以及经肠肝循环的胆红素循环增加。间发性发热性疾病、体力活动以及应激引起高胆红素血症的机制很可能与禁食类似。

3. **基因缺陷**　Gilbert综合征发病机制是尿苷二磷酸葡萄糖醛酸转移酶（UGT）的相关基因发生突变，导致酶活性降低，影响肝脏对胆红素的代谢，进而胆红素水平有所升高。*UGT*基因家族可编码多种同工酶，这些酶在生物体内的物质转化过程中占有重要作用，其中包括了参与酚和胆红素的代谢的UGT1家族。*UGT1*基因位于染色体2q37，包括启动子区和编码区。启动子区位于编码区的上游，包括TATA盒序列。编码区由独特的第1外显子和共用的4个外显子组成，UGT1催化底物的特异性主要由第1外显子决定，第2~5共同外显子是不同类型的同工酶与葡萄糖醛酸的结合位点，每种独特的第1外显子分别与4个共用外显子连接，转录翻译成各种不同功能的UGT1同工酶。UGT1A1酶是催化胆红素葡萄糖醛酸化的关键酶，Gilbert综合征患者由于编码UGT1A1酶的基因发生突变，UGT活性下降为正常人的30%，导致间接胆红素与葡萄糖醛酸结合转化过程发生障碍，引起血清间接胆红素的升高。多项研究认为，Gilbert综合征的遗传方式是常染色体显性或隐性遗传，具体还有待进一步研究。

*UGT1A*基因位点的特征使人们可以理解导致Gilbert综合征的分子缺陷。导致Gilbert综合征的基因突变位于*UGT1A1*基因第1外显子上游的启动子区。启动子内正常的TATAA元件序列是A（TA）6TAA。高加索人和黑人Gilbert综合征患者的TATAA序列［即A（TA）7TAA］更长，使得胆红素-UGT生成减少。这种变异体称为UGT1A1*28。

在美国、欧洲、中东国家和南亚国家进行的研究中，所有Gilbert综合征患者均有较长的TATAA元件序列。然而，Gilbert表型的表达也可能与其他因素相关，因为并不是所有纯合性变异启动子患者都出现了高胆红素血症。此外，在日本人群中发现，*UGT1A1*编码区内的其他基因突变也可引起Gilbert表型。

因为Gilbert型启动子的发生率高，部分引起Crigler-Najjar综合征的结构性突变杂合子携带者的正常等位基因上还携带了Gilbert型TATAA元件。此类联合缺陷可导致重度高胆红素血症，偶尔会引发核黄疸。这也解释了为什么Crigler-Najjar综合征患者的家庭成员中经常发现中度水平高胆红素血症。

四 临床特点

Gilbert综合征患者临床大多表现为轻度的黄疸，部分可呈波动性，一般状况良好，部分患者可出现其他一些非特异性症状如乏力纳差、恶心呕吐、瘙痒、腹部不适和脂肪不耐受，其症状的程度与黄疸深度无关。脱水、饥饿、感染、劳累、应激等诱因可致Gilbert综合征患者的黄疸症状发生或加重，患者常因体检发现胆红素水平升高或意外发现黄染症状而就诊。

Gilbert综合征的肝功能检查特点为血清胆红素水平不同程度的升高，多在34~85.5 umol/L，以间接胆红素升高为主，余肝功能指标无明显异常，尿胆红素阴性，溶血性黄疸指标、病毒性肝炎标志物等其他特异性肝病检查多无异常，相关腹部影像学检查无其他肝胆疾病的异常表现，少数患者可有脾肿大，但脾肿大具体原因不清楚，国外也有报道 GS 患者因脾功能亢进而进行脾切除者。

五　诊断

Gilbert综合征的诊断为排他性诊断，临床中主要根据病史、临床表现、实验室检查等排除了溶血性黄疸、病毒性肝炎等其他相关疾病后，可初步诊断为Gilbert综合征。对于初步诊断为Gilbert综合征的患者，还可进行低热卡试验、苯巴比妥试验等来辅助诊断，肝脏穿刺活组织病理学检查可鉴别并排除其他明显肝脏疾病，从组织病理学上来说，除了小叶中央区内的脂褐素非特异性累积外，肝脏是正常的，电子显微镜可能会发现轻微的异常。

检测Gilbert综合征相关 *UGT1A1* 基因突变位点可确诊Gilbert综合征，对临床有重要价值。在某些情况下，Gilbert综合征患者血浆胆红素浓度下降。这些情况包括使用皮质类固醇，该类药可增加肝脏对胆红素的摄取；或应用肝酶诱导剂（如苯巴比妥或氯贝丁酯），这些药物可以在1~2周内使血浆胆红素浓度恢复正常。

应用红细胞寿命的敏感性测量方法发现，多达40%的Gilbert综合征患者存在不伴贫血的轻度溶血。溶血导致胆红素生成增加，从而加重黄疸，并驱使Gilbert综合征患者寻求医疗救治。

实际工作中，Gilbert综合征可能合并有其他引起黄疸的疾病如病毒性肝炎等，使得疾病情况更加复杂，若遇到以间接胆红素升高为主的反复黄疸患者，临床医生应考虑到有无Gilbert综合征的可能，结合多种检查方法如临床试验、肝活检、基因突变位点检测等来确诊。

具有以下特征的患者可做出推定诊断：① 反复检查发现非结合胆红素血症；② 全细胞计数、血涂片和网织红细胞计数正常；③ 血浆氨基转移酶和碱性磷酸酶浓度正常。对于在之后12～18个月期间实验室检查（血浆胆红素升高除外）持续正常的患者，可确诊Gilbert综合征。

在摄入400 kCal热量的低脂膳食后观察到血浆胆红素浓度升高可支持该诊断。另一项激发试验是静脉给予烟酸，患者在3小时内出现高胆红素血症（可能因为脾内胆红素生成增加以及肝脏摄取胆红素增加）。然而，在临床实践中，很少需要这些激发试验。

六 治疗

Gilbert综合征的预后较好，无需特殊治疗，注意避免相关诱因如饥饿、劳累、受凉等，必要时可使用苯巴比妥缓解黄疸症状。临床工作中准确诊断Gilbert综合征，避免不必要的检查及治疗，解除患者及家属经济及心理上的负担，认识到其并不是一种严重疾病，提高生活质量是非常重要的。Gilbert基因型与新生儿黄疸的严重程度增加及持续时间延长相关。一些研究已表明，血清胆红素水平轻度升高可能是有益的，因为胆红素具有抗氧化作用。Gilbert综合征患者的动脉粥样硬化性心脏病、子宫内膜癌和霍奇金淋巴瘤的发病率较低且癌症相关的总体死亡率也较低。然而，雌激素与诱变剂的葡萄糖醛酸化减少可能会导致结直肠癌与乳腺癌的风险增加。

Gilbert综合征患者尚无骨骼系统受累的报道。这类患者的脊柱侧凸，可能是两种病同时存在于同一人。在治疗脊柱侧凸方面无特殊性。与通常成人脊柱侧凸选择融合的范围和方法基本一致。

七 小结

Gilbert综合征是最常见的遗传性胆红素葡萄糖醛酸化疾病，本病以非结合胆红素血症导致的黄疸反复发作为特征。Gilbert综合征由编码尿苷二磷酸葡萄糖醛酸酯（UDP）–葡萄糖醛酸基转移酶（UGT）1A1的基因的启动子缺陷导致，该酶负责将胆红素与葡萄糖醛酸结合。除了黄疸间歇性发作外，大多数Gilbert综合征患者没有症状，且体格检查结果正常。实验室检测可发现非结合胆红素血症，总胆红素水平通常低于3 mg/dl，但在胆红素生成增加的情况下可能高于此值。对于反复检查发现非结合胆红素血症，同时全血细胞计数、血涂片、网织红细胞计数、血浆氨基转移酶浓度及碱性磷酸酶浓度均正常的患者，可推定诊断为Gilbert综合征。对于在接下来的12~18个月期间实验室检查（除了血浆胆红素升高）仍然正常的患者，可以确诊为Gilbert综合征。Gilbert综合征患者无需特异性治疗。治疗这些患者最重要的方面是诊断出本病并认识到其为良性疾病，还应讨论其遗传模式以避免患者的家庭成员进行不必要的检查。

【典型病例】

北京协和医院脊柱外科于2012年12月接收1例Gilbert综合征患者。

临床资料

患者，女，30岁，因腰背部不平多年入院。

术前实验室检查

Alb 29 g/L（35～55 g/L），TBil 55.9 mmol/L（5.1 mmol/L）（↑），DBil 4.4 mmol/L（5.1 mmol/L）。

全脊柱正侧位片

T_4～T_{11}节段Cobb角86°，T_1～L_5节段Cobb角48°（图2-5-1）。

既往史

高胆红素血症2年，肝穿刺活检示：考虑诊断为Gilbert综合征。

治疗方式

行后路矫形内固定植骨融合术（T_2～L_1），手术时长3小时30分钟，术后TBil轻微升高至75.9 mmol/L（↑），术后全脊柱正侧位片示T_4～T_{11}节段Cobb角32°，T_1～L_5节段Cobb角22°（图2-5-2）。术后1年随访，内固定位置良好，矫形效果满意（图2-5-3）。

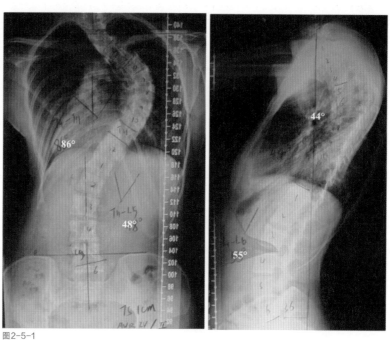

图2-5-1
术前全脊柱正侧位X线片

图2-5-1

图2-5-2
术后全脊柱正侧位X
线片

图2-5-3
术后1年随访全脊柱正
侧位X线片

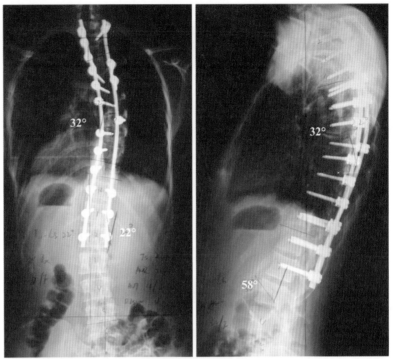

图2-5-2

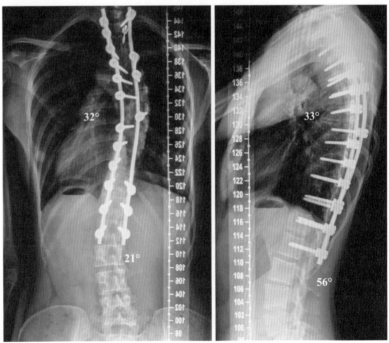

图2-5-3

（李　政　沈建雄）

【参考文献】

［1］Fretzayas A, Moustaki M, Liapi O, et al. Gilbert syndrome. Eur J Pediatr, 2012, 171: 11-15.

［2］Manandhar SR, Gurubacharya RL, Baral MR, et al. A case report of Gilbert syndrome. Kathmandu Univ Med J (KUMJ), 2003, 1: 187-189.

［3］Lee HJ, Moon HS, Lee ES, et al. A case of concomitant Gilbert's syndrome and hereditary spherocytosis. Korean J Hepatol, 2010, 16: 321-324.

［4］Nishi H, Sakaguchi T, Miyagawa S, et al. Cardiac surgery in patients with Gilbert's syndrome. J Cardiac Surg, 2012, 27: 60-61.

［5］Maruo Y, Sato H, Yamano T, et al. Gilbert syndrome caused by a homozygous missense mutation (Tyr486Asp) of bilirubin UDP- glucuronosyltransferase gene. J Pediatr, 1998, 132: 1045-1047.

［6］Powell AJ, Hansen LK. Gilbert's syndrome in a patient with predominantly negative symptoms of schizophrenia. Int J Psychiatry ClinPract, 2007, 11: 239-241.

［7］Kocer U, Uysal A, Sungur N, et al. Familial neurofibromatosis-1 and Gilbert syndrome. Dermatol Surg, 2003, 29: 759-765.

［8］Radlovic N, Ristic D, Brdar R, et al. Association of hereditary elliptocytosis and Gilbert's syndrome as the cause of biliary calculosis: case report. SrpArhCelokLek, 2011, 139: 386-389.

［9］Mohan M, P LS, Reddy PV. Pregnancy with gilbert syndrome—a case report. J ClinDiagn Res, 2014, 8: OD01-OD02.

［10］Curcio G, Sciveres M, Di Pisa M, et al. Refractory obstructive jaundice in a child affected with thalassodrepanocytosis: a new endoscopic approach. BMC Gastroenterol, 2010, 10:117.

［11］Li Z, Yu X, Shen J, et al. Congential scoliosis in Wilson's disease: case report and review of the literature. BMC Surg, 2014, 14:71.

［12］Kim WR, Poterucha JJ, Wiesner RH, et al. The relative role of the Child-Pugh classification and the Mayo natural history model in the assessment of survival in patients with primary sclerosingcholangi-tis. Hepatology, 1999, 29: 1643-1648.

［13］Li Z, Yu X, Shen J, et al. Scoliosis in Herlyn-Werner-Wunderlich syndrome: a case report and literature review. Medicine, 2014, 93: e185.

［14］Li Z, Shen J, Liang J. Thoracolumbar scoliosis in a patient with proteus syndrome: a case report and literature review. Medicine, 2015, 94: e360.

［15］Li Z, Shen J, Liang J. Scoliosis in mitochondrial myopathy: case report and review of the literature. Medicine, 2015, 94: e513.

第六节
Wilson病

一　定义

肝豆状核变性（hepatolenticular degeneration，HLD）又称Wilson病（Wilson disease，WD），是一种常染色体隐性遗传铜代谢障碍性疾病，因英国神经病学家 Samuel Alexander Kinnier Wilson 于1912年首次对其进行详细描述而得名，由于铜在肝、脑、肾、角膜等组织中沉积引起相应器官功能障碍，Wilson病患者以肝硬化、神经/精神症状、角膜K-F环等为主要临床表现，严重者可危及生命。

二　流行病学

Wilson病在世界范围内不同人群的发病率约1/10万~ 3.3/10万。患者同胞患病风险为1/4，人群中杂合子或病变基因携带者频率为1/200 ~ 1/100，阳性家族史达25% ~ 50%。患病率约为1/3万活婴，杂合子频率约1%。绝大多数限于一代同胞发病或隔代遗传，连续两代发病罕见。Wilson病在多数欧美国家罕见，某些国家和地区，如意大利南部撒丁岛及西西里岛、以色列及东欧犹太人和罗马尼亚发病率较高，日本发病率高达1/2万。

先天性脊柱侧凸和Wilson病之间潜在的关联尚不明确，北京协和医院评估了于1991年2月至2012年2月的Wilson病患者的脊柱畸形情况。发现Wilson病患者患先天脊柱侧凸的发病率达5.21%（11/211），显著高于一般人群。以往的研究表明，脊柱侧凸患者的头发铜浓度显著高于对照组。

三　病理学

病理学发现Wilson病最早的病变出现在肝脏，这是铜最初蓄积的部位。在早期，可能会存在肝细胞脂肪变性（通常伴有糖原化细胞核）及汇管区纤维化。随着疾病的进展，会出现明确的肝细胞坏死，这种组织学病变可能类似于自身免疫性慢性肝炎，可出现汇管区炎症及纤维化、碎屑样坏死伴汇管区周围肝细胞的明显水肿和坏死，最终发展为肝硬化。汇管区周围区域可能会观察到与Mallory小体相似的肝内包涵体。在Wilson病所致急性肝衰竭中，凋亡性损伤可能占主导。晚期肝纤维化的基础上通常存在严重的肝细胞缺失。

铜的组织化学染色显示肝脏、肾小管细胞及脑组织内的铜沉积增加。铜最初在肝内的沉积呈胞质内弥散性分布，在标准组织化学染色片中可能难以发现；但随着时间的推移，铜和铜结合蛋白的浓度增加，会变得更易被发现，尤其在溶酶体内。若存在肝硬化，因为成熟组织和快速再生结节中的铜浓度不同，铜的组织化学染色会不均匀。电子显微镜下，疾病早期即可观察到线粒体的显著超微结构改变，表现为线粒体嵴扩张。随后，超微结构分析会显示出致密的铜-金属硫蛋白溶酶体沉积物。

脑组织通常表观正常，但在疾病进展期可出现脑萎缩伴脑室体积增大。壳和尾状核可能呈棕色且缩小。在一些疾病晚期患者中，壳和额叶内可能会形成空洞和囊腔，还有大脑皮质和皮质下白质（尤其是额叶）的海绵状变性。脑部受累区域的组织学检查显示出神经元缺失、含色素和脂质的巨噬细胞，以及胶质细胞增生。一个区别性特征是苍白球内存在Opalski细胞。

四　病理生理

*ATP7B*基因主要在肝脏中表达，介导将铜从胞浆转运至高尔基体和将过量的铜从肝脏通过胆汁排泄这两项功能。铜作为有机体的重要微量元素，是参与排除毒素、线粒体呼吸、神经递质合成和铁吸收等一系列生理过程的重要酶的组成成分。*ATP7B*基因表达或功能缺失可使肝脏无法将铜转运至胆汁，致使铜在肝脏、神经系统、肾脏等器官内蓄积，比正常人高10～20倍，并导致一系列临床病理变化。先天性脊柱侧凸发病机制包括遗传变异和孕期铜过量蓄积。

虽然肝豆状核变性患者的临床表型已很明确，但是铜蓄积致组织损伤的潜在病理发病机制还不清楚。有学者认为，铜超载所致氧化损伤参与肝豆状核变性病理机制氧化还原后生成活性氧（ROS），导致脂质、蛋白和DNA损伤。高铜情况下细胞通过激活压力反应基因负反馈调节，起到修复细胞内损伤或排铜作用。蛋白PKC和促分裂原活化蛋白激酶（MAPK）的转录激活，也可能是通过NF-κB信号传导通路介导。也有学者认为铜还可以直接与蛋白质巯基和氨基结合，导致结构和功能的改变。还有学者认为，铜直接结合DNA形成复合物导致核浓缩。

Wilson病为目前少数可以治疗的神经遗传病之一，患者如果能在发病早期或症状前期即被确诊并得到及时治疗，大多预后良好，反之病情逐渐加重甚至危及生命。虽然典型的Wilson病患者根据特征性临床表现及实验室铜代谢检查等不难诊断，但许多患者早期症状复杂多样，极易被误诊为其他疾病，铜代谢检查又存在假阴性或假阳性结果。

五 遗传学

*ATP7B*基因位于13q14.3，基因全长78821 bp，含21个外显子和20个内含子，cDNA编码一种P型铜转运三磷酸腺苷酶。*ATP7B*基因14号外显子第1069位密码子的His1069Gln突变是国外典型的热点突变，占欧美等国家Wilson病患者所有基因突变的28.8%～68.3%。8号外显子Ar9778Leu突变是中国人群的高频突变点，其突变频率为11.4%～60%，为国内Wilson病患者基因第一突变热点。肝豆状核变性基因突变及基因型–表型相关性研究取得了长足进步，基因突变研究为基因诊断提供了理论基础，从而可在全世界各个地方建立快速基因检测平台，筛查症状前患者及可疑患者，进而提高临床诊断率，使患者得到早期治疗，延长寿命。突变与临床表现相关性研究有助于根据突变基因型预测临床预后，有助于分子水平基因治疗的开展。

六 临床表现

（一）神经精神症状

1. 震颤 早期常限于上肢，渐延及全身。多表现为快速、节律性，粗大似扑翼样的姿位性震颤，可并有运动时加重的意向性震颤。

2. **发音障碍与吞咽困难** 多见于儿童期发病的患儿。说话缓慢似吟诗，或音调平坦似念经，或言语断辍似呐吃；也可含糊不清、暴发性或震颤性语言。吞咽困难多发生于晚期患者。

3. **肌张力改变** 大多数患者肌张力呈齿轮样、铅管样增高，往往引致动作迟缓、面部表情减少、写字困难、步行障碍等。少数舞蹈型患者伴肌张力减退。

4. **癫痫发作** 较少见。

5. **精神症状** 早期患者智能多无明显变化，但急性起病的儿童较早发生智力减退；大多数患者具有性格改变，如自制力减退、情绪不稳、易激动等；重症可出现抑郁、狂躁、幻觉、妄想、冲动等，可引起伤人自伤行为。

（二）肝脏症状

以肝脏症状为首发症状有：

1. **通常5～10岁发病** 由于肝脏内铜离子沉积超饱和，引起急性肝衰竭，即腹型肝豆状核变性。临床表现为，全身倦怠、嗜睡、食欲不振、恶心呕吐、腹部膨胀及高度黄疸，病情迅速恶化，多于1周至1个月左右死亡。青少年患者可表现缓慢进行性脾脏肿大，并引致贫血、白细胞和（或）血小板减少等脾功能亢进征象，一般在脾切除和（或）门脉分流术后不久，出现神经症状并迅速恶化，常于短期内死亡；少数患者因食管静脉破裂致上消化道出血而迅速促发神经症状。

2. **肝脏症状发生于其他症状后** ①先出现神经症状，长期误诊或不规则驱铜治疗，神经症状迁延至晚期，逐渐发生黄疸、腹水乃至肝昏迷；②以神经症状获得正确诊断，体检时才发现轻度肝脾肿大和（或）肝功能异常；③角膜色素环（K-F环）：肉眼或裂隙灯在角膜后弹力层周边部可见棕色、灰色环。

（三）骨科临床表现

Wilson病骨骼异常表现包括骨软化症、自发性骨折、骨性关节炎、骨软骨炎、软骨钙化和软骨下囊肿形成，先天性脊柱畸形也有报道。临床以佝偻病样骨骼改变和肌病样表现为特征，而脑症状和肝症状较少、较轻，常以骨关节疼痛、四肢近端为主的肌无力、肌萎缩等骨-肌症状为首发症状，早期较少合并神经症状与肝脏症状；病程进展缓慢，入院时平均病程5年，如不进行有效排铜治疗，则随病程进展亦可出现肌僵直、语言不清等锥体外系症状。脊髓型或脑脊髓型极少见，脊髓型临床特征为：① 多见于10～20岁男性患者；② 对称性痉挛性截瘫为主要表现。如伴有意识不清、言语错乱和震颤等脑症状，称脑脊髓型。骨-肌型患者大多于17～18岁左右发病，明显骨关节症状及四肢近端肌无力、肌萎缩，神经症状和肝脏症状较轻或缺如，其病情发展缓慢，预后较良好。

七 临床诊断

肝豆状核变性诊断标准：

1. 家族遗传史父母是近亲婚配、同胞有Wilson病患者或死于原因不明的肝病患者。

2. 缓慢进行性震颤、肌僵直、构语障碍等锥体外系症状、体征和（或）肝症状

3. 肉眼或裂隙灯证实有K-F环

4. 血清铜蓝蛋白<200 mg/L或铜氧化酶<0.2 OD

5. 尿铜>1.6 μmol/24 h

6. 肝铜>250 μg/g（干重）

诊断：① 凡完全具备上述1～3项或2及4项者，可确诊为临床显性型；② 仅具有上述3～5项或3～4项者属无症状型Wilson病；③ 仅有1、2项或1、3项者，应怀疑本病。

病程分四期：I期：铜在肝细胞质原始聚积直至达饱和状态，临床上无症状；II期：铜从胞质转入溶酶体，部分释放入血。60%患者铜的再分布是逐渐发生，临床表现不明显，但是，如此过程进展快，血铜突然升高可致溶血，肝内快速再分布可致肝坏死或慢性活动性肝炎，可能发生肝功能衰竭；III期：肝外组织铜贮积，出现肝硬化、神经、角膜和肾损害，临床有相应表现，可出现溶血，可死于肝功能衰竭，也可以再度缓解为无症状；本期表现多样，如肝硬化进展慢、肝外铜贮积慢，患者可多年无症状，但进展快则临床经过凶险；

Ⅳ期：即络合物长期治疗后的缓解期。

八　辅助检查

1. 骨关节X线检查

患者双腕关节最常受损，表现骨质疏松、骨关节炎、骨软化、关节周围或关节内钙化、自发性骨折和脊椎骨软骨炎等。

2. 神经影像学检查

CT异常率约85%，CT显示双侧豆状核对称性低密度区有诊断价值，常见侧脑室和第3脑室轻度扩大、大脑和小脑沟回变宽、脑干萎缩，红核及齿状核低密度。治疗后影像学无改变。MRI可见双侧豆状核对称性受累，T_2W呈同心板层型增强，黑质致密带、大脑导水管周围灰质及大脑脚高信号，丘脑较少受累。

3. 脑电图检查

EEG改变多与病变严重程度一致，青霉胺及二巯基丙醇治疗后EEG可改善。

4. 诱发电位检查

可证实本病感觉系统亚临床损害，脑干听觉诱发电位（BAEP）异常率最高，各波潜伏期和波峰间期延长；视觉诱发电位（VEP）表现N1、N2、P1波PL延长；体感诱发电位（SEP）也有改变。

5. 正电子发射断层扫描（PET）

患者PET可显示脑局部葡萄糖代谢率（rCMRG）降低，豆状核明显。rCMRG改变可早于CT改变，对该病早期诊断有价值。

6. 基因诊断

基因诊断对症状前诊断及杂合子检出具有优越性。具体方法包括：① 限制性片段长度多态性（RFLP）连锁分析；② 微卫星标记分析；③ 半巢式PCR-酶切分析；④ MspI酶切法；⑤ 荧光PCR法。

九　治疗

（一）药物治疗

Wilson病患者需进行终生治疗，主要目标为治疗铜过载，治疗应包括两个阶段：清除组织中已经沉积的铜或对其解毒，以及防止铜的再积聚。通过使用强效螯合剂来达到清除铜的目的。主要使用的螯合剂为青霉胺。然而，约30%的患者因副作用而不能耐受长期青霉胺治疗，并且对于有神经系统症状患者，该药可能不是首选治疗。曲恩汀传统上用作不能耐受青霉胺患者的二线药物，但也可作为初始治疗选择，其副作用发生率较低可作为优选治疗。

（二）膳食推荐

在治疗初始阶段，患者应避免食用富含铜的食物，特别是贝类、坚果、巧克力、蘑菇和内脏。一旦治疗持续进行且患者情况良好，可适量摄入铜。仅采取饮食限制并不足以治疗 Wilson 病。比较明智的做法是，检测天然饮用水的铜含量，或使用合适的过滤器除去微量元素。

（三）脊柱侧凸手术

Wilson 病的脊柱侧凸尚无具体的指导建议，但医生必须注意进展性肝硬化的内科情况，及术前 Wilson 病患者可能进展的异常神经功能。如果侧凸在支具等保守治疗后仍不能控制其发展，影像学显示椎体发育不良，呈"鸟嘴样"改变，同时有明显前后滑移，甚至关节突关节半脱位表现时，应考虑手术治疗，以防止后凸加重，产生神经症状。手术方式可应用后路融合手术，根据后凸大小及僵硬程度，选择不同的截骨如 S-P 或 PSO 截骨。

【典型病例】

北京协和医院脊柱外科收治1例该病患者，诊断为Wilson病、脊柱侧凸畸形。

临床资料

患者，女，7岁。

实验室检查

AST 103 U/L（↑）（5~40 U/L），ALT 68 U/L（↑）（5~40 U/L），乙肝抗体（-），K-F环（-），INR1.1，血清铜蓝蛋白300 mg /L（↓），24小时尿铜定量752 μg（↑），血清铜氧化酶0.03 OD（↓），*ATP7B*基因突变，符合Wilson病诊断。

既往史

两年前髋关节X线检查显示双侧股骨头发育不良（图2-6-1）。

全脊柱X线及CT检查

T_{11}椎体发育不良，胸腰段后凸36°，行支具治疗后，随访3个月，复查X线示：胸腰段后凸44°，9个月后再复查X线示：胸腰段后凸52°，后凸逐渐加重（图2-6-2）。全脊柱CT示T_{11}椎体发育不良，矢状位有半脱位表现（图2-6-3）。

治疗

患者在诊断Wilson病后，在儿科进行了膳食指导治疗，其脊柱侧凸在9个月的支具治疗后，仍有明显加重，且矢状面有半脱位表现，遂决定行手术治疗。患者在全麻下行后路脊柱内固定植骨融合术（T_9~L_1），术后恢复平稳，复查X线片示胸腰段后凸12°，后凸明显改善（图2-6-4）。

图2-6-1
双髋关节正位X线片

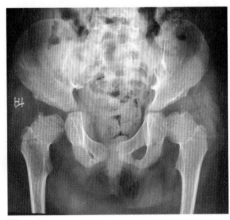
图2-6-1

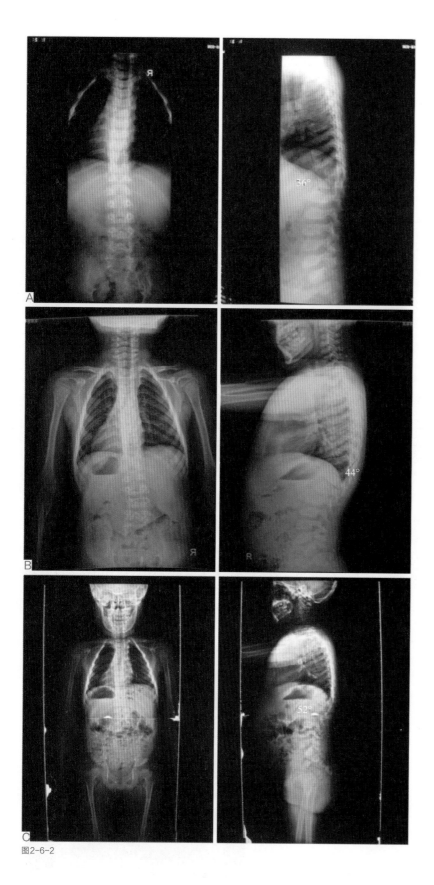

图2-6-2
全脊柱正侧位X线
A. T₁₁椎体发育不良，
胸后凸36°；B. 随访
3个月，胸后凸44°；
C. 随访9个月，胸后
凸52°

图2-6-2

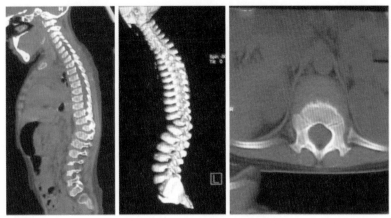

图2-6-3
术前全脊柱CT
椎体前方骨骺发育不良，T₁₁椎体发育差，呈半脱位表现

图2-6-4
术后全脊柱正侧位X线片
A. 术后5天；B. 术后18个月

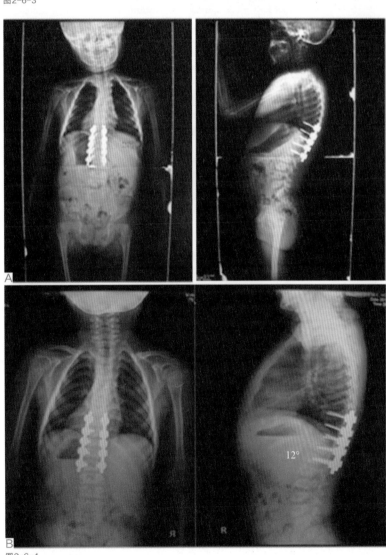

图2-6-4

（陈　崇　沈建雄）

【参考文献】

［1］Roberts EA, SchilskyML. Diagnosis and treatment of Wilson disease: an update. Hepatology, 2008, 47: 2089-2111.

［2］Scheiber IF, Bruha R, Dusek P Pathogenesis of Wilson disease. HandbClinNeurol, 2017, 142: 43-55.

［3］Li Z, Yu X, Shen J, Liang J. Congential scoliosis in Wilson's disease: case report and review of the literature. BMC Surg, 2014, 14:71.

［4］Dastych M, Cienciala J, Krbec M . Changes of selenium, copper, and zinc content in hair and serum of patients with idiopathic scoliosis. J Orthop Res, 2008, 26: 1279-1282.

［5］Medici V, Weiss KH. Genetic and environmental modifiers of Wilson disease. HandbClinNeurol, 2017, 142: 35-41.

［6］Ala A, Walker AP, Ashkan K, et al. Wilson's disease. Lancet, 2007, 369: 397-408.

［7］Gitlin JD. Wilson disease. Gastroenterology, 2003, 125: 1868-1877.

［8］Riordan SM, Williams R . The Wilson's disease gene and phenotypic diversity. J Hepatol. 2001, 34: 165-171.

［9］Chuang LM, Wu HP, Jang MH, et al. High frequency of two mutations in codon 778 in exon 8 of the ATP7B gene in Taiwanese families with Wilson disease. Journal of medical genetics, 1996, 33: 521-523.

［10］Poujois A, Mikol J, Woimant F. Wilson disease: brain pathology. HandbClinNeurol, 2017, 142: 77-89.

［11］Lo C, Bandmann O. Epidemiology and introduction to the clinical presentation of Wilson disease. HandbClinNeurol, 2017, 142: 7-17.

［12］Wiernicka A, Dadalski M, Janczyk W, et al. Early Onset of Wilson Disease: Diagnostic Challenges. J PediatrGastroenterolNutr, 2017, 65: 555-560.

［13］Pfeiffenberger J, Weiss KH, Stremmel W . Wilson disease: symptomatic liver therapy. HandbClinNeurol, 2017, 142: 205-209.

［14］SchilskyML. Wilson Disease: Diagnosis, Treatment, and Follow-up. Clin Liver Dis, 2017, 21: 755-767.

[15] Chaudhry HS, Bhimji SS. (2017) Wilson Disease. In: StatPearls. StatPearls Publishing LLC. , Treasure Island FL.

第七节

Gorham-Stout综合征

一　概述

Gorham-Stout综合征（Gorham-Stout syndrome，GSS），病名繁多，又称侵袭性血管瘤病、大块骨质溶解症（massive osteolysis，MOL）、幻影骨、消失骨、鬼怪骨、急性自发性骨吸收、Gorham综合征等，是一种以大块骨溶解为特征的类肿瘤骨损害。至今，文献报道较少，多为个案，应为罕见疾病，而发生率尚不清楚。此综合征最早于1838年由Jackson报道，1955年Gorham和Stout系统报道了24例患者，故命名为Gorham-Stout综合征。该病为罕见疾病，目前已知病例报道仅300例左右。

二　病因及发病机制

Gorham-Stout综合征起病隐匿，其病因及发病机制目前尚未明。可能与以下两种因素有关。第一，外伤、遗传因素及其他因素引起的破骨细胞分化及调节功能失常，破骨细胞前体和高活性的破骨细胞增加，或者是破骨细胞前体对体内一些因子如降钙素的敏感性增加。第二，骨的淋巴瘤或血管瘤的存在导致骨吸收，不少研究者支持这一观点。近年来，也有很多学者持不同意见者，Ricalde等研究表明，Gorham-Stout综合征与遗传、免疫、代谢、肿瘤等无关。

无论病因有何争论，其病理变化均是骨吸收增加，如骨质疏松症一样，受很多因素影响，较为复杂。Dickson等在Gorham-Stout综合征患者的组织切片超微结构中发现，碱性磷酸酶和酸性磷酸酶可能导致骨的形成与吸收不平衡。酸性磷酸酶生化提示多核成骨细胞、单核巨噬细胞和血管内皮细胞与骨吸收有关。另外，增生的血管致血流速度减慢，局部pH降低和缺氧，水电解质活跃，表明其可能在促进骨吸收过程中起重要作用。

三　主要临床表现

本病好发于5～25岁人群，高龄患者少见，无明显性别差异，无明显遗传倾向。Gorham-Stout综合征的临床表现因受累的部位及范围不同而异。一般无全身症状，表现为局部疼痛、肿胀、畸形和软组织挛缩进行性加重。早期病变局限性于一块骨，常以局部疼痛、肿胀、畸形，运动受限或病理性骨折为首发症状。本病常发生于肩胛骨、颌骨、椎体、骨盆、肋骨，可累及单个或多个骨骼，随病情的进展逐渐扩大至同一部位骨骼全部溶解消失，也有跨关节发展的表现。骨质破坏的范围和淋巴循环异常部位有一定的关系，当淋巴循环系统障碍持续存在时，骨内病变呈进展型发展。若侵犯胸壁或肋骨，常会引起胸导管阻塞继发乳糜胸、血胸而出现贫血、营养不良等全身症状，可能出现活动耐量下降、呼吸困难等症状，一般无明显的发热及咳嗽、咳痰、咯血等呼吸系统症状。

四　影像学检查

（一）X线

常表现为病变骨大量骨质吸收、消失，但无骨质增生硬化，无骨膜反应，无软组织肿物或瘤骨形成。早期在骨密质及其下方的髓腔内可见散在且界限不清的骨小梁吸收区，密度减低呈小孔状的透亮带，逐渐融合增大，伴骨密质吸收及变薄；其后骨小梁吸收区扩大，同时变薄的骨密质向髓腔内塌陷，进而发生骨组织完全溶解消失。

（二）CT

能更早反应出骨密质骨质的细微变化及其下方的骨缺损情况。在显示扁骨骨质溶解、早期发现邻近骨的侵犯与蔓延方面有重要诊断价值。

（三）MRI

T_1和T_2加权像显示病变处正常骨髓信号被异常信号所取代，早期在T_1加权像呈现低信号，T_2加权像呈明显高信号，T_1加权像强化明显则提示病灶内血管丰富。其后病变静止，纤维组织逐渐取代血管组织，T_1和T_2加权像上均呈低信号。

（四）核医学检查

全身核素骨显像主要使用亚甲基二磷酸盐（^{99m}Tc-MDP）和羟亚甲基二磷酸盐（^{99m}Tc-HMDP），通常延迟显像，病损区核素摄入量减低，而病损周围核素摄入量则增高。

五　诊断与鉴别诊断

骨的病理诊断是诊断该病的金标准，早期表现为髓腔内骨小梁减少、缺失，代之以瘤样扩张的新生毛细淋巴管/毛细血管；晚期常由纤维组织所取代，最后骨质完全消失，留下一薄层纤维组织包绕髓腔。

主要需与以下多种疾病相鉴别：① 恶性骨肿瘤：局部可见骨质破坏，软组织明显肿胀，并伴有局部疼痛，X线检查可见呈针状或者放射状的骨膜反应和瘤骨形成。晚期临床可出现多发转移及恶病质。② 血管瘤：病变呈局限性、膨胀性，镜下见弥漫分布的薄壁血管，管腔扩张、充血，部分血管内皮增生。③ 特发性肢端骨质溶解症：主要表现是手足骨进行性骨质吸收，多起始于指（趾）骨远端，无骨膜反应及骨质增生，与本病有相似之处。但该病有家族聚集性，为常染色体显性遗传；并伴指（趾）端软组织肿胀、溃烂、增粗、变短呈"杵状"；骨质溶解远端多呈"平截状"或"杯口状"。④ 骨嗜酸性肉芽肿：好发于青少年及儿童，病变呈穿凿样溶骨性破坏，骨皮质变薄，边缘骨质可硬化，周围可见骨膜反应，并可见肿胀的软组织形成。MRI可见周围骨髓和软组织水肿。实验室检查见嗜酸性粒细胞增多及血沉增快。

六　治疗

该病目前尚无公认有效治疗方法，多数患者接受内科药物治疗、放射治疗或手术治疗。治疗之前首先应确定疾病累及部位及病变程度。内科方面一般建议病变部位早期制动，避免负重，视情况给予支具保护，可采用双磷酸盐及降钙素类药物抑制破骨活动。对病变范围不大的患者，可采用病骨段切除加骨移植或假体置换，可获得好转与甚至治愈。病灶要清除彻底，否则易复发。如病变在下肢，可考虑截肢、安装义肢。放疗有一定疗效，常用于治疗局部骨破坏或合并乳糜性胸腔积液，或因一般情况欠佳或病变弥漫无法耐受手术者。临床转归方面，部分患者表现为自限性疾病，经治疗观察几年后处于稳定状态，但骨质溶解后多无再生能力，导致功能障碍。合并乳糜胸患者预后较差。

【典型病例】

北京协和医院脊柱外科王以朋教授于2003年6月诊治1例以胸段侧后凸畸形为主要临床表现的患者，疑诊Gorham-Stout综合征。

临床资料

患者，男性，13岁，因"发现背部不平7年"入院，查体示四肢肌张力、肌力及感觉正常，生理反射正常引出，左下肢Babinski征（＋），踝阵挛（＋）。查全脊柱正侧位X线示"胸段脊柱侧后凸畸形，$T_5 \sim T_{10}$侧凸Cobb角65°，T_7及T_8椎体高度降低，$T_5 \sim T_{12}$后凸Cobb角57°"（图2-7-1），全脊柱CT示"T_7、T_8椎体压缩呈楔形，以椎体前方为重"（图2-7-2），脊髓造影示"T_8节段椎管狭窄、脊髓受压"（图2-7-3）。

治疗方法及结果

针对患者左下肢病理征及踝阵挛阳性，结合脊髓造影提示T_8节段椎管狭窄、脊髓受压的情况，对患者采取脊柱后路减压（$T_6 \sim T_{11}$）、内固定融合（$T_2 \sim L_2$）术，术后恢复良好，双下肢肌力及感觉正常，术后复查全脊柱X线示"$T_5 \sim T_{10}$侧凸Cobb60°，$T_5 \sim T_{12}$后凸Cobb角45°"（图2-7-4）出院时左下肢Babinski征（－），踝阵挛（＋）。2004年4月，患者返院复查，一般情况良好，全脊柱X线片示内固定位置良好。2004年6月出现双下肢无力，遂再次入院。查体示双下肢肌力Ⅲ级，感觉减退，生理反射未引出，双下肢Babinski征（＋）。复查全脊柱正侧位X线示"$T_5 \sim T_{10}$侧凸Cobb角87°，$T_5 \sim T_{12}$后凸Cobb角72°"（图2-7-5）。考虑再次出现神经症状，

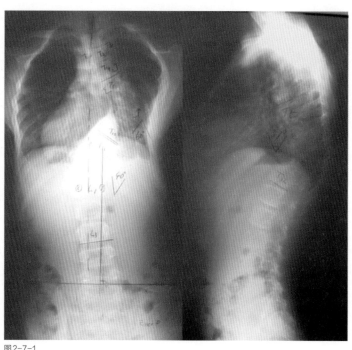

图2-7-1
术前全脊柱正侧位X线

图2-7-1

图2-7-2
术前全脊柱CT

图2-7-3
术 前 X 线 及 CT 脊 髓
造影

图2-7-4
术后全脊柱正侧位X线

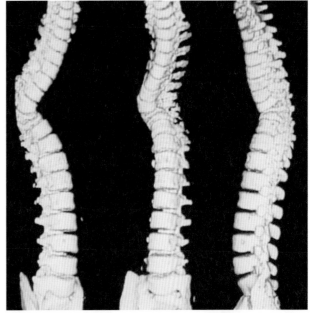
图2-7-2

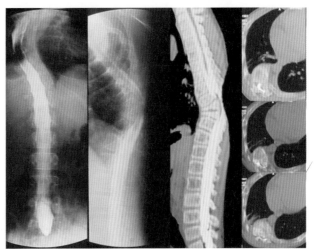
图2-7-3

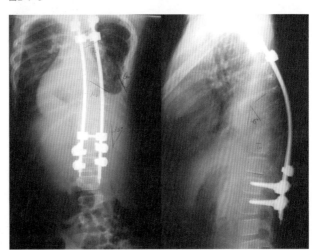
图2-7-4

图2-7-5
术后10个月全脊柱正
侧位X线

行脊髓造影及CT示"胸段脊髓受右侧内固定棒挤压"（图2-7-6）。遂行前路松解融合，后路右侧内固定棒调整术，术后双下肢肌力Ⅲ级。术后出现乳糜胸，请胸外科会诊，经胸腔内注射化学胸膜粘连剂，无改善，予开胸胸导管结扎术，但术后胸腔引流持续，每日引流量由术后早期每日500 ml发展至每日1000～3000 ml。后经控制脂肪饮食至术后45天，引流逐渐减少，术后50天拔出胸腔引流管。术后复查全脊柱正侧位X线示"T_5～T_{10}侧凸Cobb角67°，T_5～T_{12}后凸Cobb角75°（图2-7-7）"。患者恢复良好出院，出院时双下肢肌力Ⅲ级，双下肢Babinski征（＋）。术后失访。

多年后，当我们再次复习此病历时，认为此病例应该属于Gorham-Stout综合征，患者2003年6月初次就诊时T_8、T_9楔形椎可能就是早期骨溶解的表现，在2004年4月脊柱正侧位上可见肋骨及中胸段椎体有明显的骨质疏松，CT横断面更提示椎体骨质溶解（图2-7-3）。此外，患者血钙、磷、甲状旁腺素及骨代谢指标均正常；病变累及胸壁可能导致或使前路手术后更容易出现乳糜胸，这些证据都支持Gorham-Stout综合征的诊断。从这一病例我们认识到，对于这类骨溶解的患者选择手术一定要慎重，当然此患者下肢有脊髓受压引起的神经症状和体征，减压和固定是合理的选择。对于这类乳糜胸的治疗，低脂或无脂营养及胸腔置管引流可能是较好的选择。通过本病例的回顾，使我们对Gorham-Stout综合征有了更深的了解。

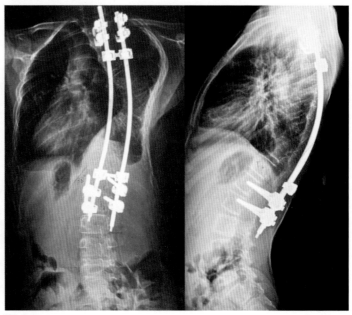

图2-7-5

图2-7-6
术后10个月脊髓造影
下X线及CT脊髓造影

图2-7-7
二次术后全脊柱正侧位
X线

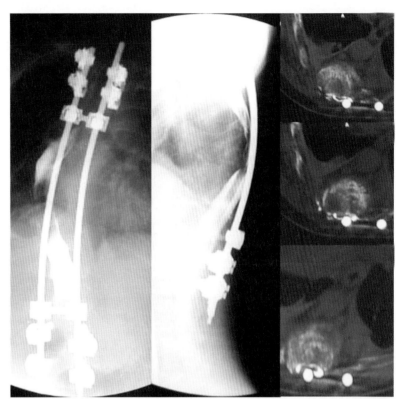

图2-7-6

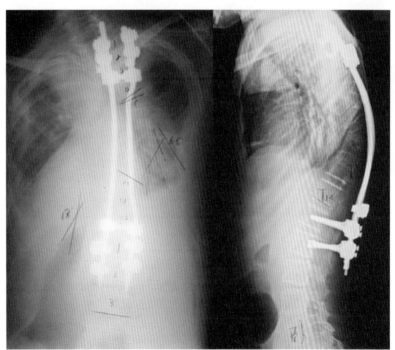

图2-7-7

（林友禧　李　政　沈建雄）

　　　　　　　　　　　　　　　　　　　　　　　　　　　　　　　第二章　代谢及内分泌疾病合并脊柱侧凸

【参考文献】

[1] Gowin W, Rahmanzadeh R. Radiologic diagnosis of massive idiopathic osteolysis (Gorham-Stout syndrome). Rontgenpraxis, 1985, 38(4): 128-134.

[2] Kato H, Ozeki M, Fukao T, et al. MR imaging findings of vertebral involvement in Gorham-Stout disease, generalized lymphatic anomaly, and kaposiform lymphangiomatosis. Jpn J Radiol, 2017, 35(10): 606-612.

[3] Stove J, Reichelt A. Massive osteolysis of the pelvis, femur and sacral bone with a Gorham-Stout syndrome. Arch Orthop Trauma Surg, 1995, 114(4): 207-210.

[4] Amirjamshidi A, Karimi-Yarandi K, Hosseini M, et al. Painful sporadic osteolysis of the parietal bone 'Gorham's disease'. Br J Neurosurg, 2016, 30(6): 687-688.

[5] Florchinger A, Bottger E, Claass-Bottger F, et al. Gorham-Stout syndrome of the spine. Case report and review of the literature. Rofo, 1998, 168(1): 68-76.

[6] Paez CF, Morillo DM, Dorado GA. A rare case of chylothorax. Gorham-Stout syndrome. Arch Bronconeumol, 2017, 53(11): 640.

[7] Ceroni D, De Coulon G, Regusci M, et al. Gorham-Stout disease of costo-vertebral localization: radiographic, scintigraphic, computed tomography, and magnetic resonance imaging findings. Acta Radiol, 2004, 45(4): 464-468.

第三章
神经肌源性脊柱侧凸

第一节
概述

神经肌源性脊柱侧凸，是指神经源性或肌源性方面的疾病导致肌力不平衡，特别是椎旁肌左右不对称所造成的侧凸，部分病例可出现后凸畸形和矢状面失代偿。不同的病因病情可有不同的临床表现。但最基本的发病机制均是由于神经肌肉系统的病变导致脊柱周围的肌肉力量不平衡，不对称的应力作用于脊柱的椎体、两侧的终板，及关节突等附件上，最终导致发育中的椎体、椎间盘、椎体小关节发生改变，并随时间的延长畸形呈进行性加重。其发病越早，畸形会越严重。因此，引起神经肌肉型脊柱侧凸的机制相对较复杂，既有生物力学的原因，也有生物学因素。

常见的原因有脊髓灰质炎后遗症、脑瘫、脊髓空洞症等，也包括一些少见综合征如脊肌萎缩症、肩胛型肌营养不良、Escobar综合征、Segawa病、线粒体肌病、Guillian-Barre综合征等。其所形成脊柱侧凸特点和治疗方面存在一些共同点，但也有所差别，将在本章中结合典型病例进行详细描述。

一 临床表现

神经肌肉型脊柱侧凸通常发病较早，在生长期呈快速发展，而在骨骼成熟后仍继续发展（此点不同于青少年特发性脊柱侧凸）；侧凸累及椎体个数较多，呈长"C"形，并可累及到骶骨，往往合并骨盆倾斜；矢状面上既可以表现为腰前凸过大，也可以胸腰段后凸为主要表现；由于肌肉无力，失去对脊柱的支持保护作用，有时患者可表现为无力去支持或维持脊柱的功能，需双手支撑才能保持坐立平衡，并常伴有背痛。常见症状体征可包括：肌肉无力、麻木、感觉异常、肌肉营养不良、肌痛、肌肉震颤等。

此外由于原发病的影响，绝大多数神经肌肉性脊柱侧凸患者会伴有全身性的肌肉功能障碍，有些患者肌力下降，不能行走，甚至丧失独立生活的能力，有时连最简单的动作（如从床上坐起）都不能独立完成；往往只有依靠支具才能保持躯干的平衡。对轮椅长期依赖使这类患者多伴有营养不良、心肺功能障碍、胃肠道功能障碍、全身状况差，甚至可能存在吞咽或进食困难等。

二 诊断

查体需关注患者的神经系统异常体征、肌肉营养状态、活动耐量及心肺功能等。X线片是评估神经肌肉型脊柱侧凸的主要手段。多数患者在X线片上会表现为冠状面上长的C形弯曲，至少累及6个或6个以上椎体。此外X线片也是评价骨盆倾斜的主要手段，全长侧位片有助于发现曲度变化（如胸腰段后凸或腰后凸以及矢状位失衡等），CT用以除外椎体、肋骨等骨骼系统发育异常，MRI重点了解脊髓和神经系统是否存在异常（如Chiari畸形、脊髓空洞、脊髓栓系综合征等）。通常神经肌肉型病例需辅助肌电图、肌肉活检等帮助确诊。部分少见病例可以通过基因检测获得确诊。

三 治疗

（一）非手术治疗

对神经肌肉型脊柱侧凸的治疗一般需要因人而异。在大部分病例中坐姿的调整和支具治疗对脊柱畸形并没有长期效果。与特发性脊柱侧凸相比，神经肌肉型侧凸患者支具治疗的意义在某种程度上是为了能够稳定脊柱和骨盆，给肌肉无力的患者提供支撑，从而解放上肢使其能够进行日常的生活和工作。对早发性的神经肌肉型脊柱侧凸，石膏、支具的治疗有时对延缓手术有一定的帮助。但是支具却并不能改变侧/后凸的进展，特别是在青春期生长高峰之后。此时必须通过手术的纠正和固定融合来防止侧/后凸的进展。另外加强营养和护理，适当肌肉锻炼对于患者有帮助。

（二）手术治疗

关于手术指征随患者的诊断和病情不同而有所不同，但主要包括脊柱侧凸和后凸畸形呈进行性加重、保守治疗不能缓解的背痛及坐立困难、呼吸功能受影响以及神经功能障碍等。

神经肌肉型脊柱侧凸不同于特发性脊柱侧凸，患者手术年龄往往更小，而需要融合的节段往往更长。此类患者大多伴有不同程度的肌肉功能障碍，全身状况较差，因此治疗上对患者进行全身情况的评估尤其重要，尤其是加强麻醉和围手术期管理以减少并发症发生。通过现代脊柱内固定器械，绝大部分患者术后可无须穿戴支具。有时可改善独立坐姿甚至行走的能力，以改善生活质量。后路手术是目前国际上公认的治疗神经肌肉型脊柱侧凸最常用、最有效的方法，当然必要时还可以结合前路松解、融合。部分病例甚至需要考虑固定至骶骨、骨盆以获得更为强大的支撑和矫形效果。内固定失败、侧凸进展等在该类患者中发生率也较高，手术前需特别向患者及家属交代清楚，以更好地了解这类疾病的特点，共同帮助患者。此外，对于神经肌肉型脊柱侧凸或后凸患者，需警惕恶性高热的可能，术前术者应该和麻醉医师进行密切的沟通，以全静脉麻醉，避免用去极化肌松药（如琥珀酸胆碱等），可预防恶性高热的发生。

（陈 峰）

第二节

脊肌萎缩症

一 概述

脊肌萎缩症（spinal muscular atrophy，SMA）是因脊髓（下运动神经元）和脑干核中的前角细胞的进行性退化和减少而引起的肌肉无力和萎缩。肌无力的发生从出生到青少年或青年时期均可能出现，其临床特点为双侧对称，近端较远端严重，并且进行性加重。脊柱侧凸为其常见并发症，其他并发症包括：体重增长缓慢及生长障碍、限制性肺部疾病、关节挛缩以及睡眠困难等。

二 病因

脊肌萎缩症源于5号染色体长臂的运动神经元存活（survival of motor neuron，SMN）基因的纯合子缺失或突变（图3-2-1）。SMN基因在每条5号染色体中有2份，通常以SMN1和SMN2指代，其区别在于SMN2有5个不同的核苷酸（但并不改变产生的氨基酸）。脊肌萎缩症患者SMN2中关键的单核苷酸变异在外显子7中产生外显子剪接抑制因子，导致大部分转录产物中不出现外显子7，故而复制出的（SMN2）基因产生的有功能的SMN蛋白减少。大多数患有5q近端隐性脊肌萎缩症的患者均存在涉及SMN1基因外显子7的纯合缺失，但保持至少一份SMN2。与正常群体一样，SMN2基因拷贝数、SMN蛋白的水平与疾病严重程度存在相关性，而前两者在正常人群中也存在关联（图3-2-1）。脊肌萎缩症的发病机制除了与下运动神经元病变相关之外，在动物模型中发现其可能与神经肌接头的异常相关，而在严重病变的患者中还发现其与肌肉发育异常有关。此外还有其他类型的脊肌萎缩症，称为非5q脊肌萎缩症疾病，与广泛组织（包括神经系统）中表达的各种基因的突变相关。

图 3-2-1
脊肌萎缩症的基因位
点（图片引自http://dx.
doi.org/10.1016/j.pcl.
2015.03.010)

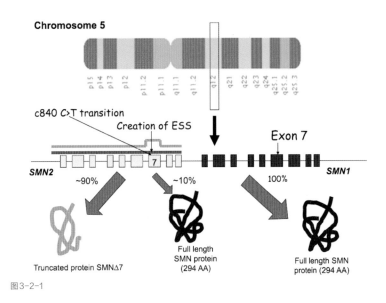

图 3-2-1

三 流行病学

SMN1 基因突变的携带率预计为 $1:70 \sim 1:38$，但脊肌萎缩症的发病率低于预期，在多种族统计中预计约为 $1:11000$。产生这种现象的原因可能是一些胚胎为 0/0 *SMN1/SMN2* 基因型（即完全不产生 SMN 蛋白），这些胚胎多在出生前已死亡。

四 主要分型与临床表现

（一）主要分型

在分子诊断出现之前，曾按照不同发病年龄及患者的运动功能将脊肌萎缩症分为几个亚型（表 3-2-1），但目前已确定脊肌萎缩症的大多表型与 *SMN1* 基因的变异相关。以前的临床分型仍有助于治疗方案的制订和预后的判断。

表 3-2-1 脊肌萎缩症的临床分型

表型	发病年龄	预期寿命	运动发展指标	其他表现
SMA 0	产前	<6个月	未获得	严重的新生儿期肌张力、肌力下降、早期呼吸衰竭、双侧面瘫
SMA I	<6个月	常≤2岁，可能稍长	外力支持下坐稳	轻度关节挛缩、轻中度面肌瘫痪、不同程度吮吸及吞咽困难

表型	发病年龄	预期寿命	运动发展指标	其他表现
SMA Ⅱ	6～18个月	70%在25岁时存活	独立坐稳	手指姿势性震颤
SMA Ⅲ	>18个月	正常	独立行走	
SMA Ⅳ	成人	正常	正常	

1. SMA 0 型（先天性SMA）出生时即出现严重的肌力和肌张力减低。产前可能出现胎动减少及关节挛缩病史。SMA 0型婴儿常有严重呼吸系统损害，很少存活超过6个月。

2. SMA Ⅰ型（严重脊肌萎缩症、Werdnig-Hoffmann病）患儿在生后6个月内出现严重肌力下降。患儿在无外力支持的情况下无法坐稳。主要临床表现为近端、对称肌力下降，动作发育迟缓，以及肌张力降低。双膝常出现轻度挛缩，有时在双肘也有出现。在新生儿期或前几个月，出现吮吸或吞咽困难以致生长障碍及反复吸入性肺炎的患儿预后最差。肋间肌肌力降低，同时膈肌肌力相对保留，导致特征性的"钟形"胸部和反常呼吸（腹部呼吸）。面肌较少受累，膈肌在病程后期受累，心肌通常不受累。有时可见舌肌自发性收缩和手指姿势性震颤。一些早前的自然病史数据显示，SMA Ⅰ型患儿2岁以下死亡率为68%，4岁时为82%，随着呼吸和营养支持治疗，患儿的生存逐渐得到改善。近期的一项前瞻性研究显示其中位生存期为24个月，而死亡或长时间无创通气（>16小时/天）的中位时间为13.5个月。

3. SMA Ⅱ型（中间型脊肌萎缩症、Dubowitz病）患儿通常在生后6～12个月起病。患儿出生后几个月内出现明显肌张力下降，但SMA Ⅱ型患儿能够缓慢获得功能性运动，其中最重要的一项是坐位时能独立坐稳。随病情加重，青少年时逐渐失去自行坐稳的能力。患儿常常出现脊柱侧凸。进行性呼吸肌无力常导致限制性通气功能障碍及继发肺部疾病，其严重程度与患儿死亡率直接相关。部分SMA Ⅱ型患者可存活至青少年，部分可生存至30～40岁。一项来自德国和波兰的研究对569例SMA Ⅱ型和SMA Ⅲ型患者的预期寿命进行回顾，发现68%的SMA Ⅱ型患者在25岁时仍然存活。

4. SMA Ⅲ型（青少年脊肌萎缩症、Kugelberg-Welander病）患儿通常在出生18个月后发病。下肢受累常较上肢严重，患儿通常可独立行走，但频繁摔倒，并且在2~3岁时无法上下楼梯。一些在产后18个月内确诊的患儿仍能掌握行走能力，但随病情发展逐渐无法行走。在一项对Ⅱ型和Ⅲ型SMA患者的回顾性研究中发现，在3岁前发病的患儿，10年后有70%具有行走能力，而在3岁后发病者行走能力保持时间更长，发病40年后近60%仍有行走能力。该研究还发现SMA Ⅲ型患者的预期寿命与普通人群的预期寿命没有显著差异。

5. SMA Ⅳ型常在20~30岁左右出现肌无力症状。临床表现与SMA Ⅲ型类似，预期寿命正常。

（二）累及脊柱的临床表现

几乎所有的Ⅱ型和Ⅲ型脊肌萎缩症患者均会患有脊柱侧凸，并常伴有胸廓畸形和呼吸系统受累。脊柱侧凸经常在幼儿时出现，在小于4岁的患儿中，脊柱侧凸常对呼吸系统有严重影响。脊柱侧凸通常发生在胸腰段，弯型为长C型，并以平均每年5°~15°的速度进展，随着患者行走及站立能力的下降，脊柱侧凸的进展呈现逐渐加快趋势。

五　内科治疗

（一）药物治疗

目前没有药物能够彻底治愈脊肌萎缩症，研究中的药物主要有以下几种类型：

1. 反义寡核苷酸类药物（antisense oligonucleotide）通过和SMN2前mRNA结合，促进7号外显子编入mRNA中，产生功能类似SMN1的蛋白。SPINRAZA（Nusinersen）是第一个此类药物。在该药的第三期临床试验中，111名7月龄以下的脊肌萎缩症患儿死亡率降低41%。此疗法的缺点是价格高昂，第一年需花费75万美元，后续每年37.5万美元。

2. 组氨酸去乙酰化酶抑制剂这类药物能够激活*SMN2*基因的转录。丙戊酸、丁酸钠和丁酸苯乙酯都属于这类药物。其中丙戊酸和丁酸苯乙酯可以有效通过血脑屏障达到中枢神经系统。动物实验显示此类药物使脊髓中的运动神经元存活蛋白水平提高，并且使运动功能改善，神经元退行性病变减少、神经肌肉接头上的神经元分布增加。但临床药物实验提示并未给患者带来明显改善。

3. 稳定和提高SMN蛋白的药物此类药物通过增加运动神经元存活蛋白的翻译，从而增加运动神经元存活蛋白的稳定性。包括吲哚洛夫（非甾体类抗炎药）和一些氨基糖苷类抗生素，如丁胺卡那霉素和妥布霉素。但此种药物均很难通过血脑屏障进入到中枢神经系统，故限制了临床应用。

4. 神经营养因子类药物神经营养因子可以减缓运动神经元的死亡及轴突的退变。在其他运动神经元疾病中被报道是较好的治疗候选方法。

（二）基因治疗

目前基因治疗已在动物模型中显示出潜力（图3-2-2）。2010年，美国Foust等在新生脊肌萎缩症模型小鼠中应用携带野生型*SMN*基因的自补腺相关病毒9（self-complementary adeno-associated virus9，scAAV9），发现scAAV9可以穿过血脑屏障，感染大约60%的运动神经元，并表达高水平的蛋白质。经注射的小鼠可存活到12个月或更长，且未再出现肌力下降。2017年，美国Mendall等在15例SMA I型患者中进行了一项一期安全试验，静脉注射携带SMN1 cDNA的scAAV9（3例低剂量及12例高剂量），经20个月的随访，发现所有患儿均不需持续呼吸支持，应用费城儿童医院婴儿神经肌肉疾病测试（Children's Hospitalof Philadelphia Infant Test of Neuromuscular Disorders，CHOP INTEND）进行评价，接受高剂量治疗的患儿中11

图3-2-2
脊肌萎缩症的治疗靶点
（图片引自http://f1000.
com/prime/reports/
b/7/4）

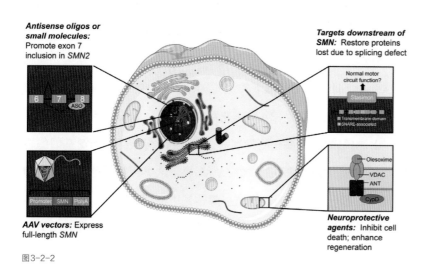

图3-2-2

例（92%）评分稳定或升高，并且运动功能有所改善（11例可控制头部、9例可翻身、2例可站立），其副作用为转氨酶的亚临床升高。该研究在《新英格兰医学杂志》发表。

六　脊柱畸形的外科治疗

保守治疗通常无效。佩戴支具虽然可以提供姿势支持，但不能阻止脊柱侧凸的进展，并且可能妨碍呼吸。不过，对于一般情况差或父母拒绝而不能进行手术的患儿，支具治疗具有一定的价值。行走和站立功能的维持可以减缓脊柱侧凸的进展，故包括力量训练在内的早期物理治疗，有助于维持患者的行走和站立能力，对所有患者都具有重要的意义。

2岁以上的患者，若脊柱侧凸严重或持续进展，应在肺功能能耐受手术的前提下尽早进行侧凸矫形手术。有文献指出，对于失去行走能力的患者，只要脊柱侧凸超过20°，即有脊柱矫形手术的指征。手术的目标是防止侧凸进一步加重，使患者恢复无需手臂支撑的坐稳能力，以及避免肋骨对骨盆的撞击。此外，手术可改善坐姿舒适性和生活质量，以及通过改善外观使患者自信心增强。最佳的手术年龄为小于10～12岁，此时患者已达到最大预期身高的80%以上，而同时由于脊柱侧凸程度较轻和脊柱柔韧性较好，手术往往能取得良好效果。Chou等回顾了我国台湾地区7所医院1993—2010年中进行脊柱手术的10例SMA Ⅱ型患者，术后肺功能随访平均12.3年，发现虽然术前与术后各时间段用力肺活量（force vital capacity，FVC）或第一秒呼气量（forced expiratory volume in one second，FEV_1）无显著性差异，但患者呼吸道感染发生率明显下降，所有患者均可以正常上学，作者指出脊柱内固定融合手术有利于患者体重增加、耐受久坐，以及肺功能的长期维持。Chua等回顾1990—2006年新加坡国立大学医院收治的11例进行脊柱手术的SMA患者，经过平均11年余随访发现其肺功能下降的速度减慢，肺部感染的频率未增加。

在诊治脊肌萎缩症患者时手术医师可能面临着两个困惑的问题，一方面脊肌萎缩症引起呼吸肌力量下降，肺功能不良，全麻手术可能会出现拔管困难、长时间机械通气甚至气管切开的可能；另一方面侧凸随着时间的推移将进一步损害肺功能，故选择合适的手术时间非常重要。我们的观点是应结合侧凸发展速度、肌萎缩发展及对肺功能的影响程度和骨骺发育情况选择融合或非融合手术。

在矫形手术中，以往曾有术者通过伸缩杆进行脊柱固定，但效果不佳，虽然伸缩杆可随患者身高调整，但制造上存在缺陷，且容易产生曲轴现象。前路联合后路的手术入路容易损伤辅助呼吸肌与膈肌，造成术后肺活量下降。目前主张后路长节段固定手术，从T_2或T_3固定至骶骨或骨盆，以达到充分矫正和固定的效果，并且术后早期可进行坐起及行走锻炼。术中神经生理监测，尤其SEP信号检测，可能尽早提示神经损害（图3-2-3）。

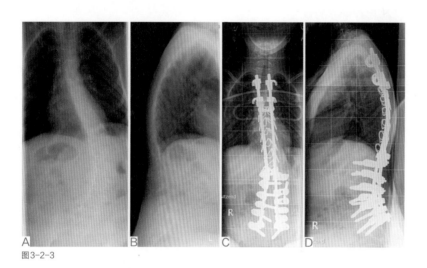

图3-2-3

图3-2-3
1例脊肌萎缩症Ⅱ型女性患者
A、B. 12岁时，腰段脊柱侧凸角度46°；C、D. 行后路矫形内固定，术后胸腰段侧凸角度20°（图片引自Fujak A, et al. Arch Orthop Trauma Surg, 2012.）

七　围手术期并发症及其预防

脊肌萎缩症患者发生麻醉后并发症的风险很高，故手术应在配备有专职儿科麻醉和术后重症监护能力的多学科中心进行。呼吸系统并发症包括长期带管、肺部感染、气管切开术甚至死亡等，其危险因素主要包括气管插管期间上气道阻塞、咳嗽能力下降导致低通气和肺不张、以及麻醉药物使黏膜纤毛清除能力减低等。因此，对于呼吸状态和肺功能的术前评估非常重要。评估内容除了肺功能、咳嗽有效性、夜间呼吸情况、睡眠障碍之外，还应包括营养状态、胃食管功能检查等。对于呼吸功能较差的患者，术前应进行无创通气与呼吸功能锻炼。部分患者可能存在困难气道，故麻醉应由经验丰富的儿科麻醉师进行。

【典型病例】

北京协和医院脊柱外科于2018年6月诊治1例脊肌萎缩症患者，行一期后路脊柱内固定融合手术。

图3-2-4
患者术前坐位大体像，端坐时需家属搀扶

图3-2-5
术前全脊柱正侧位X线片示脊柱胸段凸向左侧，冠状面脊柱侧凸Cobb角100°，矢状面脊柱后凸Cobb角120°

临床资料

患者女性，17岁，因"发现双肩不等高、背部不平13年，跛行11年"入院。患者4岁起家属发现其双肩不等高及背部不平。6岁起，患者本人及其家属开始逐渐发现其肌肉无力，下肢为重，在家属搀扶下可行走10余米。外院遗传性诊断为SMN1基因第7、第8外显子纯合缺失。考虑诊断为脊髓性肌萎缩，并佩戴支具。8岁时，患者无法下地行走，自觉四肢及脊柱肌肉力量逐渐下降。12岁时，患者在无外界支撑下无法长时间端坐（图3-2-4）。

既往史

自8岁起易反复发生肺炎，以受凉或感冒后常见；13岁时于外院行全麻下扁桃体切除术，手术历时约4小时，术后顺利拔管，恢复可。

入院查体

体型消瘦，轮椅入室，无法自行站稳，双下肢肌容积、肌张力均下降，四肢肌力下降以近端为著，腱反射减弱，阵挛及病理反射阴性。我院全脊柱正侧位X线片示"脊柱胸腰段凸向左侧，Cobb角100°，顶椎为T11，顶椎旋转度AVR为IV度，顶椎偏移AVT为11 cm，脊柱后凸Cobb角120°，顶椎为T11"（图3-2-5）。入院诊断为脊肌萎缩症（5q相关，III型），神经肌源性脊柱侧凸。因患者侧后凸严重并且持续进展，可能影响心肺功能并导致患者无法端坐，为避免上述情况，拟行脊柱内固定融合术。

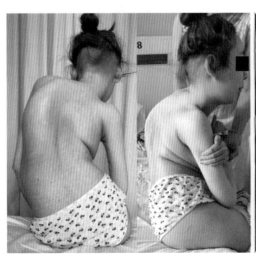

图3-2-4

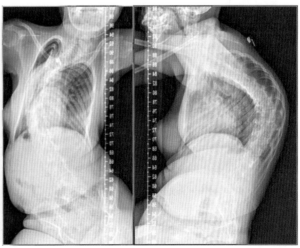

图3-2-5

术前通气功能检查示"严重混合型通气功能障碍伴弥散功能减退，FEV_1实际值为0.50 L，实际值/预计值为23.3%，FVC实际值为0.63 L，实际值/预计值为24%，FEV1/FVC比值为80.48%"；血气分析示pH值7.38，氧分压（PaO_2）89.0 mmHg，二氧化碳分压（$PaCO_2$）36.8 mmHg。

患者于全麻下行后路脊柱矫形内固定植骨融合术，融合节段T2-pelvis，术中见胸段脊柱左侧凸，畸形严重，柔韧性差。手术过程顺利，术中出血约800 ml，自体血回输259 ml，输注红细胞2单位，血浆400 ml。手术过程中MEP脊髓监测信号未引出，SEP脊髓监护信号未见异常。术后因呼吸肌无力，自主呼吸差，带气管插管转入ICU治疗。术后第一天晨起脱机拔管成功，未诉呼吸发憋，少量咳痰，为黄色稀薄痰液，鼻导管吸氧2 L/min，氧合良好，转回骨科病房。术后可自行坐稳（图3-2-6），复查脊柱X线示胸段脊柱侧凸Cobb角矫正至52°，脊柱后凸矫正至38°（图3-2-7）。术后经肺部物理治疗、功能锻炼、营养支持、预防感染等治疗，恢复顺利，未出现发热、肺部感染等并发症，伤口愈合良好。

图3-2-6
患者术后坐位大体像，可自行坐稳

图3-2-7
术后正位X线片示脊柱侧凸Cobb角矫正至52°，脊柱后凸矫正至38°

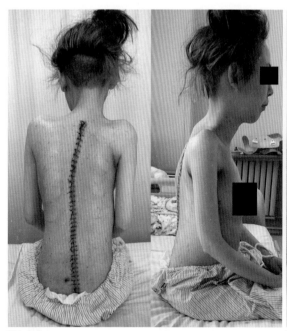

图3-2-6

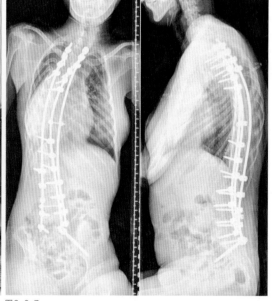

图3-2-7

（林友禧　沈建雄）

【参考文献】

[1] Prior TW, Finanger E. Spinal Muscular Atrophy. 2000 Feb 24 [Updated 2016 Dec 22]. In: Pagon RA, Adam MP, Ardinger HH, et al. , editors. GeneReviews® [Internet]. Seattle (WA): University of Washington, Seattle; 1993-2017. Available from: https://www. ncbi. nlm. nih. gov/books/NBK1352/

[2] Wang CH, Finkel RS, Bertini ES, et al. Consensus statement for standard of care in spinal muscular atrophy. J Child Neurol, 2007, 22: 1027-1049.

[3] Haaker G, Fujak A. Proximal spinal muscular atrophy: current orthopedic perspective. Appl Clin Genet, 2013, 6: 113-120.

[4] Chou S H, Lin GT, Shen PC, et al. The effect of scoliosis surgery on pulmonary function in spinal muscular atrophy type Ⅱ patients. Eur Spine J, 2016, 26(6): 1721-1731.

[5] Chua K, Tan CY, Chen Z, et al. Long-term Follow-up of Pulmonary Function and Scoliosis in Patients With Duchenne's Muscular Dystrophy and Spinal Muscular Atrophy. J Pediatr Orthop, 2016, 36(1): 63-69.

[6] Fujak A, Raab W, Schuh A, et al: Operative treatment of scoliosis in proximal spinal muscular atrophy: results of 41 patients. Arch Orthop Trauma Surg, 2012, 132(12): 1697-1706.

[7] Burow M, Forst R, Forst J, et al. Perioperative complications of scoliosis surgery in patients with Duchenne muscular dystrophy and spinal muscular atrophy, focussing on wound healing disorders. Int J Neurosci, 2017, 127(6): 479-485.

[8] Fujak A, Raab W, Schuh A, et al. Natural course of scoliosis in proximal spinal muscular atrophy type Ⅱ and Ⅲa: descriptive clinical study with retrospective data collection of 126 patients. BMC Musculoskelet Disord, 2013, 14: 283.

[9] Foust KD, et al. Rescue of the spinal muscular atrophy phenotype in a mouse model by early postnatal delivery of SMN. Nat Biotechnol, 2010, 28(3): 271-274.

[10] Finkel RS, et al. Treatment of infantile-onset spinal muscular atrophy with nusinersen: a phase 2, open-label, dose-escalation study. Lancet, 2016, 388(10063): 3017-3026.

[11] Mendell J R, et al. Single-Dose Gene-Replacement Therapy for Spinal Muscular Atrophy. N Engl J Med, 2017, 377(18): 1713-1722.

［12］Aartsma-Rus A. Genetic therapies for spinal muscular atrophy type 1. Lancet Neurol, 2017, 17(2): 111-112.

［13］Meyer K, et al. Improving single injection CSF delivery of AAV9-mediated gene therapy for SMA: a dose-response study in mice and nonhuman primates. Mol Ther, 2015, 23(3): 477-487.

［14］Chiriboga CA, SwobodaKJ, Darras BT, et al. Results from a phase 1 study of nusinersen (ISIS-SMN(Rx)) in children with spinal muscular atrophy. Neurology, 2016, 86(10): 890-897.

［15］Hoy SM. Nusinersen: First Global Approval. Drugs, 2017, 77(4): 473-479.

第三节

面肩肱型肌营养不良

一 概述

面肩肱型肌营养不良症（facioscapulohumeral muscular dystrophy，FSHD）最早于1882年由法国神经病学家Louis Landouzy和Joseph Dejerine报告，亦称为Landouzy-Dejerine型肌营养不良症。是继假肥大型肌营养不良和强直型肌营养不良后发病率居第3位的遗传性神经肌肉疾病，发病率约为1/20000~1/15000。其临床特点为累及面部、肩胛部、上臂肌肉的进行性肌无力和肌萎缩，也可累及下肢远端和骨盆带肌肉，预后较好。

二 病因及发病机制

面肩肱型肌营养不良症呈常染色体显性遗传，同时存在着大量散发病例，20岁时外显率达95%，30%患者为新发突变。目前普遍认为位于4号染色体上4q35区 *D4Z4* 串联重复序列的拷贝数缺失与面肩肱型肌营养不良症的发生相关，约95%的面肩肱型肌营养不良症患者存在 *D4Z4* 串联重复序列的拷贝数缺失，这类患者被称为FSHD-1型（FSHD-1）。5%的面肩肱型肌营养不良症患者存在相应临床表型，但是并无4q35区域 *D4Z4* 串联重复序列的拷贝数缺失，称为FSHD-2型（FSHD-2），目前认为FSHD-2型的致病基因为 *SMCHD1*（*Structural Maintenance of Chromosomes Flexible Hinge Domain Containing 1*）基因。近年来研究发现，*DUX4*（*Double Homeobox 4*）、*DUX4C*（*Double Homeobox 4c*）、*FRG1*（*FSHD Rsegion Gene 1*）、*FRG2*（*FSHD Region Gene 2*）、*ANT1*（*Adenine Nucleotide Translocator 1*）等基因也与FSHD的发生相关。

目前公认的面肩肱型肌营养不良症的发病机制是4q35区域 *D4Z4* 串联重复序列的拷贝数缺失导致DNA甲基化水平降低，在表观遗传效应的调控下，染色质的构象改变失去稳定性，导致*DUX4*基因在骨骼肌细胞中表达，而产生的DUX4蛋白对骨骼肌细胞可以产生毒性作用。*DUX4*基因是反转录基因，其编码DUX4蛋白在人类生殖细胞和早期胚胎干细胞中表达，此后则处于沉默状态。但在面肩肱型肌营养不良症患者的骨骼肌中，*DUX4*基因呈异常表达。根据现研究报道，DUX4蛋白可以诱导骨骼肌细胞凋亡，可以激活$CD4^+T$细胞和$CD8^+T$细胞，引起血管周围炎性细胞浸润，导致骨骼肌细胞损害，可以抑制骨骼肌细胞分化、再生等。目前普遍认为，*DUX4*基因异常表达是面肩肱型肌营养不良症的分子学机制，但其中具体分子机制仍然尚不明确，需要进一步研究。

三 主要临床表现

通常于青少年期发病，主要表现为对称性或不对称性肌无力和肌萎缩，累及面肌、肩胛带肌和上臂肌群，逐渐向下进展累及躯干肌群、盆肌和下肢肌群，约20%～36%患者最终依靠轮椅活动。病程进展缓慢，预后相对较好，一般不直接影响寿命。

面肩肱型肌营养不良症首先影响面部和肩胛带的肌肉，面部表情肌虽常在早期受累但未引起注意，患者主诉的首发症状常为上肢抬举无力（图3-3-1）。面肌受累明显者呈特殊肌病面容（不能蹙眉、皱额、鼓腮、吹哨、露齿，闭眼不全，口轮匝肌假性肥大）。吞咽困难在面肩肱型肌营养不良症患者中很少见，但部分患者也会由于下颌肌肉及舌肌无力出现吞咽困难。肩胛带肌肉的受累以冈上肌、冈下肌、菱形肌、前锯肌为显著，上肢以三角肌、肱二头肌、肱桡肌先受影响，而前臂肌肉受累较少，检查可见"翼状肩"（图3-3-2）。胸肌受累也会导致明显的肌无力和肌萎缩。腹部肌肉无力也经常在面肩肱型肌营养不良症中出现，可以导致腹部隆起、腰椎过度前凸以及Beevor征阳性。累及盆带肌和下肢肌肉者行走无力，可表现为"鸭步"，小腿肌肉受到不同程度的影响，可导致患者出现足下垂。面肩肱型肌营养不良症累及呼吸肌的可能性较小，绝大多数患者的呼吸功能不会受到显著影响。有研究报道，面肩肱型肌营养不良症合并呼吸功能不全并且需要夜间通气支持的患者约为1%。

图3-3-1
双侧上肢抬举无力
（引自Ricci G, et al. J
Neurol, 2016, 263(6):
1204-1214.）

图3-3-2
翼状肩，露齿不能，闭
眼不全
（引自Ricci G, et al.
A novel clinical
tool to classify
facioscapulohumeral
muscular dystrophy
phenotypes. J Neurol,
2016, 263 (6):1204-
1214.）

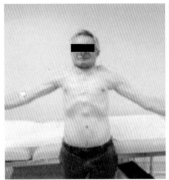
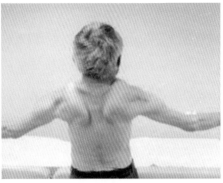

图3-3-1

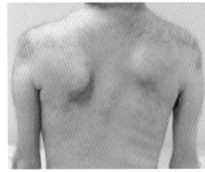
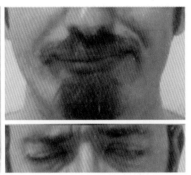

图3-3-2

　　面肩肱型肌营养不良症除了典型的临床表现（面肌、肩胛带肌和上臂肌群的对称性或不对称性肌无力和肌萎缩）之外，还存在众多其他的非典型表型，例如婴儿型（早发型）、无面部肌肉累及、肢带型肌营养不良、远端肌肉受累、仅单侧下肢或上肢受累等。约有4%的面肩肱型肌营养不良症患者会表现为婴儿型，此类患者多为散发类型。在婴幼儿期即可发病，在大多数病例中，病情进展迅速，12岁或更早的时候就丧失独立行走能力而需要依赖轮椅活动。婴儿型的面肩肱型肌营养不良症患儿早期即可出现面部肌肉无力，表现为闭眼不能、不能微笑或面部无表情，肌无力及肌萎缩很快就会累及到肩胛、盆带肌肉，进而导致严重的腰椎前凸和严重的骨盆前倾。婴儿型的幼儿通常伴有严重的四肢无力和功能障碍，但也存在面部肌无力严重而四肢肌力轻微受累、能够独立行走的罕见病例。除此之外，婴儿型的患者还可合并癫痫及智力障碍等神经系统异常。面肩肱型肌营养不良症患者存在高度家系间和家系内临床异质性，包括无症状携带者、仅面部轻微受累者和四肢瘫痪者。面肩肱型肌营

图3-3-3
患者不能独自站立、行
走，脊柱前凸畸形严重

养不良症临床表型异质性被认为与*D4Z4*串联重复序列的拷贝数、表观遗传效应以及众多调控基因等因素相关。

约55%～80%的面肩肱型肌营养不良症患者主诉慢性疼痛，而约23%的患者主诉严重疼痛。最常见的疼痛部位包括颈部、颈肩部、腰部和小腿，其疼痛的原因是多方面的，可能与肌无力、脊柱前凸、脊柱后凸等生物力学因素相关。面肩肱型肌营养不良症还常合并其他系统的病变，25%～75%伴随无症状视网膜病变，视网膜血管病变的特征为视网膜毛细血管扩张和微血管瘤。部分面肩肱型肌营养不良症患者表现为视网膜毛细血管扩张和渗出，进而发展为视网膜剥脱和视力丧失，这种情况称为Coats病，约1%的患者出现视力丧失。15.5%～32%患者出现听力障碍，智力障碍、癫痫和心肌病变也有报道。部分患者可并发漏斗胸、脊柱畸形，以脊柱前凸畸形多见（图3-3-3）。

辅助检查方面，血清肌酸激酶（creatine kinase，CK）水平多正常或轻中度增高，但极少超过正常上限的5倍，如果持续性CK水平

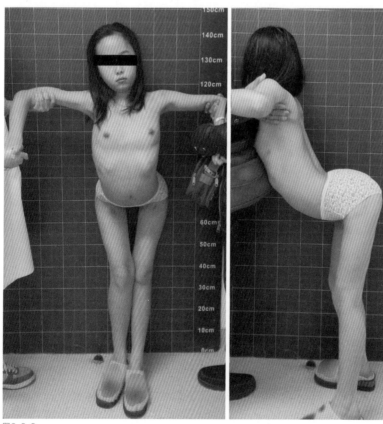

图3-3-3

升高，应注意排除其他神经肌肉疾病。肌电图多提示肌源性损害，运动和感觉神经传导速度正常。肌活检呈非特异性肌病特征。骨骼肌MRI可以显示受累肌肉萎缩及脂肪浸润。

FSHD诊断的金标准是基因诊断，即基因水平证实$D4Z4$串联重复序列拷贝数减少。但是，对于一级亲属也确诊为FSHD且具有典型临床表型的患者，基因诊断并不是必需的。但是对于临床表型不典型，或没有明确家族史的患者，基因诊断是区别其他类型肌病的重要依据。FSHD 临床诊断标准，必须包括以下3点：① 常染色体显性遗传；② 面肌（额肌、眼轮匝肌或口轮匝肌）萎缩无力；③ 肩带肌、上臂肌或足背屈肌萎缩无力。必须除外以下7点：① 眼睑下垂或眼肌麻痹；② 明显的肘关节挛缩；③ 仅仅一侧肢体无力；④ 皮肌炎表现出的皮疹；⑤ 肢体远端对称性感觉缺失；⑥ 肌活检有线粒体肌病、慢性失神经支配、皮肌炎、包涵体肌炎或先天性肌病表现；⑦ 肌电图有肌强直、肌束颤动或神经源性运动电位表现。

四 合并脊柱畸形的治疗

目前，少有对合并脊柱畸形的面肩肱型肌营养不良症患者进行手术治疗的报道。面肩肱型肌营养不良症合并脊柱畸形被认为由躯干肌受累、躯干肌无力等因素导致，手术治疗应当针对脊柱畸形导致的躯干失衡、端坐困难、端坐疼痛等情况。由于脊柱畸形的矫形手术并不能直接改善患者的肌力，反而可能由于破坏椎旁肌肉，进一步影响患者的行走、站立，因此手术治疗应慎重。

五 小结

面肩肱型肌营养不良症是一种罕见的遗传性神经肌肉疾病，主要表现为肌无力和肌萎缩，累及面肌、肩胛带肌和上臂肌群，逐渐向下进展累及躯干肌群、盆肌和下肢肌群。面肩肱型肌营养不良症患者可合并脊柱前凸，但矫形手术并不能直接改善患者的肌力，因此，手术治疗应当针对脊柱畸形导致的躯干失衡、端坐困难、端坐疼痛等。对于尚能站立、行走的患者，手术可能会破坏椎旁肌肉，导致患者站立行走困难，因此矫形手术治疗应慎重。

【典型病例】

北京协和医院脊柱外科于2016年1月诊断并治疗了1例以脊柱侧前凸畸形为主要临床表现的面肩肱型肌营养不良症的患者，行一期后路内固定、植骨融合术，术后随访1年，恢复良好。

临床资料

患者，女性，15岁，因"脊柱前凸进行性加重4年，双下肢无力1年"入院。

患者4年前因"漏斗胸"就诊外院，行全脊柱正侧位X线检查发现脊柱侧前凸，当时无静息、活动后胸腰背部疼痛，智力发育正常，心肺功能正常，四肢肌力正常，日常活动及体育运动后无明显异常。于外院行"漏斗胸矫形术"。术后半年，患者家属发现患者出现躯干前倾，进行性加重，无其他特殊不适表现。3年前就诊外院，诊断为"脊柱侧前凸"，建议支具治疗，患者坚持佩戴支具3年（20小时/天）脊柱前凸仍进行性加重。1年前无明显诱因出现双下肢无力，左侧较重，当时行走、上下楼梯尚可，无双下肢疼痛、麻木等不适，无大小便失禁、尿潴留等；自述肌无力进行性加重，于5个月前不能独站、行走，伴有站立后左大腿外侧麻木伴疼痛，平躺后消失，端坐2小时后腰骶部疼痛明显，二便无明显异常。查体轮椅入室，躯干前倾，不能蹙眉、皱额、鼓腮、吹哨、露齿，双侧闭眼不全，双侧咀嚼肌肌力正常。双侧"翼状肩"，肩胛下角高起约4cm。脊柱胸段右侧凸，形成剃刀背高约1cm，双肩等高，右侧髂嵴较左侧高1cm。腰椎前屈、后伸等活动受限。左大腿外侧刺痛觉敏感，余刺痛觉无明显异常。四肢肌张力正常，双侧肩胛提肌Ⅲ级，三角肌Ⅲ级，肱二头肌Ⅳ-级，肱三头肌Ⅲ级，屈腕肌Ⅲ级，伸腕肌Ⅲ级；髂腰肌肌力（左侧Ⅱ级，右侧Ⅳ-级），股四头肌（左侧Ⅱ级，右侧Ⅳ-级），腘绳肌（左侧Ⅱ级，右侧Ⅲ级），双侧胫骨前肌Ⅳ-级，踇屈肌Ⅳ-级，踇背伸肌Ⅳ-级，踇屈肌Ⅳ-级。Beevor征（＋），四肢腱反射减弱，双侧病理征（－）。患者母亲同样存在表情肌（不能蹙眉、皱额、鼓腮、吹哨、露齿，双侧闭眼不全）、肩胛部及上臂肌肉无力。根据患者面部、肩胛部、上臂肌肉进行性肌无力的面肩肱型肌营养不良症典型临床表现，以及患者一级亲属（母亲）的面肩肱型肌营养不良症家族史，诊断患者面肩肱型肌营养不良症。

全脊柱正侧位

$T_9 \sim S_1$前凸畸形，Cobb角116°，$T_5 \sim L_2$右侧凸畸形，Cobb角44°（图3-3-4）。

治疗方法及结果

考虑到面肩肱型肌营养不良症的本质是肌营养不良，手术并不能直接改善患者的肌力情况，因此手术的目的主要是防止前凸畸形进一

图3-3-4
术前全脊柱正侧位X
线片
T_9~S_1前凸畸形，
Cobb角116°，T_5~L_2
右侧凸畸形，Cobb角
44°

图3-3-5
术后全脊柱正侧位X
线片
T_9~S_1前凸角72°，
T_5~L_2右侧凸Cobb角
35°

步加重，改善患者的坐姿，减轻、缓解久坐后的疼痛，行一期后路内固定、植骨融合术，融合节段T_4-髂骨。术中需要注意的主要有以下几个方面：第一，由于面肩肱型肌营养不良症是众多肌营养不良症的一种，而肌营养不良症的患者在接受全麻手术时存在着发生恶性高热的风险，因此，在术前应请麻醉医师会诊评估患者的麻醉风险，术中使用全程静脉麻醉，避免使用吸入性麻醉剂（例如七氟醚）及去极化肌松剂（琥珀酰胆碱）等恶性高热诱发药物，做好恶性高热急症应对预案。第二，由于FSHD患者肌肉组织收缩能力差且脂肪浸润严重，术中椎旁肌创面渗血较多，且患者融合范围较长，术中预计出血量大术前需充分评估患者的营养状况及血红蛋白水平，充足备血，术中进行自体血回输，结合电凝、压迫等操作充分止血。第三，面肩肱型肌营养不良症患者可能由于长期依靠轮椅、不能行走而导致失用性骨质疏松，可能给术中椎体椎弓根螺钉的置入带来困难，远期可能增加内固定松动、失败等风险，术前可根据具体情况评估患者的骨密度，充分规划手术融合节段，术中选择合适型号的椎弓根螺钉，术后使用合适的支具辅助固定，以减少可能存在的内固定失败风险。术后全脊柱正侧位：T_9~S_1前凸角72°，T_5~L_2右侧凸Cobb角35°（图3-3-5）。术后1年随访时，患者一般情况良好，端坐时无需双上肢辅助支持，且端坐时间显著延长，端坐后疼痛减轻，全脊柱正侧位：T_9~S_1前凸角70°，T_5~L_2右侧凸Cobb角29°（图3-3-6）。

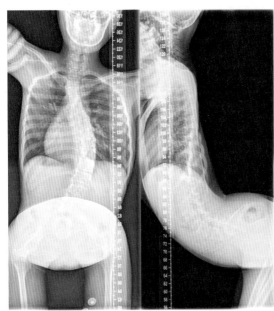

图3-3-4

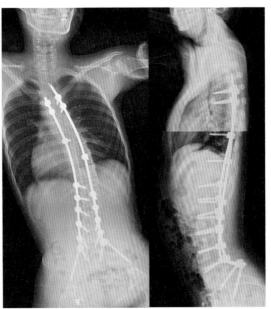

图3-3-5

第三章　神经肌源性脊柱侧凸

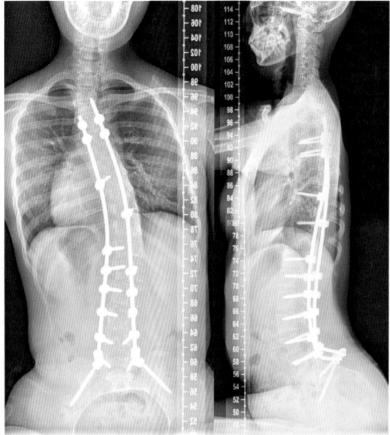

图3-3-6

图3-3-6
术后1年随访全脊柱正侧位X线片
T₉～S₁前 凸 角70 °，
T₅～L₂右 侧 凸Cobb角
29°

（谭海宁　沈建雄）

【参考文献】

［1］Sorrel-Dejerine Y, Fardeau M. Birth and metamorphosis of Landouzy-Dejerine progressive atrophic myopathy. Rev Neurol (Paris), 1982, 138(12): 1041-1051.

［2］Evangelista T, Wood L, Fernandez-Torron R, et al. Design, set-up and utility of the UK facioscapulohumeral muscular dystrophy patient registry. J Neurol, 2016, 263(7): 1401-1408.

［3］Mostacciuolo ML, Pastorello E, Vazza G, et al. Facioscapulohumeral muscular dystrophy: epidemiological and molecular study in a north-east Italian population sample. Clin Genet, 2009, 75(6): 550-555.

［4］Deenen JC, Arnts H, van der Maarel SM, et al. Population-based incidence and prevalence of facioscapulohumeral dystrophy. Neurology, 2014, 83(12): 1056-1059.

［5］Wijmenga C, Hewitt JE, Sandkuijl LA, et al. Chromosome 4q DNA rearrangements associated with facioscapulohumeral muscular dystrophy. Nat Genet, 1992, 2(1): 26-30.

［6］Lemmers RJ, Tawil R, Petek LM, et al. Digenic inheritance of an SMCHD1 mutation and an FSHD-permissive D4Z4 allele causes facioscapulohumeral muscular dystrophy type 2. Nat Genet, 2012, 44(12): 1370-1374.

［7］Ferri G, Huichalaf CH, Caccia R, et al. Direct interplay between two candidate genes in FSHD muscular dystrophy. Hum Mol Genet, 2015, 24(5): 1256-1266.

［8］Thijssen PE, Balog J, Yao Z, et al. DUX4 promotes transcription of FRG2 by directly activating its promoter in facioscapulohumeral muscular dystrophy. Skelet Muscle, 2014, 4:19.

［9］Rickard AM, Petek LM, Miller DG. Endogenous DUX4 expression in FSHD myotubes is sufficient to cause cell death and disrupts RNA splicing and cell migration pathways. Hum Mol Genet, 2015, 24(20): 5901-5914.

［10］Ricci G, Ruggiero L, Vercelli L, et al. A novel clinical tool to classify facioscapulohumeral muscular dystrophy phenotypes. J Neurol, 2016, 263(6): 1204-1214.

［11］Mul K, van den Boogaard ML, van der Maarel SM, et al. Integrating clinical and genetic observations in facioscapulohumeral muscular dystrophy. Curr Opin Neurol, 2016.

［12］Lutz KL, Holte L, Kliethermes SA, et al. Clinical and genetic features of hearing loss in facioscapulohumeral muscular dystrophy. Neurology, 2013, 81(16): 1374-1377.

［13］Statland JM, Sacconi S, Farmakidis C, et al. Coats syndrome in facioscapulohumeral dystrophy type 1: frequency and D4Z4 contraction size. Neurology, 2013, 80(13): 1247-1250.

［14］Wohlgemuth M, van der Kooi EL, van Kesteren RG, et al. Ventilatory support in facioscapulohumeral muscular dystrophy. Neurology, 2004, 63(1): 176-178.

［15］ Lee CS, Kang SJ, Hwang CJ, et al. Early-onset facioscapulohumeral muscular dystrophy-significance of pelvic extensors in sagittal spinal imbalance. J Pediatr Orthop B, 2009, 18(6): 325-329.

［16］ Tan H, Feng F, Lin Y, et al. Surgical correction of hyperlordosis in facioscapulohumeral muscular dystrophy: A case report. BMC Surg, 2017, 17(1): 83.

［17］ Janssen B, Voet N, Geurts A, et al. Quantitative MRI reveals decelerated fatty infiltration in muscles of active FSHD patients. Neurology, 2016, 86(18): 1700-1707.

［18］ Dahlqvist JR, Vissing CR, Thomsen C, et al. Severe paraspinal muscle involvement in facioscapulohumeral muscular dystrophy. Neurology, 2014, 83(13): 1178-1183.

［19］ Rijken NH, van Engelen BG, de Rooy JW, et al. Trunk muscle involvement is most critical for the loss of balance control in patients with facioscapulohumeral muscular dystrophy. Clin Biomech (Bristol, Avon), 2014, 29(8): 855-860.

第四节

Escobar综合征

一 概述

Escobar综合征（Escobar syndrome）又称为非致死性多发性翼状胬肉综合征（nonlethal multiple pterygium syndrome）。该综合征最早由印度学者Bussiere于1902年描述，其后Escobar于1978年对该疾病广泛的临床表型谱进行了系统总结。多发性翼状胬肉综合征（multiple pterygium syndrome，MPS）根据其严重程度，可分为两型。较重的一型称为致死性MPS，通常可导致胎儿在中、晚孕期死亡。即使成功分娩，也常为死产，或者在新生儿早期死亡，肺部发育不良是最常见的主要致死原因。较轻的一型称为Escobar型MPS，现通常称为Escobar综合征。该病的特征性临床表现为生长迟缓，位于颈部、肘窝、指间、大腿内侧、腘窝等处的多发翼状胬肉，多关节屈曲挛缩畸形，外生殖器畸形，腭裂及脊柱侧凸畸形。该疾病为常染色体隐性遗传病，其真实发病率及携带率目前尚不明确。

二 病因及发病机制

大多数Escobar综合征是由*CHRNG*基因的突变导致的。*CHRNG*负责编码乙酰胆碱受体（acetylcholine receptor，AChR）蛋白的γ亚单位。AChR蛋白是位于骨骼肌细胞膜的跨膜蛋白，该蛋白是神经细胞与骨骼肌细胞间信号转导的重要结构。对于骨骼肌的运动，这两种细胞间的信号传输是必不可少的。AChR蛋白由5个亚单位组成，而γ亚单位仅存在于胎儿型AChR蛋白中。在孕33周左右，γ亚单位被另一种ε亚单位取代，与此同时AChR从胎儿型向成人型转变。Escobar型MPS患者在出生后不会像致死性MPS患者那样出现明显的骨骼肌运动障碍，正是由于AChR从胎儿型向成人型转变的过程能够顺利完成。

CHRNG基因突变可导致γ亚单位的受损或缺失，基因突变的复杂程度与临床表现的严重程度相关，但突变位点与表型无明显相关性。通常，当突变引起γ亚单位完全缺失时，将会导致致死性MPS，而当仍有部分γ亚单位生成时，则导致Escobar综合征。γ亚单位功能不良时，AChR蛋白无法顺利装配，或装配后无法正常结合到骨骼肌细胞膜。这可导致AChR蛋白失去功能，胚胎中神经细胞与骨骼肌细胞间的信号转导受损。这种神经与肌肉间信号传导的缺乏可导致运动不能及翼状胬肉，及其他皮肤、骨骼、肌肉相关的症状和体征。

部分Escobar综合征是由编码其他AChR亚单位的基因突变导致的。近来，还有研究指出，与β原肌球蛋白相关的TPM2基因突变也可导致Escobar综合征。另有一小部分患者具有典型的Escobar综合征表型，但是不伴有任何已知的相关基因的突变，此类患者的病因不明。

Escobar综合征呈常染色体隐性遗传模式，这意味着只有纯合子才会发病。通常患者的父母均为杂合子，携带有一份突变基因。携带者有50%的概率将突变基因遗传给下一代，因此如患儿的父母再次生育，孩子的患病风险为25%。

三 临床表现与诊断

Escobar综合征的临床表现累及多个系统，且十分多变。典型表现为身材矮小，颈部、腋窝、肘窝、腘窝、指间及双腿间的多发翼状胬肉，多关节挛缩及腭裂。面部特征包括长脸、眼裂下斜、眼睑下垂、人中变长、冷漠面容、上颚高拱、小口畸形、口角下斜、张口不能、下颌后缩（图3-4-1、图3-4-2）。

骨骼系统畸形包括寰枕融合、椎体分节不良、脊柱侧凸、脊柱后凸、手指屈曲挛缩、髌骨缺如、摇椅足畸形及垂直距骨等。男性患者可有阴茎短小、隐睾，女性患者可有大阴唇发育不良。其他表现还包括先天性呼吸窘迫、胎动减少、传导性耳聋等，需注意的是，患者的智力通常是正常的（图3-4-3）。

由于Escobar综合征本身较为罕见，目前尚无研究报道其流行病

图3-4-1
Escobar综合征患者多
发翼状胬肉
A. 颈部；B. 腋窝；C. 腘
窝；D. 第一指蹼
（引自Sung KH, et
al. Orthopaedic
manifestations and
treatment outcome
of two siblings with
Escobar syndrome and
homozygous mutations
in the CHRNG gene.
Journal of Pediatric
Orthopedics Part B,
2015, 24(3):262-7. ）

图3-4-2
Escobar综合征患者
大体像，患者为10岁
女性
A、B. 面部不对称，
短颈伴颈蹼，耳位低；
C、D. 屈曲指畸形，
手掌屈曲侧横纹消失；
E. 膝关节挛缩
（引自Robinson KG,
et al. Neuromotor
synapses in
Escobar syndrome.
Am J Med Genet A.
2013. ）

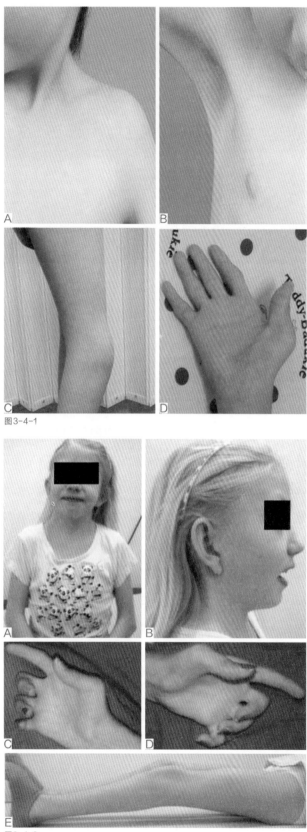

图3-4-1

图3-4-2

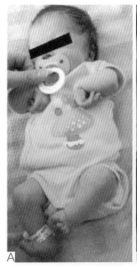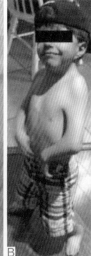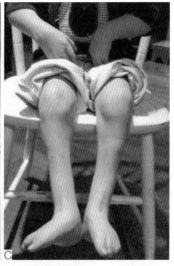

图3-4-3

图3-4-3
Escobar综合征患者大体像
A. 出生后9天患儿，肘关节、腕关节、髋关节及膝关节屈曲挛缩畸形，以及脚的位置异常；B. 患者4岁时，短颈、低耳位，伴有肩关节及肘关节翼状胬肉，腕关节屈曲挛缩；C. 患者4岁时下肢像，下肢肌容量低，双足位置异常，双侧小腿癜痕（引自Robinson KG, et al. Neuromotor synapses in Escobar syndrome. Am J Med Genet A. 2013）

学数据。该综合征男女均可受累，各地区及人种病例均有报道，在阿拉伯国家与印度地区相对更加常见。我国相关文献报道较少。

对于致死性MPS，有文献报道可通过二维或三维超声进行产前诊断。该检查对特征性的肢体屈曲挛缩有较好的敏感性与特异性，理论上也可用于Escobar综合征的产前诊断，但目前国内外尚无文献报道。该综合征的确定诊断需结合临床表现与基因检查，检查的基因须包括*CHRNA1*、*CHRNB1*、*CHRND*、*RAPSN*、*DOK7*及*CHRNG*，检测方法包括重复/缺失分析、靶向突变分析及全编码区测序。值得注意的是，无典型翼状胬肉表现的患者也可能确诊为Escobar综合征。Al Kaissi于2013年报道了2例多发性先天性关节挛缩但无翼状胬肉的患者，患者具有典型的Escobar综合征面容，且经基因检查发现*CHRNG*突变，最终确诊为该综合征。

四 合并脊柱侧凸的治疗

尽管在Escobar综合征患者中脊柱侧凸较为常见，但是关于该人群中侧凸形态、自然史及手术治疗的报道较少。2005年，Dodson详细报道了1例Escobar综合征合并脊柱侧后凸及肺功能不全的患者。患者18岁女性，发现背部不平8年，进行性加重，伴背痛及通气功能受限。患者既往接受过多次手部、足部及腋窝部矫形手术。入院

图3-4-4
前后站立位术前大体
像，可见多发翼状胬
肉、多关节屈曲畸
形，脊柱侧后凸畸
形及躯干偏斜（引自
Dodson CC. Escobar
syndrome (multiple
pterygium syndrome)
associated with thoracic
kyphoscoliosis,
lordoscoliosis, and
severe restrictive
lung disease: a case
report. HSS J, 2005,
1(1): 35-9.）

图3-4-5
术前全脊柱正侧位X线
上胸弯Cobb角98°，
胸腰弯Cobb角116°，
后凸角170°，前凸角
130°（引自Dodson CC.
Escobar syndrome
(multiple pterygium
syndrome) associated
with thoracic
kyphoscoliosis,
lordoscoliosis, and
severe restrictive
lung disease: a case
report. HSS J, 2005,
1(1): 35-9.）

查体可见Escobar综合征特征性体征，包括身材矮小、多关节屈曲畸形、屈曲皱褶处多发翼状胬肉、足部畸形（图3-4-4）。查体可见患者躯干前倾并左偏，步态缓慢且左右摇摆；胸段脊柱右侧后凸畸形，椎体旋转形成剃刀背，旋转角度约30°；四肢感觉、肌力大致正常，左下肢较右下肢短4 cm；由于严重的髋膝关节挛缩，患者无法就坐于普通的座椅上。术前全脊柱正侧位X线可见严重的脊柱侧后凸畸形，上胸弯Cobb角98°，胸腰弯Cobb角116°，后凸角170°，前凸角130°，躯干严重失平衡，TS约10 cm（图3-4-5）。该患者既

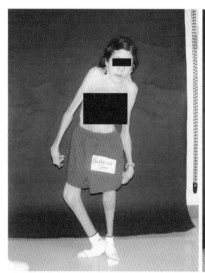
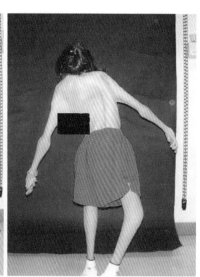

图3-4-4

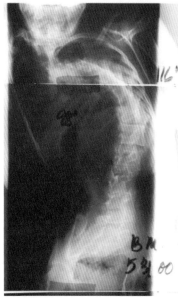
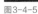
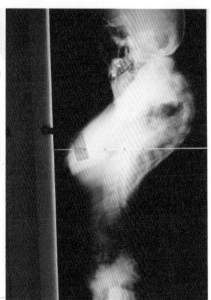

图3-4-5

第三章 神经肌源性脊柱侧凸

往经过八年保守治疗后侧凸进展，肺功能受累进行性加重，用力肺活量降至预计值的23%。患者于2000年7月接受前后路联合矫形内固定植骨融合术，及多节段截骨、肋骨切除胸廓成型术。术中出血4000 ml，输洗涤红细胞1500 ml，悬浮红细胞4U，血小板6U，新鲜冰冻血浆3U。术后患者先后出现切口感染、泌尿系感染、顽固性肺不张，经积极治疗后最终均恢复。术后始终未出现神经系统并发症。术后即刻矫形效果满意，上胸弯Cobb角48°，胸腰弯Cobb角63°，后凸角98°，前凸角33°（图3-4-6）。术后三年随访，胸腰弯矫形效果维持可，上胸弯略有所进展（Cobb角65°），内固定位置可，脊柱融合确实（图3-4-7，图3-4-8）。患者用力肺活量由术前的23%预计值改善至术后的60%预计值，生活及社会功能恢复良好。作者认为Escobar综合征合并的脊柱侧凸较易进展，在多学科评估的基础上早期手术干预能够获得满意的矫形效果，并显著改善患者的肺功能。

至今为止最大的病例系列由Joo于2012年报道，在该研究中81.3%（13/16，男女各8例）的Escobar综合征患者出现脊柱侧凸畸形，侧凸平均起病年龄为（3.3±2.6）岁，首次就诊时平均Cobb角为（37.4±18.1）°，在经过平均4年的随访后平均Cobb角进展为（43.3±19.1）°。其中3例患者可见单侧未分节骨桥，1例患者$T_7 \sim T_{11}$椎体分节不良，3例患者合并颈椎融合。另有4例Escobar综

图3-4-6
术后全脊柱正侧位X线
上胸弯Cobb角48°，胸腰弯Cobb角63°。最大后凸角98°，前突角33°（引自Dodson CC. Escobar syndrome (multiple pterygium syndrome) associated with thoracic kyphoscoliosis, lordoscoliosis, and severe restrictive lung disease: a case report. HSS J, 2005, 1(1): 35-9.）

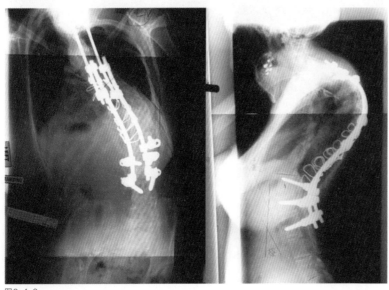

图3-4-6

图3-4-7
术后3年前后站立位大
体像，冠状位躯干平衡
明显改善（引自Dodson
CC. Escobar syndrome
(multiple pterygium
syndrome) associated
w i t h t h o r a c i c
kyphoscoliosis,
lordoscoliosis, and
severe restrictive lung
disease: a case report.
HSS J, 2005, 1(1):
35-9.）

图3-4-8
术后3年全脊柱正侧位
X线
上胸弯Cobb角65°，
胸腰弯Cobb角60°。
最大后凸角95°，前突
角55°（引自Dodson
CC. Escobar syndrome
(multiple pterygium
syndrome) associated
w i t h t h o r a c i c
kyphoscoliosis,
lordoscoliosis, and
severe restrictive lung
disease: a case report.
HSS J, 2005, 1(1):
35-9.）

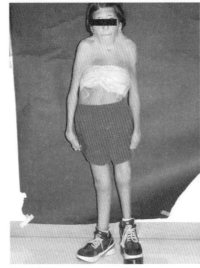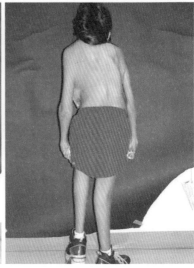

图3-4-7

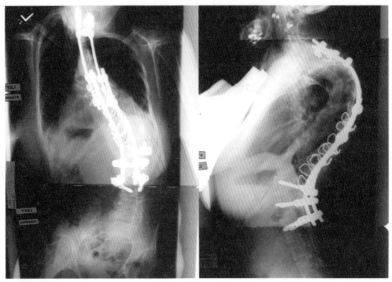

图3-4-8

合征合并侧凸患者的共同影像学表现为胸椎终板形态不规则，椎体高度变低及椎间隙变窄。脊髓栓系及脊髓空洞分别见于3例及1例患者。该研究中2例患者接受支具治疗，1例患者接受了连续石膏治疗，1例患者接受脊柱前路松解、后路融合手术，2例患者接受垂直可扩展人工钛肋植入手术。截至最后一次随访，在13例Escobar综合征合并脊柱侧凸的患者中，5例患者日常活动能力良好，可以正常上学，5例患者具有家庭范围内的活动能力。然而，该研究并未着重报道手术治疗，关于手术时机及手术方式的选择，该研究也未给出意见。

墨西哥学者Hernández-Hernández MC于2016年报道1例Escobar综合征合并先天性脊柱侧凸的病例。患者为12岁女性，由于严重的脊柱侧凸畸形导致胸廓畸形，肺功能受累，且合并肺动脉高压，体力活动明显受限。查体可见躯干前倾，跛行步态，胸段脊柱侧前凸畸形，形成右侧剃刀背高约5 cm。根据患者身材矮小、耳位低、内眦赘皮、小下颌、多发翼状胬肉、多关节屈曲挛缩等临床表现，确诊患者为Escobar综合征。为防止畸形进一步加重，改善患者躯干平衡，改善肺功能并缓解肺动脉高压，行后路脊柱矫形内固定植骨融合术（PASS LP系统，$C_6 \sim L_5$）及Smith-Petersen截骨（$T_5 \sim T_7$），手术顺利，术后矫形效果满意，冠状面Cobb角从术前62°改善至23°，矢状面SVA从125 mm改善至73 mm（图3-4-9~图3-4-12）。

Escobar综合征患者的手术麻醉极具挑战性。由于患者伴有多发的屈曲挛缩畸形，建立静脉置管通路往往较为困难。在所有麻醉处置中最需要注意的是困难气道的管理。Escobar综合征患者气管插管的难度显著高于普通人群。麻醉医师术前需谨慎评估患者气道情况，术前访视时需仔细检查有无小颌畸形、舌系带短缩、张口受限、颈部翼状胬肉、腭裂等情况，必要时备清醒纤维支气管镜插管。此外，由于翼状胬肉及屈曲挛缩畸形的作用，随着患者年龄的增长，术中气道管理将会变得越发困难。

图3-4-9
Escobar综合征合并先天性脊柱侧凸术前大体像，可见颈部及腋窝翼状胬肉，膝关节屈曲，躯干严重失衡（引自Hernándezhernández MC, Canalesná jera JA, Js DLC, et al. Surgical management of spinal deformity in a patient with Escobar syndrome: review of the literature. Acta Ortopedica Mexicana, 2016, 30(4):196~200.）

图3-4-10
Escobar综合征合并先天性脊柱侧凸患者术前正侧位X线片
可见胸段脊柱凸向右侧，Cobb角62°，胸廓发育不良；躯干及骨盆前倾，胸前凸畸形，SVA125 mm（引自Hernándezhernández MC, Canalesnájera JA, Js DLC, et al. Surgical management of spinal deformity in a patient with Escobar syndrome: review of the literature. Acta Ortopedica Mexicana, 2016, 30(4):196~200.）

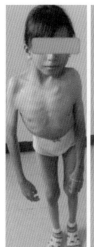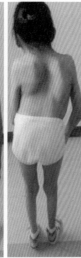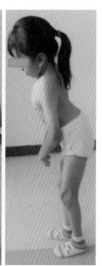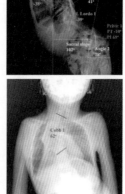

图3-4-9

图3-4-10

图3-4-11
Escobar综合征合并
先天性脊柱侧凸患者，
脊柱融合内固定术后大
体像，可见躯干平衡较
术前改善明显（引自
Hernándezhernández
MC, Canalesnájera
JA, Js DLC, et al.
Surgical management
of spinal deformity
in a patient with Escobar
syndrome: review
of the literature.
Acta Ortopedica
Mexicana, 2016,
30(4):196-200.）

图3-4-12
Escobar综合征合并先
天性脊柱侧凸患者术后
正侧位X线片
内固定位置可，冠状
面侧凸Cobb角23°，
矢状位胸前凸7°，
SVA73mm；冠状面
平衡良好，矢状面平衡
较术前明显改善（引自
Hernándezhernández
MC, Canalesnájera
JA, Js DLC, et al.
Surgical management
of spinal deformity in
a patient with Escobar
syndrome: review of
the literature. Acta
Ortopedica Mexicana,
2016, 30(4):196-200.）

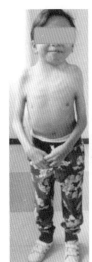
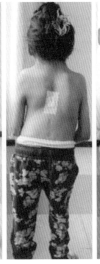
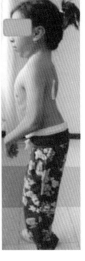
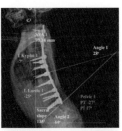
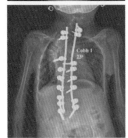

图3-4-11　　　　　　　　　　　　　　　　　图3-4-12

五　小结

现有证据表明，Escobar综合征患者合并的脊柱侧凸畸形相对更容易进展，在该人群中行脊柱融合手术治疗是安全可行的，术前需儿科、呼吸内科、耳鼻喉科、麻醉科及骨科多学科综合评估，术后需密切随访观察矫形效果。必要时，还需对骨骼系统其他受累部位进行治疗，如颈椎不稳、关节挛缩及足部畸形等。关于脊柱融合手术的手术时机及融合范围，目前尚无共识或标准，有待于今后进一步研究。

（戎天华　沈建雄）

【参考文献】

［1］Bussiere JA. Developement Abnormal D'un Faisceau Musculare Acromio-MastoidienRudimentaire, Malformation Congenitale Rare, Observe'e A Pondicherry (IndesOrientales). Annales d'hygiene et de medecinecoloniales, 1902; 5: 686-688.

［2］Escobar V, Bixler D, Gleiser S, et al. Multiple pterygium syndrome. Am J Dis Child, 1978, 132(6): 609-611.

［3］Hoffmann K, Muller JS, Stricker S, et al. Escobar syndrome is a prenatal myasthenia caused by disruption of the acetylcholine receptor fetal gamma subunit. Am J Hum Genet, 2006, 79(2): 303-312.

［4］Morgan NV, Brueton LA, Cox P, et al. Mutations in the embryonal subunit of the acetylcholine receptor (CHRNG) cause lethal and Escobar variants of multiple pterygium syndrome. Am J Hum Genet, 2006, 79(2): 390-395.

［5］Hesselmans LF, Jennekens FG, Van Den Oord CJ, et al. Development of innervation of skeletal muscle fibers in man: relation to acetylcholine receptors. Anat Rec, 1993, 236(3): 553-562.

［6］Kariminejad A, Almadani N, Khoshaeen A, et al. Truncating CHRNG mutations associated with interfamilial variability of the severity of the Escobar variant of multiple pterygium syndrome. BMC Genet, 2016, 17(1): 71.

［7］Vogt J, Harrison BJ, Spearman H, et al. Mutation analysis of CHRNA1, CHRNB1, CHRND, and RAPSN genes in multiple pterygium syndrome/fetal akinesia patients. Am J Hum Genet, 2008, 82(1): 222-227.

［8］Chen H, Chang CH, Misra RP, et al. Multiple pterygium syndrome. Am J Med Genet, 1980, 7(2): 91-102.

［9］Thompson EM, Donnai D, Baraitser M, et al. Multiple pterygium syndrome: evolution of the phenotype. J Med Genet, 1987, 24(12): 733-749.

［10］Teebi AS, Daoud AS. Multiple pterygium syndrome: a relatively common disorder among Arabs. J Med Genet, 1990, 27(12): 791.

［11］胡林，李焕铮，栾兆棠，等. 应用全外显子测序技术对一个Escobar综合征家系进行基因突变分析. 中华医学遗传学杂志，2017，34（2）: 209-212.

［12］于金华，潘力，王敬先，等. Escobar综合征一例. 中华医学遗传学杂志，1996，（1）: 63.

［13］Barros FS, Araujo Junior E, Rolo LC, et al. Prenatal Diagnosis of Lethal Multiple Pterygium Syndrome Using Two-and Three-Dimensional Ultrasonography. J Clin Imaging Sci, 2012, 2: 65.

［14］Vogt J, Morgan NV, Rehal P, et al. CHRNG genotype-phenotype correlations in the multiple pterygium syndromes. J Med Genet, 2012, 49(1): 21-26.

［15］Al Kaissi A, Kenis V, Laptiev S, et al. Is webbing (pterygia) a constant feature in patients with Escobar syndrome?. OrthopSurg, 2013, 5(4): 297-301.

[16] Dodson CC, Boachie-Adjei O. Escobar syndrome (multiple pterygium syndrome) associated with thoracic kyphoscoliosis, lordoscoliosis, and severe restrictive lung disease: a case report. HSS J, 2005, 1(1): 35-39.

[17] Joo S, Rogers KJ, Donohoe M, et al. Prevalence and patterns of scoliosis in children with multiple pterygium syndrome. J Pediatr Orthop, 2012, 32(2): 190-195.

[18] Robinson KG, Viereck MJ, Margiotta MV, et al. Neuromotor synapses in Escobar syndrome. American Journal of Medical Genetics Part A, 2013, 161(12): 3042-3048.

[19] Hernándezhernández MC, Canalesnájera JA, Js D L C, et al. [Surgical management of spinal deformity in a patient with Escobar syndrome: review of the literature]. Acta Ortopedica Mexicana, 2016, 30(4): 196-200.

[20] Vogt J, Morgan NV, Rehal P, et al. CHRNG genotype-phenotype correlations in the multiple pterygium syndromes. Journal of Medical Genetics, 2012, 49(1): 21-26.

[21] Sung KH, Lee SH, Kim N, et al. Orthopaedic manifestations and treatment outcome of two siblings with Escobar syndrome and homozygous mutations in the CHRNG gene. Journal of Pediatric Orthopedics Part B, 2015, 24(3): 262-267.

[22] Monnier N, Lunardi J, Marty I, et al. Absence of beta-tropomyosin is a new cause of Escobar syndrome associated with nemaline myopathy. Neuromuscular Disorders Nmd, 2009, 19(2): 118-123.

[23] Sethi P, Bhatia PK, Gupta N, et al. Multiple pterygium syndrome: Challenge for anesthesiologist. Saudi Journal of Anaesthesia, 2016, 10(3): 350-352.

第三章　神经肌源性脊柱侧凸

第五节

Segawa病

一 概述

Segawa病，即多巴胺反应性肌张力障碍（dopa-responsive dystonia，DRD）又称少年性遗传性肌张力障碍帕金森病，占所有肌张力障碍患者的5%～10%，患病率约为0.5/100万。最早于1976年由Segawa等报道，多于儿童早期发病，以昼夜波动性肌张力障碍和帕金森综合征为主要症状，小剂量多巴胺制剂治疗可以获得快速持久的治疗效果。

二 病因及发病机制

Segawa病多为常染色体显性遗传，其外显率不完全，存在散发病例。目前研究认为，位于14号染色体长臂（14q22.1-22.2）上的三磷酸鸟苷环化水解酶1（guanosine triphosphate cyclohydrolase 1，GCH-1）的基因突变是常染色显性遗传Segawa病的发病原因。Segawa病也可以表现为常染色体隐性遗传，此类Segawa病多由酪氨酸羟化酶（tyrosine hydroxylase，TH）基因的突变引起，除此之外，也存在墨蝶呤还原酶（sepiapterin reductase，SPR）基因和6-丙酮酰-四氢蝶呤合成酶（6-pyruvoyl-tetrahydropterin synthase，PTS）基因突变的报道。GCH-1基因突变导致GCH-1酶活性降低，影响四氢生物蝶呤的合成。患者体内GCH-1酶活性并未完全消失，而是保持在一个较低水平，但并不足以支持长时间的四氢生物蝶呤合成，因此患者可出现症状昼夜波动性。四氢生物蝶呤是细胞中的一种重要辅酶，直接影响酪氨酸羟化酶的活性。因此，GCH-1基因突变导致了酪氨酸羟化酶的活性下降，进而造成酪氨酸代谢异常及多巴胺合成障碍，纹状体内多巴胺水平降低，出现肌张力障碍及帕金森综合征的临床表现，同时也可引起儿茶酚胺递质的紊乱，出现精神症状。

病理学研究发现了Segawa病患者的基底核区域与其他类型运动障碍性疾病不同的病理改变，即基底核区域内各核团的结构基本正常，黑质纹状体通路结构正常，无明显变性改变，纹状体内多巴胺水平降低，但黑质多巴胺能神经元数量正常，无Lewy小体。

三　主要临床表现

Segawa病多为儿童期缓慢起病，也有成人期发病的报道。Segawa病以女性多见，男女患病比例为1∶4～1∶2.5。Segawa病病情大多缓慢进展，若不经治疗，5～6年后症状可达到高峰。对于Segawa病而言，其贯穿疾病全程的主要症状是姿势性肌张力障碍，而非动作性肌张力障碍。Segawa病多以单肢远端肌张力障碍为首发症状（例如马蹄内翻足、行走困难、书写痉挛等），随后可累及其他肢体、腰部、颈部、面部及全身，表现为手足徐动、挤眉弄眼、耸肩、颈部痉挛等不自主运动。成年起病者主要表现为类似帕金森综合征的症状（例如震颤、僵直、运动迟缓、面具脸、姿势步态异常、站立困难及情绪低落等），病情严重时可出现头颈强直、吞咽及发音困难等表现。Segawa病早期症状有明显的昼夜波动性，晨轻暮重，睡眠后改善。查体可见运动迟缓、静止性震颤、四肢肌张力齿轮样或铅管样肌张力增高，共济运动差，腱反射活跃或亢进，病理征阳性。后期可出现自主活动困难，咽反射减弱，四肢肌张力降低，腱反射减弱。

Segawa病患者可并发脊柱畸形，表现为脊柱侧凸、脊柱后凸、腰椎过度前凸等，甚至在部分患者中，脊柱畸形可以成为Segawa病的主诉（图3-5-1）。部分学者认为脊柱畸形的发生与躯干肌肌张力障碍相关，并且脊柱畸形的预后直接与Segawa病初次诊断以及开始左旋多巴治疗的时间密切相关，Segawa病的诊断与左旋多巴的治疗越及时，患者脊柱畸形的预后越好。

Segawa病最有用的诊断试验是对小剂量左旋多巴的显著阳性反应，小剂量左旋多巴即可快速改善Segawa病的肌张力障碍症状，疗效持久，且不引起运动并发症。代谢检查如苯丙氨酸负荷试验以及脑脊液中神经递质、GCH-1酶水平测定等方法可帮助诊断Segawa病。

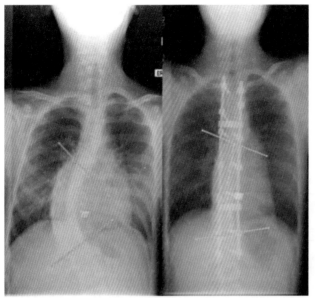

图3-5-1

图3-5-1
术前及术后全脊柱正位
X线
胸椎右侧凸畸形，
Cobb角70°，经后路
内固定植骨融合术，
术后Cobb角25°
（引自Hasan MS,
Leong KW, Chan
CY, et al. Anesthetic
considerations in
scoliosis patient with
dopa-responsive
dystonia or Segawa's
syndrome. J OrthopSurg
(Hong Kong), 2017,
25(1): 612345031.）

GCH-1基因突变检测可以明确诊断，但是需要注意的是，除GCH-1基因外其他基因的突变也可导致Segawa病的发生。辅助检查，如脑电图、CT、MRI、PET等检查常为阴性结果。

对于儿童期起病，出现单一肢体或多个肢体肌张力障碍，且肌张力障碍存在昼夜波动性，家族内有类似病史，对小剂量多巴胺药物反应性良好者，应考虑诊断Segawa病。Segawa病的具体诊断标准如下：①1~10岁发病，伴有足的肌张力不全，极少数在成年有姿势性震颤；②症状明显的昼夜波动，随年龄增长而减弱；③20岁以前病情进展，而随年龄增长减缓，40岁后不再进展；④主要症状，下肢为主的姿势性肌张力不全、可发生头后仰的痉挛性斜颈、无轴性扭转肌张力失常或动眼危象；⑤后期发生8~10 Hz的姿势性震颤，无帕金森病的4~5 Hz的静止性震颤；⑥运动迟缓表现在后期，动作性活动保持至晚期；⑦全部腱反射亢进，某些有踝阵挛或纹状趾，无病理征；⑧左旋多巴疗效明显、持续有效、无任何副作用；后期有可能减量；初期10年左旋多巴不能阻止进展；⑨有左侧优先受累的倾向；⑩女性多见；⑪身高较矮；⑫常染色体显性遗传，外显率低，故也可为散发病例。当然，Segawa病也需要与少年型帕金森病、扭转痉挛、肝豆状核变性以及其他类型的肌张力障碍等疾病相鉴别。少年型帕金森病可在儿童期发病，也可表现为姿势性肌张力障碍，并且对左旋多巴胺治疗有效。但是，少年型帕金森病的症状一般无晨轻暮重的特点，常规剂量多巴胺制剂可有一定治疗效果，但对小剂量多巴胺反应较差，并且存在开关现象和剂末现象。扭转痉挛又称为扭转性肌张力障碍，是一种常染色体显性遗传病，其主要由扭转素A基因异常导致。其临床表现主要分为两种类型，一种是姿势性肌张力障碍，第二种为运动性肌张力障碍。扭转痉挛对左旋多巴胺无反应，这是扭转痉挛与Segawa病的鉴别点。肝豆状核变性是一种常染色体隐性遗传的铜代谢障碍性疾病，以铜代谢障碍引起的肝硬化、基底核损害为主的脑变性疾病为特点，其临床症状主要表现为粗大震颤、肝硬化、肝功能障碍，查体可以发现角膜可出现Kayser-Fleischer环，实验室检查可以发现血清铜蓝蛋白水平下降等。

四 合并脊柱畸形的治疗

Segawa病患者经早期诊断、早期治疗，可迅速、持久地改善肌张力障碍症状，部分患者可正常学习、工作，精神症状也可明显减轻。多巴胺起始剂量多为 1 mg /（kg·d），逐渐增加用量至出现最好的控制效果，最大剂量可为20～25 mg /（kg·d）。如果患者在接受多巴胺治疗期间，出现明显的药物不良反应（例如恶心、呕吐、嗜睡等），则应适当减少用量。

截至目前，有关Segawa病合并脊柱畸形治疗的文献报道并不多。Tsirikos等报道了一组诊断为Segawa病的三胞胎病例，其中两例合并后凸畸形患者经小剂量左旋多巴胺治疗后后凸畸形明显改善，脊柱矢状位序列恢复正常（图3-5-2）；而另一位合并严重僵硬性脊柱侧凸患者经小剂量多巴胺治疗后脊柱侧凸并未改善，并最终接受了一期前路松解+内固定、后路内固定植骨融合术，术后患者脊柱的冠状位和矢状位序列恢复，随访时矫形效果满意。Micheli等也报道了1例主诉脊柱侧后凸畸形的Segawa病患者，经有效的小剂量左旋多巴胺治疗后侧后凸畸形获得完全改善。根据以往文献的个例报道，对于病程较短、脊柱畸形较轻的Segawa病患者可以给予小剂量左旋多巴胺治疗，脊柱多可随肌张力障碍的改善而恢复正常的冠状

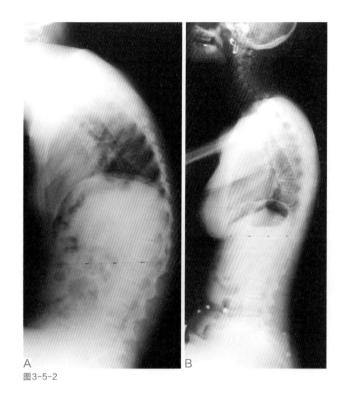

图3-5-2

图3-5-2
合并胸椎后凸畸形的Segawa病患者经6年规律左旋多巴治疗，后凸畸形明显改善，脊柱矢状位序列恢复（引自Tsirikos AI, Carr LJ, Noordeen HH. Variability of clinical expression and evolution of spinal deformity in a family with late detection of dopa-responsive dystonia. Dev Med Child Neurol, 2004, 46(2):128-137.）

面及矢状面序列；而对于病程较长、严重僵硬性脊柱畸形的患者，经左旋多巴胺、支具等治疗无效，可以采取手术的方式矫正脊柱畸形，恢复正常序列，手术方式可参考神经肌肉型脊柱侧凸（例如脑瘫合并脊柱侧凸），多以长节段融合为主，必要时可固定至骨盆及髂骨。

五　小结

Segawa病是以儿童早期发病、昼夜波动性肌张力障碍和帕金森综合征为主要症状，对小剂量多巴胺治疗敏感的肌张力疾病。Segawa病患者可合并诸如脊柱侧凸、脊柱后凸、腰椎过度前凸等畸形，多与躯干肌肌张力障碍相关。脊柱畸形的预后与Segawa病初次诊断以及开始左旋多巴治疗的时间密切相关。对于病程较短、脊柱畸形较轻的Segawa病患者经小剂量左旋多巴胺治疗后脊柱可恢复正常的冠状面及矢状面序列；而对于病程较长、严重僵硬性脊柱畸形的患者，可以采取手术的方式矫正脊柱畸形。

【典型病例1】

Tsirikos等报道1例合并脊柱侧凸畸形的Segawa病患者，接受一期前路松解、内固定＋后路内固定、植骨融合术，术后随访5.5年，恢复良好。

图3-5-3
术前全脊柱正侧位（引自Tsirikos AI, Carr LJ, Noordeen HH. Variability of clinical expression and evolution of spinal deformity in a family with late detection of dopa-responsive dystonia. Dev Med Child Neurol, 2004, 46(2):128-137.）

图3-5-4
5.5年随访时全脊柱正侧位（引自Tsirikos AI, Carr LJ, Noordeen HH. Variability of clinical expression and evolution of spinal deformity in a family with late detection of dopa-responsive dystonia. Dev Med Child Neurol, 2004, 46(2):128-137.）

临床资料

患者，女性，出生后5个月出现言语发育迟滞，2.5岁时出现疼痛性肌张力肢体痉挛，以右侧肢体为重。患者被发现合并脊柱侧凸，经支具治疗后侧凸控制不佳且呈进行性加重，严重的侧凸畸形已经影响到患者的心肺功能，并且由于凹侧胸壁与骨盆的紧密接触而出现了局部疼痛，进一步降低了患者的坐位耐受程度。患者于9.5岁时开始接受左旋多巴胺的治疗，经过6个月的治疗后，患者的肌张力障碍病情得以改善，但侧凸畸形并未得到改善，且全脊柱正侧位X线片（10岁时拍摄）示：$T_6 \sim L_3$右侧凸畸形，Cobb角88°，骶骨前倾，矢状位失衡明显（图3-5-3）。

治疗方法及结果

为防止侧凸畸形进一步加重，减轻患者的疼痛症状，患者接受了一期前路松解内固定（$T_9 \sim L_3$）＋后路内固定、植骨融合（$T_2 \sim$骶骨）术，手术顺利，术后2个月患者出现切口深部感染，经清创，取出右侧骶骨螺钉、右侧髂骨螺钉及右侧部分内固定棒后，患者恢复良好。5年术后随访全脊柱正侧位X线片示：$T_6 \sim L_3$侧凸Cobb角37°，冠状位、矢状位平衡良好（图3-5-4）。

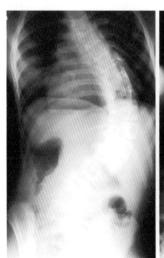
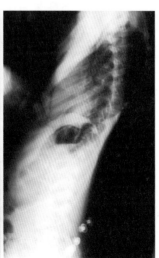
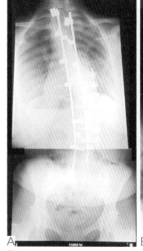
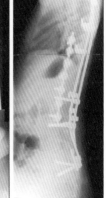

图3-5-3

图3-5-4

北京协和医院脊柱外科于2017年9月门诊接诊了1例以脊柱侧后凸畸形为主要临床表现且高度疑诊为Segawa病的患者。

临床资料

患者，男性，21岁，因"背部不平6年"就诊我院脊柱外科中心。患者5岁时由父母发现较同龄儿童行走缓慢，未予重视。患者13岁时无明显诱因出现双上肢不自主运动、书写困难，近8年来双上肢不自主运动进行性加重，逐渐累及面颈、下肢，出现头颈强直、挤眉弄眼、发音困难、手足徐动、行走困难等，但患者智力发育未见明显迟滞。多次于外院就诊，病因未明确，疾病情况无改善。15岁时发现背部不平，近6年来进行性加重，未接受支具手术等诊治。患者足月生产，出生时无明显异常，未服用药物，其父母、哥哥均正常，家族内其他亲属亦无类似情况。查体见面部苦笑表情，双侧膝关节外翻，双侧马蹄内翻足畸形，右侧剃刀背畸形，双侧髂嵴不平，右侧高约5 cm，四肢肌张力明显升高，四肢肌力Ⅴ级，双下肢病理征（-）。

全脊柱正侧位X线片

$T_5 \sim L_{12}$右侧凸畸形，Cobb角119°，$L_1 \sim L_5$左侧凸畸形，Cobb角87°，$T_6 \sim T_{12}$后凸畸形，后凸角70°（图3-5-5）。

根据患者进行性加重的面颈部及四肢的不自主运动，四肢肌张力升高，以及严重的脊柱侧后凸畸形，考虑患者疑诊为Segawa病，建议患者就诊神经内科，接受小剂量多巴胺试验以明确疾病诊断，目前该患者仍在门诊随访中。

图3-5-5
门诊全脊柱正侧位X线
$T_5 \sim L_{12}$右侧凸畸形，
Cobb角119°，$L_1 \sim L_5$
左侧凸畸形，Cobb角
87°，$T_6 \sim T_{12}$后凸畸形，
后凸角70°

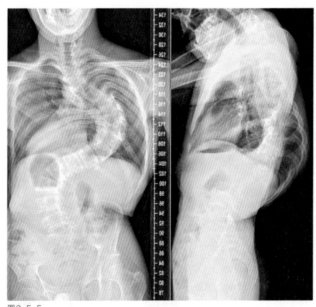

图3-5-5

（谭海宁　沈建雄）

【参考文献】

[1] Amerio A, Stubbs B, Odone A, et al. The prevalence and predictors of comorbid bipolar disorder and obsessive-compulsive disorder: A systematic review and meta-analysis. J Affect Disord, 2015, 186: 99-109.

[2] Segawa M, Hosaka A, Miyagawa F, et al. Hereditary progressive dystonia with marked diurnal fluctuation. Adv Neurol, 1976, 14: 215-233.

[3] Trender-Gerhard I, Sweeney MG, Schwingenschuh P, et al. Autosomal-dominant GTPCH1-deficient DRD: clinical characteristics and long-term outcome of 34 patients. J Neurol Neurosurg Psychiatry, 2009, 80(8): 839-845.

[4] Ichinose H, Ohye T, Takahashi E, et al. Hereditary progressive dystonia with marked diurnal fluctuation caused by mutations in the GTP cyclohydrolase I gene. Nat Genet, 1994, 8(3): 236-242.

[5] Ludecke B, Dworniczak B, Bartholome K. A point mutation in the tyrosine hydroxylase gene associated with Segawa's syndrome. Hum Genet, 1995, 95(1): 123-125.

[6] Steinberger D, Blau N, Goriuonov D, et al. Heterozygous mutation in 5'-untranslated region of sepiapterin reductase gene (SPR) in a patient with dopa-responsive dystonia. Neurogenetics, 2004, 5(3): 187-190.

[7] Hanihara T, Inoue K, Kawanishi C, et al. 6-Pyruvoyl-tetrahydropterin synthase deficiency with generalized dystonia and diurnal fluctuation of symptoms: a clinical and molecular study. Mov Disord, 1997, 12(3): 408-411.

[8] Schiller A, Wevers RA, Steenbergen GC, et al. Long-term course of L-dopa-responsive dystonia caused by tyrosine hydroxylase deficiency. Neurology, 2004, 63(8): 1524-1526.

[9] Rajput AH, Gibb WR, Zhong XH, et al. Dopa-responsive dystonia: pathological and biochemical observations in a case. Ann Neurol, 1994, 35(4): 396-402.

[10] Segawa M, Nomura Y, Nishiyama N. Autosomal dominant guanosine triphosphate cyclohydrolase I deficiency (Segawa disease). Ann Neurol, 2003, 54 Suppl 6: S32-S45.

[11] 石林，杨岸超，张建国. 多巴胺反应性肌张力障碍研究进展. 医学综述，2014，(21): 3841-3842.

［12］Hasan MS, Leong KW, Chan CY, et al. Anesthetic considerations in scoliosis patient with dopa-responsive dystonia or Segawa's syndrome. J OrthopSurg (Hong Kong), 2017, 25(1): 612345031.

［13］Lee JH, Ki CS, Kim DS, et al. Dopa-responsive dystonia with a novel initiation codon mutation in the GCH1 gene misdiagnosed as cerebral palsy. J Korean Med Sci, 2011, 26(9): 1244-1246.

［14］Furukawa Y, Kish SJ, Lang AE. Scoliosis in a dopa-responsive dystonia family with a mutation of the GTP cyclohydrolase I gene. Neurology, 2000, 54(11): 2187.

［15］Tsirikos AI, Carr LJ, Noordeen HH. Variability of clinical expression and evolution of spinal deformity in a family with late detection of dopa-responsive dystonia. Dev Med Child Neurol, 2004, 46(2): 128-137.

［16］Hwang WJ, Calne DB, Tsui JK, et al. The long-term response to levodopa in dopa-responsive dystonia. Parkinsonism Relat Disord, 2001, 8(1): 1-5.

［17］Saunders-Pullman R, Blau N, Hyland K, et al. Phenylalanine loading as a diagnostic test for DRD: interpreting the utility of the test. Mol Genet Metab, 2004, 83(3): 207-212.

［18］Wijemanne S, Jankovic J. Dopa-responsive dystonia--clinical and genetic heterogeneity. Nat Rev Neurol, 2015, 11(7): 414-424.

［19］Bianca S, Bianca M. A new deletion in autosomal dominant guanosine triphosphate cyclohydrolase I deficiency gene--Segawa disease. J Neural Transm (Vienna), 2006, 113(2): 159-162.

［20］Micheli F, Pardal MF, Gatto E, et al. Dopa-responsive dystonia masquerading as idiopathic kyphoscoliosis. Clin Neuropharmacol, 1991, 14(4): 367-371.

第六节
线粒体肌病

一 概述

线粒体肌病（Mitochondrial myopathy）是指由于线粒体DNA或核DNA缺陷导致线粒体结构异常和功能障碍，能量代谢过程中线粒体所必须酶系或载体异常，细胞呼吸链及能量代谢障碍，ATP合成不足所引起骨骼肌受累为主的多系统疾病。特点为轻微活动后即感极度疲乏，休息后略好转，且常伴肌肉酸痛。如累及中枢神经系统，则称为线粒体脑肌病。本病为遗传代谢性疾病，尽管线粒体DNA突变携带者约1/200，但整体上线粒体疾病发病率大致为1/40000。

二 病因与病理

线粒体几乎存在于人体所有细胞内，为细胞内细胞器，其包含自身的遗传物质，即线粒体DNA，而大多数线粒体内蛋白质是由核DNA所编码的，因此线粒体DNA或核DNA突变均可导致线粒体疾病。线粒体DNA突变包括点突变、单一大片段丢失、基因片段重复等。线粒体DNA突变可影响基因组的蛋白质编码区和转运RNA基因，共同导致线粒体内呼吸链复合物I和IV合成缺陷及活性异常，细胞内ATP合成障碍。

通常细胞内含多个线粒体，每个线粒体内包含大量的基因组，其包括一定比例的基因突变及野生型，即遗传异质性。当突变基因达到一定程度而引起器官功能障碍时称为阈值效应。细胞分裂过程中，线粒体DNA内突变型及野生型相互分离，随机分配到下代子细胞中，此过程称复制分离。遗传异质性影响疾病表型相似性及严重程度。影响遗传异质突变程度的主要因素出现在卵子发生时期，称之为"瓶颈效应"，即机体全部线粒体复制指令来自一小部分基因组。然而线粒体DNA突变转化是复杂的。

既往报道称线粒体肌病与*MICU1*基因突变相关，其所编码的蛋白质通过调控线粒体内钙离子水平引起线粒体功能异常。目前与线粒体肌病相关的基因突变已有报道，但仍有大部分突变未能检测到，上述突变相互作用共同导致线粒体疾病发生发展。该病常累及多个器官，基因型与表型相关性较差。

三　临床表现

线粒体是细胞内能量代谢的重要部位，由于各组织器官对于能量需求不同及基因变异的异质性，患者临床表现各异，主要涉及对能量需求较高的器官系统，如肌组织（骨骼肌和心肌）、神经系统（中枢、外周、自主神经及视神经和视网膜等）及内分泌系统等。临床表现与发病年龄、症状、体征、严重程度及预后相关。与大多数遗传性疾病相似，幼年发病者症状常较重，成年发病者症状则相对较轻。眼部病变为最常见的临床表现，包括上睑下垂和眼外肌麻痹等，眼外肌麻痹无力常呈渐进性发展，其既可为单一临床表现，又可作为其他综合征的一种表现形式，需注意的是进行性眼外肌麻痹具有广泛的遗传异质性，家族其他成员患病风险增加；其他如近端肌力降低，心肌病，神经性耳聋，视神经萎缩，视网膜病变，感觉性共济失调，构音障碍，智力低下，吞咽困难，胃食管反流等；内分泌系统疾病，如糖尿病、甲状腺功能减退、生长激素缺乏等，部分患者可合并骨骼畸形，如脊柱侧凸等。少见类型为辅酶Q10合成障碍，婴幼儿表现为以肾病、脑病为主的综合征，后期可导致肾衰竭，成人以肌病、共济失调性肌病、癫痫或周围神经病变为主。部分病变仅累及单个器官，如Leber遗传性视神经病；大多数患者可表现为某类综合征，如肌阵挛性癫痫伴破碎红纤维、慢性进行性眼外肌麻痹、Kearns–Sayre综合征、周围神经病–共济失调–视网膜色素变性等。病程后期常出现全身肌肉萎缩，继而多器官功能衰竭，死亡率较高。部分观点认为线粒体肌病和线粒体脑肌病在其进展过程中可相互转型，某些线粒体肌病的临床表现可能为某种类型线粒体脑肌病的不同时期临床表现，但确诊需经长期随访观察。

四 辅助检查

1. **影像学检查** 肌组织MRI可见肌萎缩及肌间隙增大，尤以近端肌群明显，部分可呈大理石样改变，头部CT或MRI可鉴别其他中枢神经受累相关疾病；磁共振光谱学可无创检测脑脊液乳酸含量，其水平高低可反映中枢神经系统病变程度，含量越高，则病变越重。

2. **生化测定** 乳酸丙酮酸最小运动量试验，乳酸、丙酮酸数值运动前高于正常值，运动后5分钟仍不能恢复正常水平为异常；亦可采用握力试验检测静脉血氧分压，上述方法敏感性及特异性均较差，作为非侵入性筛查试验；血清酶学测定如肌酸激酶、乳酸脱氢酶等，可反映肌纤维坏死程度，但特异性较差。

3. **神经电生理检查** 肌电图提示神经肌肉接头处异常，低频或高频刺激神经时波幅递减，部分表现为运动电位波幅降低，时间缩短，亦有感觉神经及运动神经纤维传导速度均异常；发病早期多呈肌源性病变，后期多为神经源性病变；脑电图可发现脑部病变或癫痫等。

4. **病理检查** 病理组织学检查对于本病的诊断具有重要意义，标本来源可选取腓肠肌或股四头肌，需眼部矫形手术患者也可选取上睑提肌或眼轮匝肌。光镜下肌原纤维排列紊乱，肌丝呈局灶性破坏，组织化学染色（Gomori三染色法）可见破碎红纤维（ragged-red fiber，RRF），RRF为细胞能量代谢障碍、线粒体增生积聚的表现，典型者为肌膜下出现不规则红色边缘，RRF>4%具有重要诊断意义，且RRF比例越高，肌无力症状越重；细胞色素C氧化酶活性缺陷纤维为呼吸链复合物Ⅳ活性差的表现，由线粒体DNA和核DNA共同编码，随年龄增长可少量出现，如检测到大量的缺陷纤维及琥珀酸脱氢酶阳性纤维则高度提示线粒体肌病。破碎红纤维、细胞色素C氧化酶活性缺陷纤维及琥珀酸脱氢酶阳性纤维为线粒体肌病特征性病理改变。光镜下还可见肌纤维大小不等、粗细不均，肌纤维间隙增宽，少数可伴肌纤维萎缩变性及周围不典型空泡增多等，但无炎性细胞浸润。电镜下肌细胞完整，细胞核形态正常，肌原纤维排列可正常或错乱，肌丝表现为局灶性破坏，肌纤维周围及肌膜下可见大量形态异常的线粒体聚集，线粒体则表现为大小不一，形态各异，如球形、哑铃形或为多形态性，亦可出现退变线粒体，表现为内部空化或充满电子致密物，而线粒体外膜完整；线粒体内嵴排列异常，增多紊乱、肿大或消失；线粒体结构或功能异常后，少数大分子酶类或蛋白质代谢或转运异常，线粒体内可见晶格状线粒体包涵体、嗜铼小体、糖原颗粒或脂滴堆积（图3-6-1）。皮肤或肝组织也可作为活检标本应用，但敏感性较低，仅作鉴别之需。

图3-6-1
线粒体肌病患者肌纤维组织化学染色（Gomori三染色法）和电镜下表现（引自Kumar, Vinay, et al. Robbins and Cotran Pathologic Basis of Disease, Professional Edition. Elsevier LTD, Oxford, 2009. pp 157-160.）

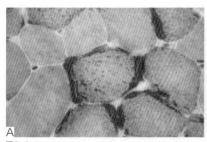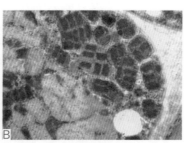

图3-6-1

5. **分子生物学检测** 虽然基因型与表型相关性差，但通过检测肌组织或周围血样线粒体DNA或核DNA突变情况，对诊断具有一定意义；亦可采用肌组织呼吸链酶学分析，对部分患病儿童病理检查结果正常者具有鉴别意义，但此方法临床应用较困难。

五 诊断及鉴别诊断

由于本病临床表现多样，诊断尚无统一标准，诊断需结合临床表现、生化、组织学及基因检测完成。当患者表现为肌病伴有多器官功能障碍时，应考虑线粒体肌病的诊断。需注意的是类线粒体肌病综合征可能是由继发性线粒体功能障碍或获得性线粒体毒性所引起，药物效应及年龄因素可能会影响肌组织活检结果。鉴别诊断：主要与神经肌肉相关性疾病鉴别，如周期性麻痹、重症肌无力及心肌炎等。

六 治疗

目前尚无有效治疗方法，多以姑息及针对相关并发症的治疗为主，并发症的治疗通常是可行的，且常影响患者预后及护理。原则为改善机体代谢，补充机体ATP生成代谢药物，包括辅酶Q及其衍生物，肉碱，肌酸，半胱氨酸，二甲基甘氨酸，硫辛酸等；维生素及糖皮质激素等可联同上述药物应用；L-精氨酸可作为脑卒中样发作急性期药物应用，其对于心肌病的治疗亦有一定益处；药物治疗中应避免应用他汀类、丙戊酸及抗逆转录病毒等加重线粒体毒性药物。对症治疗：如心脏功能障碍、内分泌疾病及呼吸功能障碍的对症治疗等，合并脊柱侧凸患者为避免脊柱畸形进一步加重，影响心肺功能障碍可考虑行手术治疗。虽然有部分学者主张肌细胞移植或基因治疗等，但目前仍处于研究阶段，尚无可行性报道；运动辅助疗法如有氧运动及耐力锻炼可改善患者体力，提高生活质量，应根据患者病情制订个体化方案；其他如传统的中医中药支持治疗等也具有一定疗效。

【典型病例】

北京协和医院脊柱外科于2010年6月收治1例男性患者，16岁，入院诊断为：线粒体肌病脊柱侧凸。

临床资料

患者因双肩不等高，腰背部不平多年，近2年进行性加重明显来协和医院门诊寻求诊治，患者之前未进行支具等保守治疗。门诊查体：患者状态好，巩膜无异常，身高168 cm，剃刀背样脊柱侧凸，并伴有明显的身体偏移。四肢肌力连续性检查可出现间歇性肌力减弱，跟腱反射、膝反射降低，其余神经检查未见明显异常（图3-6-2）。

全脊柱正侧位平片

$T_1 \sim L_3$ 向右侧侧凸、躯干偏移3.6 cm、冠状面Cobb53°（图3-6-3）；头部MRI示：未见明显异常（图3-6-4）。三维CT示：$T_{5/6}$ 可见明显侧方移位（图3-6-5）。行后路脊柱矫形内固定植骨融合术（$T_2 \sim L_3$），术前检查ECG、UCG、EMG、腹部超声、血气正常，肺功能检查通气功能受限，取肌肉活检：ragged-破碎红纤维。根据患者肌力间歇性不规则减弱及肌肉活检，明确诊断为线粒体肌病。术后矫形效果满意，术后冠状面Cobb8°（图3-6-6、图3-6-7）。术后2年随访，患者恢复良好（图3-6-8）。

手术体会

线粒体肌病患者，选择麻醉时要特别注意规避可能引起恶性高热的相关药物，肌源性疾病患者可提高恶性高热的发生概率。对于手术中脊椎的融合范围，我们建议近段选择侧凸的端椎，远端选择稳定椎，在此示例病例中我们选择的是T_1至L_3的后路融合术。

患者术后2年来我院复查，自觉状态良好，患者对于效果非常满意，门诊查全脊柱X线正侧位片与术后全脊柱X线正侧位对比无改变。自觉无腰痛及下肢放射痛，行走正常。四肢肌力稍弱。神经病理反射未引出。

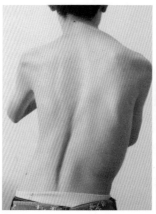
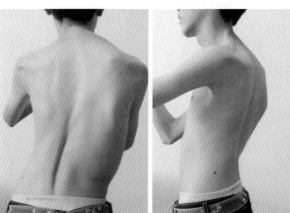

图3-6-2
术前大体照片

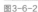

图3-6-2

图3-6-3
术前全脊柱正侧位
（躯干偏移3.6 cm、
冠状面Cobb53°）
及 左 右Bending
（L-B:65°、R-B:31°）
X线片

图3-6-4
术前头部MRI

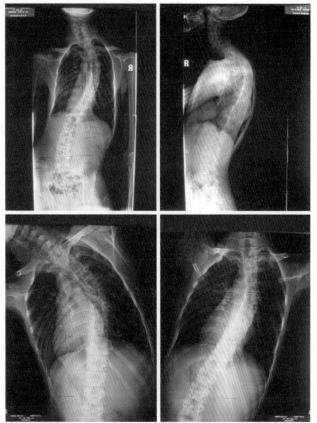

图3-6-3

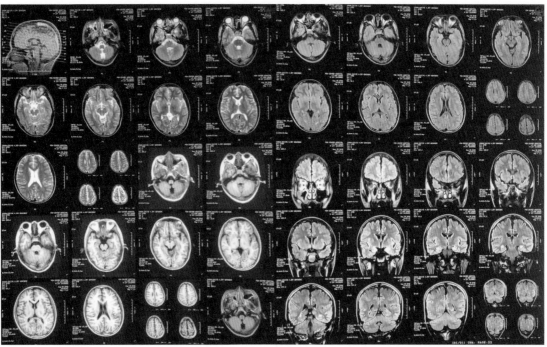

图3-6-4

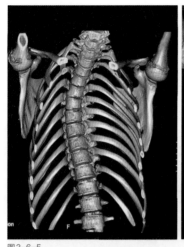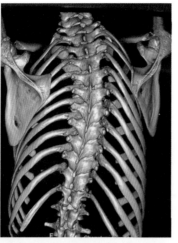

图3-6-5

图3-6-5
术前全脊柱三维CT

图3-6-6
术后大体照片

图3-6-7
术后4天全脊柱正侧位X
线片（冠状面Cobb8°）

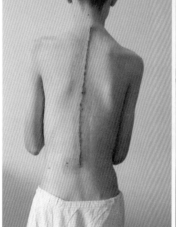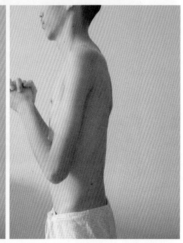

图3-6-6

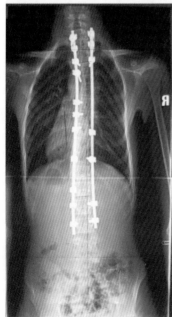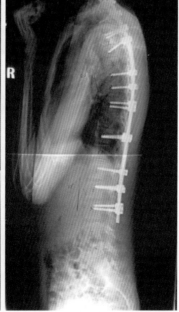

图3-6-7

综合征性脊柱侧凸的诊断与治疗

图3-6-8
术后2年随访全脊
柱正侧位X线片

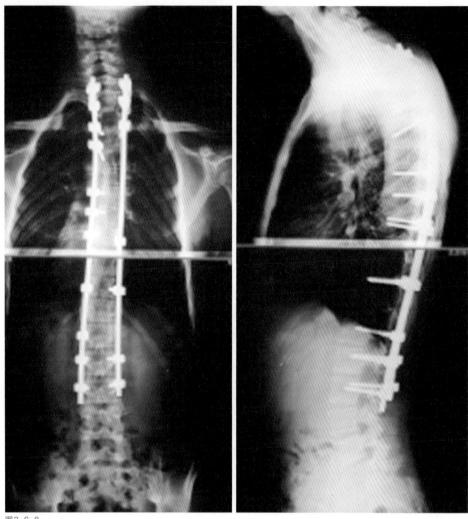

图3-6-8

（毕佳琦　沈建雄）

【参考文献】

［1］Pitceathly RD, McFarland R. Mitochondrial myopathies in adults and children: management and therapy development. Curr Opin Neurol, 2014, 27: 576-582.

［2］Milone M, Wong LJ. Diagnosis of mitochondrial myopathies. Mol Genet Metab, 2013, 110: 35-41.

［3］Hassani A, Horvath R, Chinnery PF. Mitochondrial myopathies: developments in treatment. Curr Opin Neurol, 2010, 23: 459-465.

[4] Engel AG. Late-onset rod myopathy (a new syndrome?): light and electron microscopic observations in two cases. Mayo Clin Proc, 1966, 41: 713-741.

[5] Tarnopolsky MA, Raha S. Mitochondrial myopathies: diagnosis, exercise intolerance, and treatment options. Med Sci Sports Exerc, 2005, 37: 2086-2093.

[6] Taivassalo T, Haller RG. Exercise and training in mitochondrial myopathies. Med Sci Sports Exerc, 2005, 37: 2094-2101.

[7] Schoser BG, Pongratz D. Extraocular mitochondrial myopathies and their differential diagnoses. Strabismus, 2006, 14: 107-113.

[8] Wisely NA, Cook PR. General anaesthesia in a man with mitochon- drial myopathy undergoing eye surgery. Eur J Anaesthesiol, 2001, 18: 333-335.

[9] Muravchick S. Clinical implications of mitochondrial disease. Adv Drug Deliv Rev, 2008, 60: 1553-1560.

[10] Poulton J, Marchington DR. Segregation of mitochondrial DNA (mtDNA) in human oocytes and in animal models of mtDNA disease: clinical implications. Reproduction, 2002, 123: 751-755.

[11] Tatke M. Mitochondrial myopathies-clinicopathological features and diagnostic modalities. Indian J Pathol Microbiol, 2007, 50: 467-477.

[12] Temiz P, Weihl CC, Pestronk A. Inflammatory myopathies with mitochondrial pathology and protein aggregates. J Neurol Sci, 2009, 278: 25-29.

[13] Pfeffer G, Chinnery PF. Diagnosis and treatment of mitochondrial myopathies. Ann Med, 2013, 45: 4-16.

[14] DiMauro S. Pathogenesis and treatment of mitochondrial myopa- thies: recent advances. Acta Myol, 2010, 29: 333-338.

[15] Sharp LJ, Haller RG. Metabolic and mitochondrial myopathies. Neurol Clin, 2014, 32: 777-799.

[16] Longworth B, Fary R, Hopper D. Prevalence and predictors of adolescent idiopathic scoliosis in adolescent ballet dancers. Arch Phys Med Rehabil, 2014, 95: 1725-1730.

[17] Canavese F, Rousset M, Le Gledic B, et al. Surgical advances in the treatment

of neuromuscular scoliosis. World J Orthop, 2014, 5: 124-133.

[18] Li Z, Shen J, Liang J. Scoliosis in mitochondrial myopathy: case report and review of the literature. Medicine, 2015, 94(6): e513.

　　　　　　　　　　　　　　　　　　　　　　　　　　第三章　神经肌源性脊柱侧凸

第七节

Guillain-Barré综合征

一 概述

吉兰–巴雷综合征（Guillain–Barré syndrome，GBS）是由法国神经病学家George Guillain、Jean Alexander Barré和Andre Strohl于1916年首次描述的一种急性发病、单时相、自限性免疫介导的周围神经病，在临床上主要表现为进展性、对称性、四肢弛缓性瘫痪，感觉障碍和自主神经功能障碍。

二 分型

GBS通常分为不同的亚型，包括急性炎性脱髓鞘性多发神经根神经病（acute inflammatory demyclinating polyneuropathies，AIDP）、急性运动轴索性神经病（acute motor axonal neuropathy，AMAN）、急性运动感觉轴索性神经病（acute motor–sensory axonal neuropathy，AMSAN）、Miller Fisher综合征（Miller Fisher syndrome，MFS）、急性泛自主神经病（acute panautonomic neuropathy，APN）、急性感觉神经病（acute sensory neuropathy，ASN）等。

三 临床特点

GBS通常起病急，临床症状多在2~4周内达到高峰，通常以手、足等肢体远端部位感觉异常为首发症状，数日内逐渐进展至肢体近端，出现感觉运动障碍，部分患者可累及脑神经出现相应症状，另有部分患者呼吸肌受累，出现呼吸衰竭而需要机械通气。GBS的亚型中以AIDP和AMAN比较常见，二者在发病机制、病理学及临床特征等诸多方面存在明显差异（表3-7-1）。

多数GBS患者的神经功能在数周至数月内基本恢复，有些患者则需要几年才能康复，少数患者在发病3~6年后仍可复发。成人

表3-7-1 AIDP与AMAN的比较

	AIDP	AMAN
前驱感染史	CMV、EBV	空肠弯曲菌
地域分布	欧洲及北美地区：90%；中国：20%；日本：40%	欧洲及北美地区：<10%；中国：65%；日本：38%
脑神经受累	常见（60%）	少见（<20%）
感觉障碍	常见（70%）	少见（<10%）
疼痛	常见（可达66%）	少见
自主神经症状	常见	少见
神经电生理	脱髓鞘改变	轴索损害或可逆性传导速度减慢

GBS病死率为5.6%，主要死于呼吸衰竭、感染、低血压、严重心律失常等并发症。儿童则恢复的较好，很少留有残疾。

四 流行病学

随着脊髓灰质炎的根除，GBS成为了急性和亚急性弛缓性瘫痪的最常见原因，据报道全世界范围内GBS的发病率为（1~2）/100 000，随着年龄的增加，发病率也增加，小于2岁的儿童很少发生，男性的发病率大概是女性的1.5倍。在世界不同地区GBS各亚型的发病率也有不同，在欧洲和北美的GBS患者中约90%是急性炎性脱髓鞘性多发神经根神经病（AIDP），我国和日本最常见的亚型是急性运动轴索性神经病（AMAN）α，在印度，AIDP和AMAN发病率总体上大致相等。

五 病因、诱因和发病机制

GBS通常被认为是一种细胞免疫及体液免疫共同参与介导的自身免疫性周围神经病，因为GBS患者外周血中活化T细胞的数目改变，同时发现存在抗神经节苷脂自身抗体或是针对其他抗原的自身抗体。具体发病机制仍不明确，尚待进一步研究。

GBS发病前两周患者常有前驱的感染史，以空肠弯曲菌等前驱感染为主要诱因，巨细胞病毒占第二位。接种引起GBS的疫苗主要是狂犬疫苗，其他可能有麻疹疫苗、破伤风类毒素和脊髓灰质炎口服疫苗。另外，一些非感染性因素也可触发GBS，尽管其发病机制仍不明确。GBS常见的感染性及非感染性触发因素见表3-7-2。

表3-7-2　GBS常见的感染性及非感染性触发因素

感染性因素	空肠弯曲菌（Campylobacter jejuni，C. Jejuni）
	肺炎支原体（Mycoplasma pneumoniae，M. Pneumoniae）
	流感嗜血杆菌（Haemophilusinfluenzae，H. Influenzae）
	沙门氏菌属（Salmonella species）
	巨细胞病毒（Cytomegalovirus，CMV）
	EB病毒（Epstein-Barr virus）
	水痘－带状疱疹病毒（Varicella-zoster virus，VZV）
	流感病毒（Influenza virus）
	戊肝病毒（Hepatitis E virus，HEV）
	人类免疫缺陷病毒（Human immunodeficiency virus，HIV）
非感染性因素	外源性神经节苷脂应用（Ganglioside administration）
	疫苗接种（Vaccination）
	手术（Surgery）
	免疫抑制状态（Immunosuppression state）

六　诊断

GBS的诊断依据包括发病4周内进展性四肢无力与腱反射消失，支持诊断的辅助检查包括脑脊液（CSF）分析和肌电图检查。由于CSF分析和肌电图这两项检查结果在GBS早期大多是正常的，因此临床医生有时需要根据病史和临床表现进行临床诊断。50%的GBS患者在疾病的初期CSF分析中脑脊液蛋白浓度（正常细胞计数）升高；超过90%的GBS患者在疾病的高峰期时脑脊液蛋白浓度升高。脑脊液细胞数增多是排除GBS诊断的一个重要指标。

神经电生理检查是GBS诊断的重要手段。运动神经传导测定，提示周围神经存在脱髓鞘性病变，如异常波形离散，传导速度明显减慢慢，潜伏期延长和F波，在非嵌压部位出现传导阻滞或异常波形离散对诊断脱髓鞘病变更有价值。神经电生理检测结果必须与临床相结合进行解释。电生理改变的程度与疾病严重程度相关，在病程的不同阶段电生理改变特点也会有所不同。GBS早期，长时间的远端复合肌肉动作电位（CAMP）潜伏期延长和异常波形离散较运动神经传导速度减慢和传导阻滞常见，CAMP振幅下降为正常的0～20%的患者预后差。GBS患者早期其他的电生理检测异常缺乏特异性，这些异常包括CAMP振幅降低和F波潜伏期延长等。GBS患者早期肌电图检查结果运动异常要比感觉神经异常多见。

虽然抗神经节苷脂抗体已被认为与GBS的发病机制有关，但目前GBS患者抗神经节苷脂抗体阳性结果在临床实践中缺乏诊断价值。

七 治疗

基于GBS免疫介导性发病机制，GBS患者多应用免疫调节治疗。目前已经证实免疫球蛋白（intravenous immunoglobulin，IVIg）及血浆置换（plasma exchange，PE）对于GBS的治疗有效，但二者联合应用并不优于单一治疗。鉴于免疫球蛋白（IVIg）治疗的无创性、便利性及经济性，IVIg更容易被患者所接受，目前已经成为临床上治疗GBS的首选方法。对于GBS合并脊柱侧凸的患者，仅有少数文献报道，其治疗方式目前尚无统一标准。

八 小结

GBS是单相的免疫介导所诱发的急性以肌肉无力为主要临床表现的周围神经病，是发生呼吸肌麻痹的主要原因。GBS的发病部位和临床表现多样，诊断较为困难，肌电图是诊断GBS的重要手段。免疫疗法可以改善GBS患者的预后，PE和IVIg同样有效。IVIg不良反应更少，更为方便，价格也更为低廉，因而更容易被患者所接受。脊柱畸形在GBS患者中较少见，有关GBS合并脊柱侧凸的诊治尚无系统报道。

【典型病例】

北京协和医院诊断并治疗了1例GBS合并脊柱侧凸的患者，行侧凸矫正脊柱融合术，随访12个月，恢复良好。

临床资料

患者，男性，9岁时因感冒后出现下肢无力和麻木，1周后下肢疼痛和无力加重，步态不稳，蹲起站立困难，当地医院诊断为GBS，予以静脉免疫球蛋白和激素治疗，治疗2周后下肢力量明显恢复。2年后患者因双肩不平就诊我科，全脊柱正位片示胸弯Cobb角为114°（图3-7-1），提示需要手术矫形治疗，CT示无明显椎体畸形，MRI示脊髓的T$_4$水平有海绵状血管瘤（图3-7-2）。

我院神经外科行海绵状血管瘤切除术，病理确诊为海绵状血管瘤。术后3个月，为防止侧凸继续发展，改善冠状面生理曲度，重建躯体平衡，行后路矫形内固定脊柱融合术，融合节段T$_5$~L$_5$。术后胸弯Cobb角为45°，改善率为60.5%（图3-7-3）。在为患者手术过程中，在右侧T$_9$准备椎弓根螺钉通道时，出现脑脊液漏，术中脊髓监测运动诱发电位（MEP）波峰明显下降，大于80%，观察20分钟后MEP波峰恢复至50%，30分钟后恢复至80%，遂放弃T$_9$置钉，继续手术，MEP监测平衡，术后双下肢活动良好。

术后12个月随访时，临床效果满意，患者无明显不适，脊柱X线正侧位片示脊柱内固定位置良好，脊柱融合确实，融合远端无弯曲进展，躯干平衡良好，无失代偿现象（图3-7-4）。

结论

GBS是一类罕见的临床疾病，一些患者可能会在GBS急性起病后继发神经肌肉型脊柱侧凸，因此对GBS患者进行脊柱方面的临床检查非常重要。

图3-7-1
术前全脊柱正侧位片示冠状面胸弯Cobb角为114°

图3-7-2
术前MRI示脊髓的T$_4$水平有海绵状血管瘤

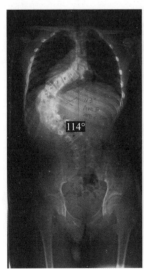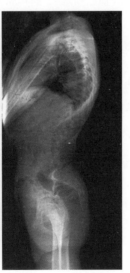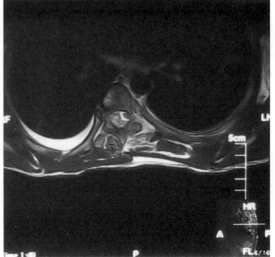

图3-7-1   图3-7-2

图3-7-3
术后全脊柱正侧位片示
冠状面胸弯Cobb角为
45°，矫型率为60.5%

图3-7-4
患者12个月随访脊柱
X线正侧位片示脊柱内
固定位置良好，脊柱融
合确实

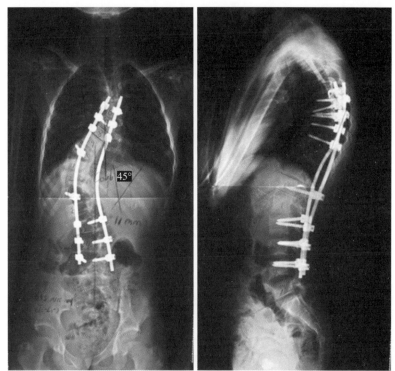

图3-7-3

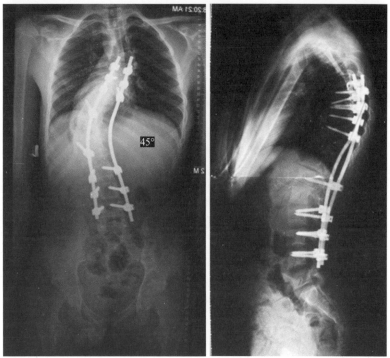

图3-7-4

（周志强　沈建雄）

【 参考文献 】

［1］Meena AK, Khadilkar SV, Murthy JM. Treatment guidelines for Guillain-Barre Syndrome. Annals of Indian Academy of Neurology, 2011, 14(Suppl 1): S73-S81.

［2］Fokke C, van den Berg B, Drenthen J, et al. Diagnosis of Guillain-Barre syndrome and validation of Brighton criteria. Brain: a journal of neurology, 2014, 137(Pt 1): 33-43.

［3］Griffin JW, Li CY, Macko C, et al. Early nodal changes in the acute motor axonal neuropathy pattern of the Guillain-Barre syndrome. J Neurocytol, 1996, 25(1): 33-51.

［4］Willison HJ. The immunobiology of Guillain-Barre syndromes. J Peripher Nerv Syst. JPNS, 2005, 10(2): 94-112.

［5］Overell JR, Willison HJ. Recent developments in Miller Fisher syndrome and related disorders. Current opinion in neurology, 2005, 18(5): 562-566.

［6］Ogawara K, Kuwabara S, Yuki N. Fisher syndrome or Bickerstaff brainstem encephalitis? Anti-GQ1b IgG antibody syndrome involving both the peripheral and central nervous systems. Muscle & nerve, 2002, 26(6): 845-849.

［7］Chio A, Cocito D, Leone M, et al. Guillain-Barre syndrome: a prospective, population-based incidence and outcome survey. Neurology, 2003, 60(7): 1146-1150.

［8］Ogawara K, Kuwabara S, Mori M, et al. Axonal Guillain-Barre syndrome: relation to anti-ganglioside antibodies and Campylobacter jejuni infection in Japan. Annals of neurology, 2000, 48(4): 624-631.

［9］Sinha S, Prasad KN, Jain D, et al. Preceding infections and anti-ganglioside antibodies in patients with Guillain-Barre syndrome: a single centre prospective case-control study. Clinical microbiology and infection: the official publication of the European Society of Clinical Microbiology and Infectious Diseases, 2007, 13(3): 334-337.

［10］Haber P, Sejvar J, Mikaeloff Y, et al. Vaccines and Guillain-Barre syndrome. Drug safety, 2009, 32(4): 309-323.

［11］Edwards MR, Panteliadis P, Lucas JD. Neuromuscular scoliosis as a sequelae of Guillain-Barre syndrome. J Pediatr Orthop B, 2010, 19(1): 95-97.

[12] Huang SL, Qi HG, Liu JJ, et al. A Rare Complication of Spine Surgery: Guillain-Barre Syndrome. World neurosurgery, 2015, 84(3): 697-701.

[13] Jameson R, Garreau de Loubresse C, Maqdes A. Spinal neuroarthropathy associated with Guillain-Barre syndrome. European spine journal: official publication of the European Spine Society, the European Spinal Deformity Society, and the European Section of the Cervical Spine Research Society, 2010, 19 Suppl 2: S108-S113.

第四章
骨软骨发育不良合并脊柱侧凸

第一节
概述

骨软骨发育不良（Osteochondrodysplasia）是一组少见的骨或软骨生长异常的遗传性疾病的总称，总的发病率在1/5000。国际骨软骨发育不良学会命名小组提出的国际分类标准共分为3大类30余小类100多种疾病。大致常见类型包括：软骨发育不全、颅-锁骨发育不全、纤维异常增殖、Langer-Giedion综合征、Maffucci综合征、骨硬化、成骨不全及其他。其中最为多见的是软骨发育不全（achondroplasia），在出生婴儿中比例是1/2.5万。属于短肢型侏儒。骨软骨发育不良患者大部分呈身材矮小外观。

该类疾病多数是遗传性疾病，部分疾病有明确的染色体定位。其中软骨发育不全是常染色体显性遗传病，该致病基因位于4p16.3。本病一般为散发，常为杂合子，纯合子罕见，但其症状比杂合子严重很多。

一　临床表现

该类疾病可累及全身骨骼。部分患儿出生时即可发现躯干与四肢不成比例，头颅大而四肢短小，尤以近端明显，躯干相对正常。少数患者，由于枕骨大孔变小而发生脑积水。面部特征为前额隆起，鼻梁塌陷。中指与环指不能并拢，称为三叉戟手（trident hand）。可有肘关节屈曲挛缩及桡骨头脱位，下肢短而弯曲呈弓形。软骨发育不全婴儿存在因运动神经元发育迟缓导致的肌张力全面降低。部分婴儿易发生睡眠窒息，呼吸受损可能与面中部发育不全，妨碍了上呼吸道通气；胸廓周径小；骨性因素压迫脑干或者高位脊髓，阻碍或抑制呼吸中枢等因素有关。婴儿期可发生明显胸腰后凸，部分婴儿的这种胸腰后凸畸形，可能随着婴儿能够独立行走而改善。一些病例中可以发现合并脊柱侧凸。另一个常见的脊柱问题是由于椎管狭窄继发的跛行和神经功能障碍。虽然腰椎管狭窄出生时即可存在，但在青春期前，下肢的体征和症状不明显，而常在中年期出现。如果胸腰后凸明显将加重腰前凸，那椎管狭窄症状在年轻时就可出现。颈椎管狭窄也较多见。中年以后当颈椎间盘发生退变，后方骨赘形成进一步压迫脊髓或神经根，可导致颈脊髓病变或神经根性压迫。成骨不全（osteogenesis imperfecta）患者骨质脆弱，常有多发性骨折史，关节松弛，有蓝巩膜体征，可合并耳聋。脊柱骨骺发育不良（spondyloepiphyseal dysplasia）者常有近端大关节的破坏，脊椎椎体变扁明显，椎体骨化中心互相吻合。

二　影像学检查

典型的软骨发育不全 X 线片表现腰椎椎弓根间距从近端至远端保持不变甚至变小；椎体呈扁平状，椎弓根变短。胸腰段后凸畸形，早期较柔软，随着患儿的生长发育，有些发展成为结构性的后凸，也可能好转。腰椎前凸增加可能系胸椎或胸腰椎后凸的一种代偿性改变。骶椎发育较小，旋后呈水平位。部分患者存在脊柱侧凸畸形。CT 可以更清晰地显示该类患者的椎体呈扁平状，在婴儿及儿童期呈"子弹"状。可见由于退变及短小的椎弓根所致的椎管狭窄，枕骨大孔存在骨性狭窄。MRI 需重点关注延-颈髓交界区受压，蛛网膜下腔在枕骨大孔处明显狭窄，可显示有脊髓空洞或受压平面的脊髓信号改变。另外椎间盘突出也较常见，同时可见胸椎管和腰椎管狭窄改变。而颅-锁骨发育不全可出现囟门延迟闭合或不闭合，颅缝增宽，其间可见缝间骨，鼻窦未形成或气化不良；锁骨全部或部分缺如，或中部缺损；牙齿排列紊乱，齿间距不等；骨盆骨化不良、延迟生长和变形；腕骨次级骨化中心出现延迟；脊柱常表现为颈胸段椎体神经弓缺损，半椎体，胸椎后分楔形变，腰椎滑脱，隐性脊柱裂。

三　治疗原则

对于骨软骨发育不全的患者的治疗需要根据年龄、疾病表现、症状、全身条件等综合评估。比如对于软骨发育不全枕骨大孔变窄问题，是采用保守治疗或是手术治疗尚有争议。较小儿童，如决定非手术治疗，在2～3岁前应用睡眠窒息监测器。小儿睡眠时保持颈过伸位，较为有利。随着生长发育，其枕骨大孔相对增大，压迫逐渐减轻，可无临床症状和意义。一旦度过儿童期，其神经损害更多见于腰部和颈部脊髓。对早期的胸腰后凸应严密观察，但在幼儿能行走后，仍存在畸形或畸形加重，则应积极治疗，可行体态训练或支具纠正。胸腰后凸超过40°或明显进展，和（或）伴顶椎楔形变者，常需行手术治疗。因椎管狭窄导致的脊髓或神经受压，应同时行椎管减压。

另外这一类患者的手术治疗需注意骨条件（包括椎弓根发育情况、椎体大小及形变情况、骨强度等），容易出现置钉困难、螺钉切割松动、植骨不愈合等情况，内植物螺钉的直径及长度也需要特别关注，做好术前准备，其他还应加强术中植骨、术后支具保护、加强随访等，以降低手术并发症。

（陈　峰）

第二节

软骨发育不全

一 概述

软骨发育不全（achondroplasia，ACH）最早于1878年报道，是一种罕见的非致死性软骨发育异常类疾病，多是由软骨内骨化缺陷导致，也是人类侏儒症中最常见的类型，该病的发病率1/26000～1/15000。其临床特点为不成比例性身材矮小、四肢短粗、头颅大等，ACH患者可有运动发育迟滞，但是智力水平正常。

二 病因及发病机制

软骨发育不全呈常染色体显性遗传，其中约85%的病例为散发型，散发型 ACH 的致病基因多来自父方，并呈现出典型的父龄效应，与25岁以下男性相比，当父亲生育年龄在 25～29、30～34、35～39、≥40岁时，其生育ACH后代的风险分别上升2.8、2.8、4.9、5.0倍，而当父亲年龄超过50岁时，其生育ACH后代的风险上升10倍。目前众多国内外的研究认为位于4号常染色体上的成纤维细胞生长因子受体3（*fibroblast growth factor receptor 3*，*FGFR3*）基因1138位核苷酸点突变是其主要致病基因，其中约90%的患者为 G→A 突变，约2% 为 G→C 突变，此外其他罕见的突变有1180位点 A→T，以及649位点 A→T 突变。*FGFR3*基因在物种进化上高度保守，通过影响多种靶基因的转录及表达，负向调控软骨细胞增殖与分化。其涉及的信号通路主要包括信号传导与转录活化因子1（signal transducer and activator of transcription 1，STAT 1）通路和丝裂原活化蛋白激酶（mitogenactivated protein kinase，MAPK）通路，STAT1通路可以抑制软骨细胞的增殖，而MAPK 通路则可以抑制软骨细胞向肥大软骨细胞的分化过程。在正常情况下，FGFR3被激活后会被迅速泛素化降解，其调控的信号传导随即终止。而*FGFR3*基因的突变导致了FGFR3的永久激活，抑制了软骨细胞的增殖，进而导致软骨内成骨障碍，最终造成生长迟缓、肢体短缩及其他骨骼异常。

三　主要临床表现

软骨发育不全的典型临床表现为不成比例性身材矮小、四肢短粗、躯干细长、头颅大、前额突出、鼻梁塌陷（鞍鼻畸形）、手指短小（三叉戟样）、O形腿以及脊柱畸形等（图4-2-1）。软骨发育不全患者出生时即可发现身材短小与四肢短缩，身高低于同龄标准身高4～5个标准差，成年男性的最终平均身高为131 cm，成年女性的最终平均身高为124 cm。四肢短缩以股骨、肱骨最为明显。下肢常呈O形，腓骨较胫骨长，形成膝内翻，儿童步行后渐渐加重。头围正常或较大，前额突出，鼻梁塌陷，常并发脑积水。手指通常短而粗，中指与环指之间分离活动增加且拇指外展，手掌呈"三叉"畸形。软骨发育不全患者一般智力正常，性功能发育亦正常。软骨发育不全的诊断主要根据临床症状，但是部分患者临床症状并不典型，可结合基因检查以明确诊断。

约80%的软骨发育不全患者可出现脊柱畸形，以侧凸（60%）及后凸（79%）为主（图4-2-2）。脊柱后凸多位于胸腰段，出生时即可发现，当患儿开始直立行走后后凸畸形多在3岁前改善，但是在50岁以后后凸畸形又出现进行性加重，约50%胸腰段后凸畸形的软骨发育不全患者具有不同程度的神经功能损伤，而胸腰段后凸畸形也会导致患者出现代偿性腰骶过度前凸。约20%～50%的软骨发育不全患者可合并椎管狭窄，主要与椎弓根短、椎弓根间距小有关，可以表现为间歇性跛行、马尾神经功能障碍等。

软骨发育不全常见的并发症为脑积水，多由颅骨发育异常、枕骨大孔狭窄致颈延髓受压产生，严重的脑积水可以增加患者的死亡率，而颈延髓的受压也可直接导致神经功能的损伤。约50%的软骨发育不全患者伴发阻塞性睡眠呼吸暂停，多由于脑干脊髓受压、颅面发育异常或扁桃体肥大等原因导致，影响患者的睡眠质量，严重者可导致猝死。约40%的软骨发育不全可伴发反复发作的中耳炎，未经及时有效干预的中耳炎会导致听力下降甚至耳聋。肥胖也经常见于软骨发育不全患者，可以加重骨关节退变及阻塞性睡眠呼吸暂停综合征，也可以导致高血压及高血脂。

X线是重要的诊断依据，其典型表现为四肢长骨对称性粗短，干骺端增宽、倾斜状、凹陷，骺核延迟并见包埋。脊柱CT可以发现脊柱椎弓根发育不全及椎弓根间距自 L_1 至 L_5 逐渐减少，以 $L_4 \sim L_5$ 最为明显。脊柱MRI可以发现相应节段的椎管狭窄。头颅MRI可以发现枕骨大孔狭窄、颈延髓受压及脑积水等征象。

根据ACH特异性的临床表现以及影像学检查不难诊断，*FGFR3*基因突变的检测有助于ACH的确诊。鉴于目前尚无有效的ACH治疗方法，因此产前诊断特别重要，主要通过产前超声进行筛查。超声具有简便易行、无创、重复性好的特点，是初步筛查ACH的理想方法。超声判断胎儿长骨短小的标准是股骨、肱骨长度低于相应孕周均值2个标准差以上，或低于相应孕周参考值的第5个百分位数，如同时存在巨颅、前额突出、面中部发育不良、鼻梁低平、"三叉手"、羊水过多等异常，可辅助诊断。但是，ACH的产前超声仅能在孕晚期进行检查，故存在一定的局限性。因此，对于可疑ACH的胎儿可进行基因诊断进行确诊。

ACH需要与软骨发育低下（hypochondroplasia，HCH）、假性软骨发育不全（pseudoachondroplasia，PSACH）、生长激素缺乏症及多发性骨骺发育不全等疾病进行鉴别，HCH与ACH具有相似的临床表现，但是HCH患者的临床症状较轻，表现为身材矮小（低于标准身高2~3个标准差），头大，面部相对正常，手足粗短，四肢近端或中间部分短，全身关节韧带轻度松弛，部分患者可有轻到中度的智力低下。HCH与ACH均为*FGFR3*基因的突变，但两者的突变位点不同，约60%~65%的HCH患者出现*FGFR3*基因C. 1620 C>A（N540K）的突变。PSACH患儿出生时身长正常，头不大，面容正常；开始走路时即出现鸭步，2岁左右生长速度开始落后于标准生长曲线，最终导致中重度的短肢型身材矮小。骨骼X线片检查上，PSACH患者椎弓根间距正常，不伴有腰椎后缘凹陷，长骨干骺端除了增宽外，还有形状不规则等表现，同时骨骺也有不规则改变。基因检测可以发现19号染色体上软骨低聚基质蛋白（*cartilage oligomeric matrix protein*，

COMP）基因的突变。生长激素缺乏症多以匀称性身材矮小多见，是由于垂体生长激素分泌缺乏或不足引起的矮小，又称为垂体性矮小、垂体性侏儒。生长激素缺乏症的部分患儿出生时可有难产史、窒息史或者胎位不正。出生时身长正常，生长缓慢多于2～3岁后出现，且自幼食欲低下。典型的生长激素缺乏症患者表现为身材匀称性矮小（上下部量正常、肢体匀称），皮下脂肪相对较多，腹脂堆积，前额略突出，小下颌，患儿一般智力均正常。部分患者可伴有垂体其他促激素的分泌不足，表现为性发育迟缓或不发育、皮肤色素沉着、甲状腺功能低下及尿崩症等。多发性骨骺发育不全患者出生时身材正常，通常在2岁以后才出现身高增长缓慢，同时出现膝、髋、手、肩等大关节疼痛、僵硬，蹒跚步态，并逐渐出现指（趾）短粗。多发性骨骺发育不全患者头面部正常，智力正常，部分患儿可在双膝关节发现双层髌骨，这是本病最独特的表现。其诊断要点包括：①身材匀称性矮小；②指（趾）过短；③骨关节炎等。

四　合并脊柱畸形的治疗

维持理想体重需要贯穿软骨发育不全患者生活和治疗的始末，理想的体重可以延缓骨科及其他并发症的发生。胸腰段后凸畸形随着婴儿能够独立行走后有时能够得到改善，对于年龄较小者（≤3岁）可通过坐姿训练或TLSO改良矫形支具进行治疗，支具治疗的指征为：后凸畸形≥30°，椎体楔形变，后凸畸形顶椎区椎体移位。Pauli等报道通过早期（≤3岁）坐姿矫正或支具治疗软骨发育不全后凸患者，66例患者均避免进展为结构性后凸。Kopits等通过支具治疗76例ACH患儿，84.2%患者的后凸畸形得到明显改善或控制。

但是，如果早期的后凸畸形未予以重视或积极治疗，约10%～15%的患者会进展为结构性后凸畸形，可能导致严重的神经损害，需要接受手术治疗。而对于独立行走后仍然持续加重的结构性后凸畸形同样也是手术治疗的目标对象。目前，软骨发育不全合并后凸畸形的手术适应证主要包括以下几点，前路手术适应证为：①脊髓前方受压需行次全切；②术前过伸侧位片后凸≥50°；③CT显示椎弓根直径较小，置入椎弓根钉困难。后路融合内固定的适应证为：① 需要行椎板切除术；② 年龄≥4岁，后凸≥50°。手术方式可以选择单纯前路、单纯后路及前后路联合手术，单纯前路手术其后凸矫形率并不满意，且术后后凸进展发生率较高。随着椎弓根螺钉的广泛应用及普及，后路手术治疗软骨发育不全后凸畸形可以获得不错的矫形率。

对于合并椎管狭窄的软骨发育不全患者，往往需要广泛的、多阶段的椎板切除椎管减压术，不充分的椎管减压将会导致神经症状的复发。椎管减压的范围及节段需要根据术前的脊髓MRI来确定，往往需要包括脊髓受压节段头侧1~2个节段，而对于减压节段尾端的选择，目前尚无统一的意见，绝大多数患者往往需要减压到L_2~L_4水平，部分患者可能还需要延长到S_1水平。此外，所有减压的节段必须纳入融合范围内，否则，将会导致术后交界性后凸的发生。

五 小结

软骨发育不全是一种罕见的非致死性软骨发育异常类疾病，是人类侏儒症中最常见的类型。约80%的软骨发育不全患者可出现脊柱畸形，以胸腰段后凸畸形多见。由于椎弓根的解剖异常，常合并椎管狭窄。小于3岁的患者若合并后凸畸形可选择支具等保守治疗，当独立行走后后凸畸形大于50°，或合并椎管狭窄，或出现神经功能损伤等情况则需要进行手术干预，后路一期矫形及椎管减压术可以获得满意的疗效。

【典型病例】

北京协和医院脊柱外科于2016年2月诊断并治疗了1例以胸腰段后凸畸形、腰椎管狭窄、双下肢不全瘫为主要临床表现的软骨发育不全的患者，行一期后路腰椎管减压、内固定、植骨融合术，术后随访1年，恢复良好。

临床资料

患者，男性，14岁，因"脊柱后凸6年，双下肢无力10个月，加重6个月"入院。患者诉自幼身材矮小、四肢粗短、头颅较大，经外院诊断为软骨发育不全，接受生长激素治疗1年后身高改善欠佳。患者于6年前由家属无意间发现背部后凸，无静息、活动后胸腰背部疼痛，日常及体育活动后无胸闷、憋喘不适等症状，就诊外院，诊断为"脊柱后凸"，未行治疗。10个月前无明显诱因出现双下肢无力、行走困难，行走距离约200米，近6个月进行性加重，行走距离约80米，伴有左侧小腿外侧、足背、足掌麻木感，二便正常。

查体

轮椅入室，身材矮小（身高120 cm，坐高73 cm）、四肢粗短，头颅较大、前额突出、鼻梁下陷，手指"三叉戟"征（图4-2-1）。胸腰段后凸畸形，骶骨反弓；T₁₁~L₁棘突及棘旁压痛（＋），余棘突及棘旁压痛（－）。双侧肘关节肿大，肘外翻受限。双髋关节活动度良好，无明显畸形，4字试验（－）。双侧膝关节肿大，屈曲内翻畸形，无压痛，浮髌征（－），主动被动不能完全伸直。四肢及

图4-2-1
患者术前大体照片

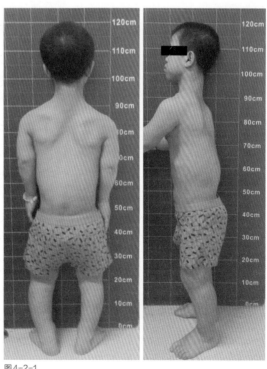

图4-2-1

躯干刺痛觉未见明显异常，肌张力正常，双侧髂腰肌肌力Ⅲ级，股四头肌Ⅲ级，腘绳肌Ⅲ级，胫骨前肌Ⅳ级，跖屈肌Ⅲ级，踇背伸肌Ⅳ级，踇屈肌Ⅲ级。双侧肱二头肌、肱三头肌、桡骨膜反射正常；腹壁反射正常、两侧对称；双侧膝反射活跃，双侧踝反射未引出。双侧Hoffman征（－），左侧Babinski征（＋），右侧（－），髌阵挛（－），踝阵挛（－）。

影像学检查

全脊柱正侧位片：T_9～L_3后凸畸形，后凸角84°，顶椎楔形变严重（图4-2-2）。全脊柱CT：腰椎椎弓根间距小，腰椎管狭窄。全脊柱MRI：L_1～L_5腰椎管狭窄（图4-2-3）。患者不成比例的身材矮小、四肢粗短、头颅增大、手指"三叉戟"征等均符合软骨发育不全的典型临床特征，影像学检查所示椎体楔形变、脊柱后凸畸形、椎弓根间距小、腰椎管狭窄更加支持该患者软骨发育不全的诊断。

治疗方法及结果

为解除脊髓压迫，防止下肢肌力进一步受损，改善后凸畸形，行一期后路腰椎管减压、内固定、植骨融合术，减压节段T_{12}～L_5，融合节段T_{11}～L_5。

软骨发育不全患者的手术治疗需要注意以下几个方面：第一，软骨发育不全患者的椎弓根短小，部分患者椎弓根发育异常，术前需仔细阅读全脊柱CT，明确融合节段内各椎体椎弓根状况，选择合适的置钉点，保证融合节段内足够的螺钉数量，保证内固定整体稳定度，必要时测量椎弓根宽度及椎体前后径，以便选择合适型号的椎弓根螺钉。第二，软骨发育不全患者由于椎弓根发育异常合并椎管狭窄，并且严重的后凸畸形亦可导致脊髓的牵拉，因此有些患者术前存在不同程度的脊髓功能损伤，术中减压、后凸矫形等过程均会对脊髓造成牵拉，严重时可进一步加重脊髓损伤，所以，在截骨矫形时，无论是SPO截骨或是PSO截骨，一定要进行较为彻底的椎板减压，截骨间隙闭合时，需要探查有无脊髓受压、卡压等情况，避免脊髓的再损伤；此外，由于椎弓根发育异常，软骨发育不全患者术中置钉可能出现失误，同样也增加了脊髓及神经根损伤的风险，因此术中除了谨慎操作、透视辅助置钉外，应当全程严密脊髓监测，推荐联合应用SEP+MEP+EMG的多模式监测方法，以准确地反映术中脊髓功能情况，在脊髓损害早期及时预警，若术中出现脊髓监测信号异常，需停止操作，

图4-2-2
术前全脊柱正侧位X
线片
T_9~L_3后凸畸形，后
凸角84°，顶椎楔形变
严重

图4-2-3
术前全脊柱CT及全脊
柱MRI
腰椎椎弓根间距小，腰
椎管狭窄，L_1~L_5腰椎
管狭窄

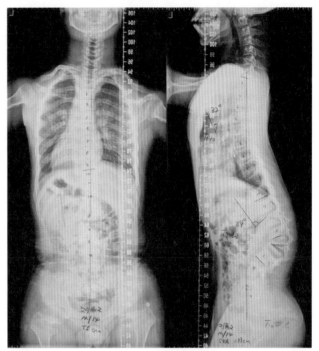

图4-2-2

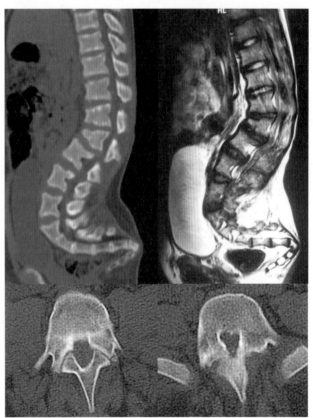

图4-2-3

图4-2-4
术后全脊柱正侧位X
线片
T₉~L₃后凸畸形，后凸
角26°

图4-2-5
术后1年随访全脊柱正
侧位X线片
T₉~L₃后凸畸形，后凸
角32°

必要时取出内固定、进行唤醒试验以及脊髓冲击治疗等。第三，软骨发育不全患者的硬脊膜薄、脆性大，硬膜外脂肪组织少，术中行椎管减压过程中硬脊膜撕裂导致脑脊液漏的可能性大，术中因仔细操作，尽量避免硬脊膜撕裂，若出现硬脊膜撕裂应缝合硬脊膜，利用周围软组织填塞，术中伤口放置引流管，术后严密监测引流情况，给予抗炎治疗，必要时视情况放置腰大池引流，避免颅内感染。

术后后凸畸形改善，下肢肌力同术前（图4-2-4）。术后1年随访时，患者一般情况良好，下肢肌力恢复至Ⅳ~Ⅳ＋级，全脊柱正侧位示后凸矫形满意，内固定位置良好（图4-2-5）。

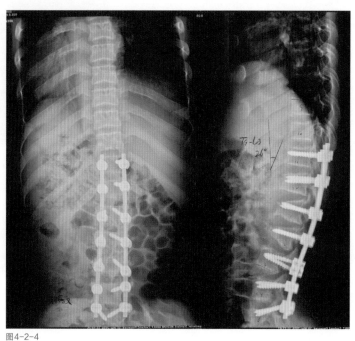

图4-2-4

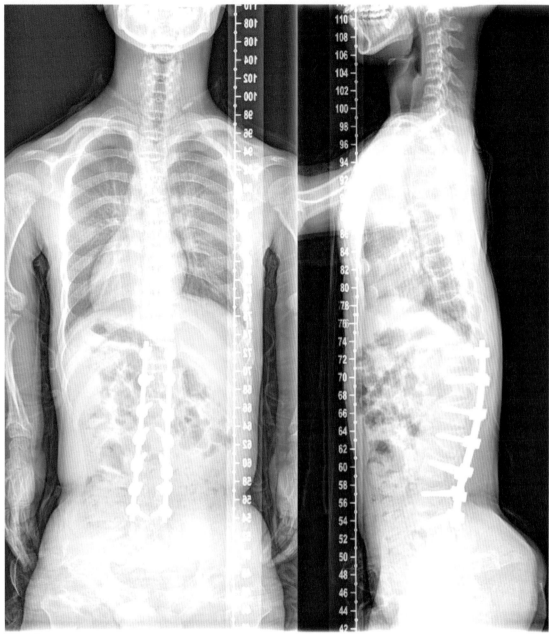

图4-2-5

（谭海宁　沈建雄）

【参考文献】

[1] Horton WA, Hall JG, Hecht JT. Achondroplasia. Lancet, 2007, 370(9582): 162-172.

[2] Waller DK, Correa A, Vo TM, et al. The population-based prevalence of achondroplasia and thanatophoric dysplasia in selected regions of the US. Am J Med Genet A, 2008, 146A(18): 2385-2389.

[3] Hoover-Fong J E, Mcgready J, Schulze KJ, et al. Weight for age charts for children with achondroplasia. Am J Med Genet A, 2007, 143A(19): 2227-2235.

[4] Richette P, Bardin T, Stheneur C. Achondroplasia: from genotype to phenotype. Joint Bone Spine, 2008, 75(2): 125-130.

[5] Rousseau F, Bonaventure J, Legeai-Mallet L, et al. Mutations in the gene encoding fibroblast growth factor receptor-3 in achondroplasia. Nature, 1994, 371(6494): 252-254.

[6] Shinde DN, Elmer DP, Calabrese P, et al. New evidence for positive selection helps explain the paternal age effect observed in achondroplasia. Hum Mol Genet, 2013, 22(20): 4117-4126.

[7] Horton WA, Rotter JI, Rimoin DL, et al. Standard growth curves for achondroplasia. J Pediatr, 1978, 93(3): 435-438.

[8] Shelmerdine SC, Brittain H, Arthurs OJ, et al. Achondroplasia: Really rhizomelic?. Am J Med Genet A, 2016, 170(8): 2039-2043.

[9] Khan BI, Yost MT, Badkoobehi H, et al. Prevalence of Scoliosis and Thoracolumbar Kyphosis in Patients With Achondroplasia. Spine Deform, 2016, 4(2): 145-148.

[10] Borkhuu B, Nagaraju DK, Chan G, et al. Factors related to progression of thoracolumbar kyphosis in children with achondroplasia: a retrospective cohort study of forty-eight children treated in a comprehensive orthopaedic center. Spine (Phila Pa 1976), 2009, 34(16): 1699-1705.

[11] White KK, Bompadre V, Goldberg MJ, et al. Best practices in the evaluation and treatment of foramen magnum stenosis in achondroplasia during infancy. Am J Med Genet A, 2016, 170A(1): 42-51.

[12] Afsharpaiman S, Sillence DO, Sheikhvatan M, et al. Respiratory events

and obstructive sleep apnea in children with achondroplasia: investigation and treatment outcomes. Sleep Breath, 2011, 15(4): 755-761.

［13］黄爱兵，邱勇，钱邦平. 软骨发育不全脊柱后凸畸形的治疗进展. 中华小儿外科杂志，2009，30（8）：567-569.

［14］Shirley ED, Ain MC. Achondroplasia: manifestations and treatment. J Am Acad OrthopSurg, 2009, 17(4): 231-241.

［15］Sciubba DM, Noggle JC, Marupudi NI, et al. Spinal stenosis surgery in pediatric patients with achondroplasia. J Neurosurg, 2007, 106(5 Suppl): 372-378.

［16］Kopits SE. Thoracolumbar kyphosis and lumbosacral hyperlordosis in achondroplastic children. Basic Life Sci, 1988, 48: 241-255.

第三节

间向性侏儒

一　概述

间向性侏儒（metatropic dwarfism）也被称为间向性发育不良，是一种非常罕见的骨骼发育不全综合征，最早在1966年由Maroteaux等提出。患者在出生时表现为躯干长、四肢相对躯干较短。随着发育，患者的脊柱会逐渐表现脊柱后凸畸形使得患者的躯干短小，四肢相对较长。这种躯干和四肢比例随时间变化的特性被称为"间向性"。

二　病因及发病机制

间向性侏儒是由于*TRPV4*基因突变造成的，该基因编码了一种钙通道蛋白。TRPV4通道蛋白可将钙离子向胞内跨膜运输。虽然目前已经在多种细胞表面都发现了TRPV4通道蛋白，但其和其他钙通道蛋白的区别仍不清楚。有研究认为，TRPV4蛋白参与了骨和软骨的发育，这也可以解释为何*TRVP4*突变会造成间向性侏儒中的骨骼畸形。在间向性侏儒中，*TRVP4*的突变会造成钙通道蛋白的异常激活，使得过量的钙离子内流，但这种钙离子过量内流造成间向性侏儒特征性畸形的机制仍不清楚。

三　主要临床表现

间向性侏儒患者出生时躯干较瘦长，可见骶椎远端赘生物。患者的颅面部一般无异常，有些可能存在头型偏长和巨颅畸形。同时，齿突发育不全在间向性侏儒患者中也较为常见，造成患者颈椎不稳定和颈椎椎管狭窄。在婴儿时期，患儿会逐渐表现出脊柱后凸、鸡胸。脊柱后凸随着年龄的增长而逐渐加重，在部分严重脊柱畸形的患者中，其心肺功能可能受到影响，并造成肺部的发育不良、反复感染等。患者在儿童期可能逐渐表现出关节挛缩的症状，累及大关节，尤其是膝关节和髋关节。随着肢体关节挛缩的进展，患者可能逐渐无法站立。而关节挛缩造成的下肢不等长会使得骨盆倾斜，进而加重脊柱后凸和侧凸畸形。患者脊柱畸形的特点为6个月左右表现出脊柱后凸和侧凸，并逐渐加重。

间向性侏儒可通过影像学进行诊断。间向性侏儒脊柱畸形的影像学特征性表现是严重的扁平椎，X线可见脊椎全长椎体扁平、椎体固化延迟。患者的长骨较短，干骺端增生，形成哑铃状，股骨尤其显著（图4-3-1）。病理检查常常可发现骨骺周围软骨膜持续成骨，造成干骺端增生及骨骺功能丧失，最终使得长骨纵向生长停滞。

四　分型

间向性侏儒主要是根据其遗传特性分为以下三型：

1）常染色体隐性遗传非致死型；

2）常染色体显性遗传非致死型；

3）常染色体隐性遗传致死型：该型的患儿一般在出生前就可能流产，或出生后不久死亡。

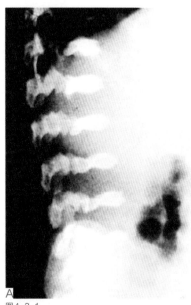
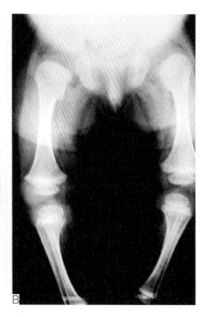

图4-3-1

五 治疗

（一）保守治疗

闾向性侏儒患者的脊柱侧后凸畸形一般在出生后6个月开始出现，往往进展迅速，并导致肺功能异常。由于闾向性侏儒脊柱侧后凸出现的时间较早，故常常首先采用支具等保守治疗。此外，由于闾向性侏儒患者椎体融合术后不愈合的发生率较高，因此闾向性侏儒患者应首先考虑保守治疗。

（二）手术治疗

支具治疗可能无法控制闾向性侏儒脊柱侧后凸的进展，故待患者骨骼发育完成后，往往需要最终的脊柱融合手术。此外，对于严重脊柱侧后凸影响呼吸功能的患者，支具可能无法改善肺功能，此时也应行椎体融合术。椎体融合术既可选择单纯后路，也可选择前后路联合手术。对于畸形严重的节段，可采用截骨术进行矫正。目前有研究者以及我中心采用生长棒置入术，随访显示，生长棒置入术能够改善患者的呼吸功能，并保留一定的脊柱生长潜力。然而，由于闾向性侏儒患者融合后不愈合的发生率较高，故应当考虑可能需要二次翻修手术的风险。

闾向性侏儒患者除脊柱侧后凸外，还合并有颈椎不稳定或颈椎管狭窄。其主要原因是寰椎（C_2）齿突发育不良造成的寰枢椎不稳定。若患者存在神经症状和呼吸道梗阻，一般采用手术治疗。术式方面，可选择寰-枢椎椎体融合术或枕-枢椎融合术，并进行颈椎减压。

【典型病例】

北京协和医院脊柱外科接收1例患者,女,5岁,1岁时家属发现背不平。

查脊柱X片提示:脊柱侧凸,Cobb角10°,后予以支具治疗。采用支具后,定期复查X片,但Cobb角逐渐增大,现患者家属觉患者背部不平加重明显。既往史:癫痫发作一次。

门诊见全脊柱正侧位片示:$T_{10} \sim L_3$向左侧侧凸,冠状面Cobb角72°,全脊柱椎体可见扁平椎畸形、尾骨较长(图4-3-2);双膝及双手X线示:软骨发育不全、短指畸形(图4-3-3);三维CT示:可见明显椎体扁平、椎间隙增宽,$L_{2/3}$、$L_{3/4}$可见侧方移位(图4-3-4)。

此患者的脊柱侧凸发病年龄小、进展迅速;既往支具治疗不理想,无法控制脊柱侧凸角度;图4-3-2及图4-3-3所示的典型的扁平椎、尾骨过长;下肢长骨及双手可见软骨发育不全及短指畸形;以上均为间向性侏儒的典型骨骼畸形。该患者可诊断为间向性侏儒。

由于患者多年使用支具治疗控制不佳,遂决定手术治疗。术式方面,选择了胸腰弯选择性融合手术。该术式对患者胸椎的生长发育影响较小,避免因手术限制胸廓活动,进而影响肺功能。患者于2011年5月在全麻下行脊柱后路矫形,椎弓根钉内固定植骨融合术(图4-3-5),融合节段为$T_{10} \sim L_3$。术后正侧位X线提示固定位置良好,Cobb角约为2°,此后患者规律随访。

图4-3-2
术前全脊柱正侧位X线片
$T_{10} \sim L_3$向左侧侧凸,冠状面Cobb角72°,椎体可见扁平椎畸形、尾骨较长

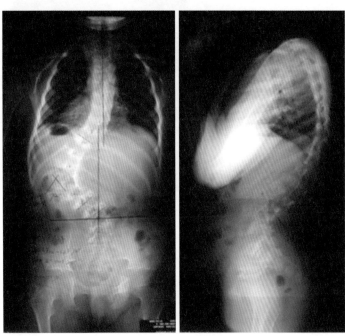

图4-3-2

图4-3-3
患者双膝正位及双手正
位X线片，可见软骨发
育不全及短指畸形

图4-3-4
术前全脊柱CT表现
可见脊柱畸形，全脊柱
椎体可见明显扁平椎畸
形、椎间隙增宽。$L_{2/3}$，
$L_{3/4}$可见侧方移位。扁
平椎畸形为间向性侏儒
的特征性椎体畸形

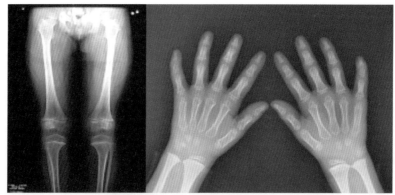

图4-3-3

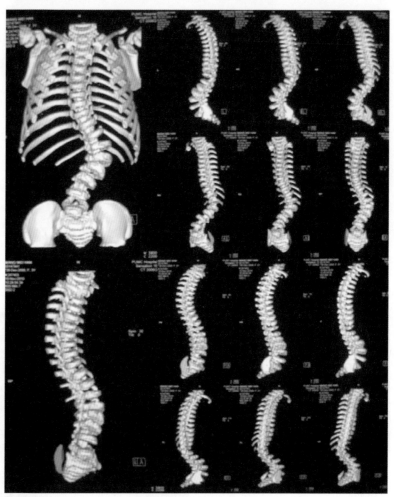

图4-3-4

图4-3-5
第一次术后全脊柱正侧
位X线片

图4-3-6
第二次术前全脊柱正侧
位X线片

术后规律随访过程中，发现胸段原有侧凸加重。至2017年初的随诊，发现$T_3 \sim T_{10}$形成Cobb角82°（图4-3-6）。其间尽管使用了支具治疗，但仍无法控制侧凸的加重。故再次在全麻下行脊柱后路生长棒植入术（$T_2 \sim L_2$）。术中取出原有内固定，保留L_1、L_2椎弓根钉置入生长棒。考虑L_2、L_3已融合，故生长棒远端止于L_2。术后复查全脊柱正侧位示内固定位置良好，胸段脊柱侧凸Cobb角39°，腰段侧凸Cobb角48°（图4-3-7）。

2017年7月来我院复查，自觉腰段侧凸有所加重，而查全脊柱正侧位示："脊柱生长棒内固定术后，胸段脊柱侧凸，侧凸凸向右侧，$T_2 \sim T_9$ Cobb角52°，腰段脊柱侧凸，侧凸凸向左侧，$T_{10} \sim L_4$ Cobb角80°"（图4-3-8）。遂行后路生长棒翻修术（$T_2 \sim L_4$），延长远端固定并植骨至L_3、L_4。术后复查全脊柱X线示内固定位置良好，胸段凸向右侧$T_2 \sim T_9$ Cobb角47°，腰段凸向左侧$T_{10} \sim L_4$ Cobb角28°（图4-3-9）。该患者目前随诊中。

在此例患者中，早期选择$T_2 \sim L_4$的传统生长棒手术也可能不失为好的选择。若在有条件的前提下，磁力控制生长棒（magnet controlled growing rods，MCGR）或许是一个好的选择。MCGR可以减少再手术的次数。

总的来说，间向性侏儒引起侧凸治疗方法的文献报道不多，有待更多的结果总结。

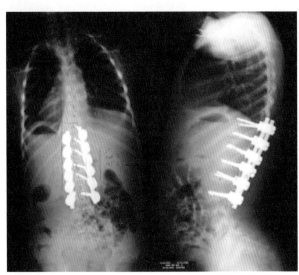

图4-3-5

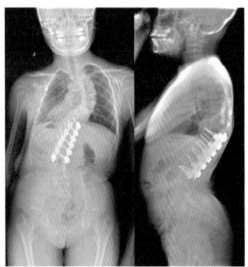

图4-3-6

第四章　骨软骨发育不良合并脊柱侧凸

图4-3-7
第二次术后全脊柱正侧
位X线片
T₂~L₂生长棒置入
术后，胸段脊柱侧凸
Cobb角39°，腰段侧
凸Cobb角48°

图4-3-8
第三次术前全脊柱正侧
位X线片

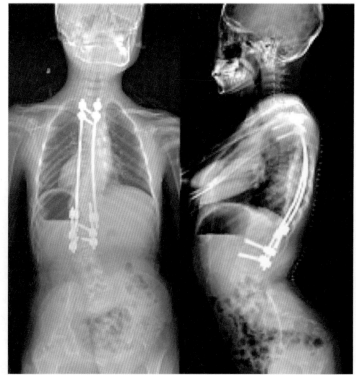

图4-3-7

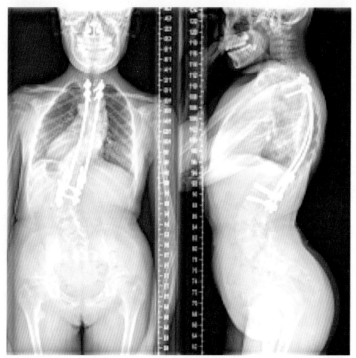

图4-3-8

图4-3-9
第三次术后全脊柱正侧
位X线片

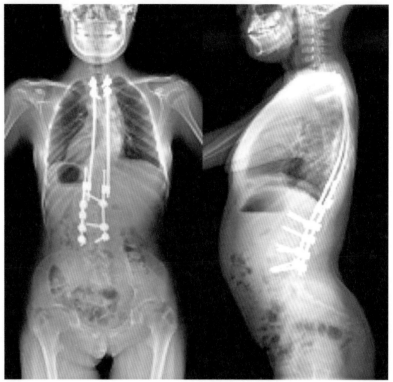

图4-3-9

（李星野　沈建雄）

【参考文献】

［1］Maroteaux P, SprangerJ, and WiedemannHR. Metatrophic dwarfism. Arch Kinderheilkd, 1966, 173(3): 211-226.

［2］Amis J, and HerringJA. Iatrogenic kyphosis: a complication of Harrington instrumentation in Marfan's syndrome. A case report. Journal of Bone and Joint Surgery. American Volume, 1984, 66(3): 460-464.

［3］Andreucci E, Aftimos S, AlcausinM, et al. TRPV4 related skeletal dysplasias: a phenotypic spectrum highlighted byclinical, radiographic, and molecular studies in 21 new families. Orphanet Journal of Rare Diseases, 2011, 6(1): 1-8.

［4］Dai J, Kim OH, Cho TJ, et al. Novel and recurrent TRPV4mutations and their association with distinct phenotypes within the TRPV4 dysplasia family. Journal of Medical Genetics, 2010, 47(10): 704-709.

［5］Nilius B, VoetsT. The puzzle of TRPV4 channelopathies. EMBO Reports, 2013, 14(2): 152-163.

［6］Shohat M, LachmanR, RimoinDL. Odontoid hypoplasia with vertebral cervical subluxation and ventriculomegaly in metatropic dysplasia. The Journal of Pediatrics, 1989, 114(2): 239-243.

［7］Song HR, SinhaS, SongSH, et al. A Case of Metatropic Dysplasia: Operative Treatment of Severe Kyphoscoliosis and Limb Deformities. Oman Medical Journal, 2013, 28(6): 445-447.

［8］Belik J, Anday EK, Kaplan F, et al. Respiratory Complications of Metatropic Dwarfism. Clinical Pediatrics, 1985, 24(9): 504-511.

［9］Boden SD, Kaplan FS, Fallon MD, et al. Metatropic dwarfism. Uncoupling of endochondral and perichondral growth. J Bone Joint Surg Am, 1987, 69(2): 174-184.

［10］Geneviève D, Le MM, Feingold J, et al. Revisiting metatropic dysplasia: presentation of a series of 19 novel patients and review of the literature. Am J Med Genet A, 2008, 146a(8): 992-996.

［11］Kannu P, Aftimos S, Mayne V, et al. Metatropic dysplasia: clinical and radiographic findings in 11 patients demonstrating long-term natural history. Am J Med Genet A, 2007, 143a(21): 2512-2522.

［12］Akhter S, Rahman S, Momen M, et al. Metatropic dysplasia in children. Mymensingh Med J, 2008, 17(1): 93-97.

［13］Leet AI, Sampath JS, Jr SC, et al. Cervical spinal stenosis in metatropic dysplasia. J PediatrOrthop, 2006, 26(3): 347-352.

第五章
骨骼系统发育异常合并脊柱侧凸

第一节
概述

　　每个成人有206块骨，按部位可分为颅骨、躯干骨和四肢骨三部分，其中前二者统称为中轴骨。根据形态不同，一般可分为长骨、短骨、扁骨和不规则骨四种。骨骼系统是维持人体正常功能的重要组成部分，能维持体形、支撑体重和保护内部器官。骨的形态可因生活条件、习惯、劳动性质及是否发生某些疾病而发生一定改变。在儿童和青少年时期，要根据年龄、性别和健康状况，进行适宜的体育锻炼，注意保持正确的坐、立、行的姿势，这样可以促进骨骼良好发育。

　　骨骼发育异常是一群因骨骼或软骨异常而导致身材矮小的疾病总称，这类疾病除了会影响骨骼与软骨组织的正常发展外，有时还会造成骨骼变形，甚至影响身体的其他系统。骨骼发育异常的初步症状为四肢的长骨异常短小、躯干较短和颅骨异常，除了骨骼系统外，心脏、关节、面部等也可能受到影响。

　　骨骼系统发育异常是一种少见或罕见的先天性或遗传性疾病，目前已经报道的骨骼系统发育异常的疾病已有多种，其中骨软骨发育不良的疾病已在第四章节中有所介绍，这里就不再赘述，本章节仅介绍和骨骼异常有关的疾病。

　　骨骼系统发育异常时常会累及脊柱，临床上会碰到合并脊柱侧凸的一些综合征，包括Jarcho-Levin综合征（Jarcho-Levin syndrome，JLS）、Klippel-Feil综合征、Marie-Sainton综合征、先天性多发性关节挛缩症（arthrogryposis multiplex congenita，AMC）、Freeman-Sheldon综合征等。这些疾病的具体发病机制尚待进一步研究，但已证实与某些染色体或基因异常相关。JLS是一种罕见的遗传性中轴骨骼发育异常综合征，是因19号染色体上*DLL3*基因突变造成的常染色体隐性遗传病，表现为广泛的椎体、肋骨和胸廓畸形；Klippel-

Feil综合征即先天性颈椎融合畸形，是一种较少见的先天性疾病，有短颈，后发际线低和颈部活动受限等三大临床特点；AMC是一组罕见的综合征群，典型临床表现为患者出生时至少有2个以上关节持续性、非进展性屈曲挛缩，其伴发的脊柱侧凸在婴幼儿期即可出现，并迅速进展为僵硬性侧凸。这些疾病将在本章中逐一描述。

骨骼系统发育异常合并脊柱侧凸的病例在临床中很少见到，文献中的报道亦是少之又少。本章总结了一些相对常见的骨骼系统发育异常合并脊柱侧凸的疾病，并结合一些典型的病例加以分析，总结其在诊治过程中的一些体会供读者参考。

（周志强　沈建雄）

第二节

Jarcho-Levin综合征

一　概述

Jarcho-Levin综合征（Jarcho-Levin syndrome，JLS）是一种罕见的遗传性中轴骨骼发育异常综合征，是因19号染色体上*DLL3*基因突变造成的常染色体隐性遗传病，表现为广泛的椎体、肋骨和胸廓畸形。自1938年Jarcho和Levin首先报道2例该病患者以来，目前国外文献已有大约400例报道。该病好发于西班牙裔的波多黎各人，据报道其新生儿发病率为0.2/10万，且多见于女性。其椎体发育异常包括椎体分节不良和形成障碍，其中以半椎体最为多见。而肋骨发育异常主要包括肋骨缺失、融合、形状和大小不规则等。

二　临床表现

Jarcho-Levin综合征的主要临床表现是广泛的椎体和肋骨发育异常、脊柱侧凸和后凸。患者的躯干和颈部较常人短，因此四肢则相对较长。Jarcho-Levin综合征患者中轴骨畸形的严重程度因人而异，较轻的患儿可正常发育及生活，而胸廓畸形较重的患者往往会在幼年时表现出呼吸功能受限，并可能导致死亡。

三　Jarcho-Levin综合征脊柱侧凸的特点

Jarcho-Levin综合征患者的脊柱畸形表现多样，可表现为多发的半椎体形成、分节不良、脊椎肋骨发育不良、脊椎胸廓发育不良甚至广泛的枕、颌面、胸廓、腹部畸形。其半椎体或椎体分节不良往往导致受累节段短缩，附着于受累节段的肋骨经常合并肋骨融合、发育不良或分叉。典型的肋骨畸形表现是扇状肋骨。由于Jarcho-Levin综合征会导致严重的胸椎和肋骨发育畸形，因此会导致患儿反复呼吸道感染、呼吸活动受限和呼吸系统发育障碍（图5-2-1）。

四 分型

Solomon等根据椎体及肋骨发育异常的程度、疾病遗传方式及患者生存率，将Jarcho-Levin综合征分为两大类：脊椎肋骨发育不全（spondylocostaldysostosis，SCD）和脊椎胸廓发育不良（spondylothoracic dysplasia，STD）。脊椎肋骨发育不良主要表现为多个椎体和肋骨在数量和形态上的发育异常，尤其是肋骨发育畸形，以胸廓不对称及躯干和颈部短小为特点，以常染色体显性和隐性的方式遗传。脊椎胸廓发育不良则主要表现为双侧肋骨在肋椎关节对称性融合，以"螃蟹样"胸廓畸形为特点，不存在肋骨的先天畸形。

五 治疗

Jarcho-Levin综合征治疗的主要目标是矫正胸廓及脊柱畸形，恢复呼吸活动度，减少因呼吸限制造成的并发症。纵向可延长的肋骨钛合金假体（vertical expandable prosthetic titanium rib，VEPTR）技术能够在植入后对患者的胸廓进行逐步延长，双侧VEPTR植入还能够纠正部分脊柱侧凸及胸廓不对称，进而改善患者的呼吸功能。除VEPTR以外，患儿还可以同时接受后路生长棒置入对脊柱侧凸及后凸进行校正。

图5-2-1
Jarcho-Levin综合征患儿

2岁，出生时即存在脊椎畸形，X线显示胸椎及腰椎多发半椎体畸形、胸椎腰椎短缩、扇面状肋骨以及肋-椎体融合（病例及图片引自Kyh K, Jpy C, Kkl Y, et al. Ten year follow-up of Jarcho-Levin syndrome with thoracic insufficiency treated by VEPTR and MCGR VEPTR hybrid. [J]. European spine journal : official publication of the European Spine Society, the European Spinal Deformity Society, and the European Section of the Cervical Spine Research Society, 2017（Suppl 1）:1-5.）

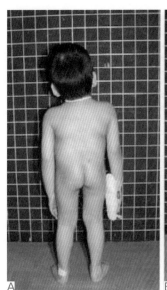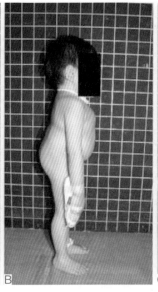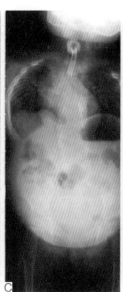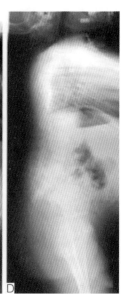

图5-2-1

此外，Jarcho-Levin综合征患者可能合并脑脊膜膨出等神经管发育异常，故术前需要行MRI检查确定有无椎管内的合并畸形。

由于Jarcho-Levin综合征相对罕见，目前对VEPTR及生长棒置入治疗的研究都只限于较小的临床队列和病例报道，缺乏高质量的证据。

【典型病例1】

北京协和医院脊柱外科2007年3月接收1例女性患者，诊断Jarcho-Levin综合征。该患者于我院行生长棒置入术，术后随访8年，矫形效果良好。

患者9岁，女，因"发现脊柱及胸廓畸形8年"入院。患者1岁时发现背部不平，3岁诊断脊柱侧凸。应用支具矫形至7岁。此后患者脊柱侧凸逐渐加重。患者无智力异常，无腰背痛等症状。入院查体可见剃刀背畸形，无明显感觉、运动障碍，病理反射阴性。

X线检查可见患者明显短胸畸形，胸段右侧凸。可见椎体多节段脊柱融合、分节不良。两侧肋骨对称，无肋骨畸形，呈"螃蟹样"改变。侧位可见患者椎体后方融合，引起胸椎前凸（图5-2-2）。

该患者存在典型JLS短胸畸形、后方融合及肋骨"螃蟹样"改变，可诊断Jarcho-Levin综合征。考虑短胸及前凸可能会造成肺功能障碍，拟采用生长棒的方式，人工间断进行撑开，以达到促进胸椎生长、胸廓发育的目的。遂决定行后路生长棒植入术，节段为$T_2 \sim L_2$（图5-2-3）。患者术后规律随访行生长棒撑开术。随访8年，共行8次生长棒撑开术。可见该患者脊柱侧凸无明显加重（图5-2-4）。

图5-2-2
患者术前X线表现
明显短胸畸形，胸段右侧凸。可见椎体多节段脊柱融合、分节不良。两侧肋骨对称，无肋骨畸形，呈"螃蟹样"改变。侧位可见患者椎体后方融合，造成胸椎前凸

图5-2-3
患者生长棒置入术后X线

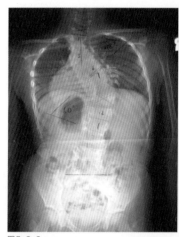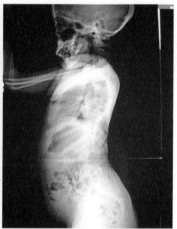

图5-2-2

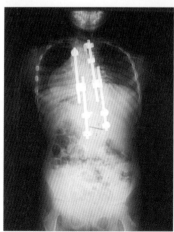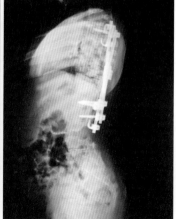

图5-2-3

图5-2-4
患者生长棒置入术后
随访8年，共行8次生
长棒撑开术。可见该患
者脊柱侧凸矫正率无丢
失，胸廓较前延长

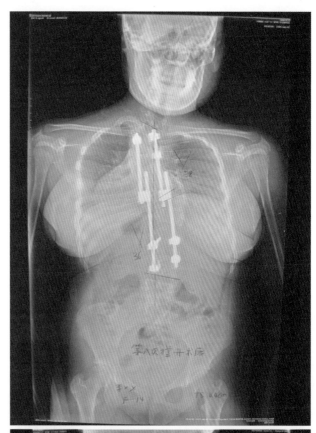

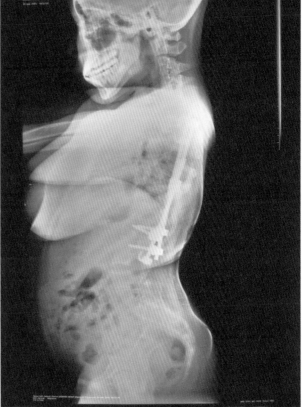

图5-2-4

患者生长棒置入术后

【典型病例2】

北京协和医院脊柱外科2015年10月接收1例女性患者，诊断Jarcho-Levin综合征，该患者为典型病例1患者的妹妹。

患者6岁，女，因"发现脊柱及胸廓畸形3年"入院。3年前偶然发现脊柱侧凸，未重视。3年来侧凸不断加重，并逐渐出现腹部前凸。患者无明显精神、智力异常，无腰背痛等症状。

入院查体

胸廓前倾，胸椎前凸，脊柱生理弯曲消失，胸段脊柱前凸明显，巴宾斯基征可疑阳性。

影像学检查

胸段脊柱右侧凸及前凸畸形，多节段脊柱融合、分节不良，胸廓畸形，两侧肋骨对称，无肋骨畸形，呈"螃蟹样"改变（图5-2-5）。患者表现为胸椎很短，且胸椎后方自发融合，引起胸椎前凸。

该患者存在典型JLS短胸畸形、后方融合及肋骨"螃蟹样"改变，可诊断Jarcho-Levin综合征。考虑短胸及前凸可能会造成肺功能障碍，拟采用生长棒的方式，人工间断进行撑开，以达到促进胸椎生长、胸廓发育的目的。遂决定行后路生长棒植入术，定期撑开（图5-2-6），术后恢复良好（图5-2-7）。目前患者已随访2年余，行3次生长棒撑开术，胸椎增长约1.5 cm。

以上2个病例为一对姐妹，均可诊断为Jarcho-Levin综合征。其典型的脊柱畸形包括多发椎体分节不良、融合以及后方融合导致的胸椎前凸。X线可见肋骨"螃蟹样"排列。两位患者行生长棒置入术后其侧凸达到理想的矫正率，并且术后随访8年无明显矫正丢失。这说明生长棒置入及撑开术是治疗Jarcho-Levin综合征的有效方法。

图5-2-5
患者术前正侧位X线表现
胸段脊柱右侧凸及前凸畸形，多节段脊柱融合、分节不良，胸廓畸形，肋骨呈"螃蟹样"改变

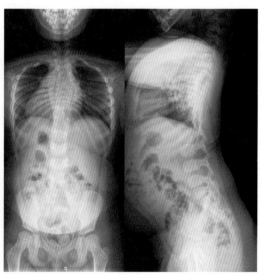

图5-2-5

图5-2-6
患者生长棒撑开术后2
年，3次撑开后

图5-2-7
患者术后大体照

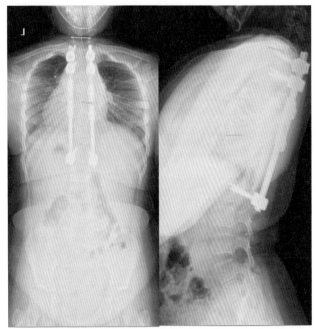

图5-2-6

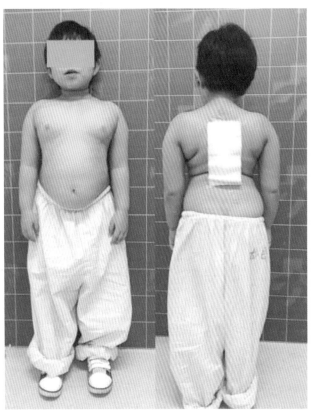

图5-2-7

（李　政　李星野　沈建雄）

【参考文献】

［1］Jarcho S, Levin PM. Hereditary malformations of the vertebral bodies. Bull Johns Hopkins Hosp, 1938, 62:216-226.

［2］Rimoin DL, Fletcher BD, McKusick VA. Spondylocostal dysplasia. A dominantly inherited form of short-trunked dwarfism. Am J Med, 1968, 45(6):948-953.

［3］Lakshminarayana P, Janardhan K, Jegatheesan T, et al. Spondylocostal dysplasia. Indian Pediatr, 1992, 29:922-924.

［4］Jones KL. Smith's recognizable patterns of human malformation. 4th ed. Philadelphia: W. B. Saunders Co, 1988.

［5］Roberts AP, Connor AN, Tolmie JL, et al. Spondylothoracic and spondylocostaldysostosis. Hereditary forms of spinal deformity. J Bone Joint Surg Br, 1988, 70:123-126.

［6］Marks F, Hernanz-Schulman M, Horii S, et al. Spondylothoracic dysplasia. Clinical and sonographic diagnosis. J Ultrasound Med, 1989, 8(1):1-5.

［7］Cornier AS, Ramirez N, Arroyo S, et al. Phenotype characterization and natural history of spondylothoracic dysplasia syndrome: a series of 27 new cases. Am J Med Genet, 2004, 128A:120-126.

［8］Turnpenny PD, Young E. ICVAS (International Consortium for Vertebral Anomalies Scoliosis) In: Pagon RA, Adam MP, Ardinger HH, et al. editors. SpondylocostalDysostosis, Autosomal Recessive. University of Washington; Seattle:1993-2016. [2013-01-17]GeneReviews® [Internet] Copyright. Available at. http://www. ncbi. nlm. nih. gov/books/NBK8828/

［9］Chen H. Atlas of genetic diagnosis and counseling. New Jersey: Humana Press, 2006. Jarcho-Levin Syndrome, 553-557.

［10］Kyh K, Jpy C, Kkl Y, et al. Ten year follow-up of Jarcho-Levin syndrome with thoracic insufficiency treated by VEPTR and MCGR VEPTR hybrid. [J]. European spine journal : official publication of the European Spine Society, the European Spinal Deformity Society, and the European Section of the Cervical Spine Research Society, 2017(Suppl 1):1-5.

第三节
Klippel-Feil综合征

一　概述

Klippel-Feil综合征即先天性颈椎融合畸形，是一种较少见的先天性疾病，首先于1912年被Maurice Klippel和Andre Feil报道。系由短颈，后发际线低和颈部活动受限等三大临床特点所组成，临床中仅有50%左右的患者同时出现这三种表现。

二　流行病学

由于多半患者没有相关系统的明显异常及临床症状，所以该病的人群实际发病率目前尚不清楚。据文献估计发病率大约在1/42000～1/40000，男女患病率之比约为3∶4。先天性颈椎融合患者所出现的神经损害通常位于融合节段相邻的头尾侧未融合节段，这往往与相邻节段的潜在不稳定性相关，而这种潜在的危险因素会在轻微外伤后突然导致严重的神经功能受损甚至死亡。

三　发病机制与生物力学效应

正常情况下，在胚胎发育的第8周内，脊椎会暂时性的形成以软骨性连接的较为稳定及坚韧的软骨柱，但其后如果椎间盘发生软骨化或部分发育甚至不发育，则将导致椎间隙逐步的骨性融合。先天性颈椎融合的发生是由于在妊娠期胚胎发育的第1～2个月时，胎儿颈部体节未能正常分节所致。而遗传因素、妊娠期母亲酗酒后的酒精作用也可能是致病因素。

生物力学效应如下：正常人体颈部的稳定性主要依靠全部颈椎椎体、附件及椎间盘的连接，同时借助附着在颈脊椎上的韧带和颈部肌肉群来综合协调颈部的正常活动。任何一个环节异常均有可能引起整个颈椎的生物力学失衡，从而进一步导致颈椎退变性疾病的发生。Klippel-Feil综合征患者由于颈椎的先天性融合，导致了相应融合节段的活动性消失，颈椎节段的刚度增加；也进一步导致了颈部可活动节段数目减少，并且影响到了颈部活动的应力及旋转中心位置，从而使得邻近节段代偿了融合区域的活动度。

四 分子遗传机制

目前为止，在孟德尔遗传数据库中有三个关于Klippel-Feil综合征的致病基因被报道，其中有显性致病基因也有隐性致病基因：依次为Klippel-Feil综合征（148900）；Klippel-Feil综合征伴发耳聋与先天阴道缺失畸形（148860）；Klippel-Feil综合征伴发耳聋与面部不对称畸形（148870）。其可能与常染色体隐性遗传有关。

相关资料显示存在与Klippel-Feil综合征相伴发生的病因明确的疾病，其中包含一类由纤维母细胞生长因子受体中*Pro250Arg*基因异常突变所引起的临床表现为头颅的骨性融合、肋骨及脊椎椎体发育异常以及高肩胛症等症状及体征的常染色体显性遗传疾病。先天性颈椎融合患者所伴发的语音障碍或许与罹患者第8号染色体上着丝粒的同侧倒位相关，有文章提示第一个Klippel-Feil综合征基因或许位于SGM1。

人类正常椎体分节的紊乱、肋骨及脊柱的发育异常相关的基因，如Notch信号通路基因中*Dll3*、*Jag1*，以及*Pax1*、*Pax9*、*Hox*基因突变相继报道可能参与该病的发生发展。

五 分型

1919年Feil根据Klippel-Feil综合征患者颈椎融合部位及范围的不同将该病细分为3种类型。1984年Nagib等依据神经损伤风险大小提出了风险分型。1998年Clarke等在3个Klippel-Feil综合征家系研究的基础上，提出了一种涵盖颈椎融合部位、伴发畸形及遗传方式等多因素的分型标准。2006年Samartzis等通过评估特定融合类型与颈椎融合相关症状的关系，以颈椎融合的影像学表现为基础进行分型（图5-3-1）。具体分型方法见表5-3-1。

图5-3-1

图5-3-1
根据Samartzis等分型
依据的影像学表现
A~D：Ⅰ型，14岁，女
性，C₂~C₃先天性融合；
E~H：Ⅱ型，12岁，男
性，C₂~C₃、C₄~C₅、
C₆~C₇先天性融合；
I~L：Ⅲ型，16岁，女性，
C₄~C₇先天性融合，伴
有颈椎侧凸畸形

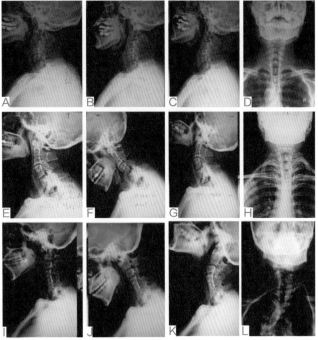

图5-3-1

表5-3-1　Klippel-Feil综合征的分型

作者	脊柱融合类型	合并畸形	遗传方式
Feil	Ⅰ型颈椎和（或）上胸椎广泛融合		
	Ⅱ型1~2个颈椎椎间隙融合	可合并其他畸形	
	Ⅲ型颈椎合并下胸椎或腰椎广泛融合		
Nagib等	Ⅰ型2个融合节段间存在椎间隙		
	Ⅱ型枕颈部畸形、寰椎枕化、颅底凹陷	可伴Chiari畸形和脊髓空洞	
	Ⅲ型颈椎节段性融合	同时存在椎管狭窄	
Clarke等	Ⅰ型颈1椎体融合，可伴其他节段融合	可伴超短颈，心脏、泌尿生殖、颅面、肢体、手指畸形，听、视力发育缺陷等	AR
	Ⅱ型颈2、3椎体融合为主，可伴其他节段融合	可伴颅面、听觉、咽喉、骨骼、肢体发育缺陷等	AD（含SGM2基因突变）
	Ⅲ型颈3椎体融合，可伴任意节段性孤立融合（不含颈1椎体）	可伴颅面部发育缺陷等	AR、AD
	Ⅳ型颈椎融合（Wildervanck综合征）	同时存在听力受损、视觉发育异常	X染色体
Samartzis等	Ⅰ型单一节段颈椎融合		
	Ⅱ型非连续、多节段颈椎融合		
	Ⅲ型连续、多节段颈椎融合		

六　临床表现

Klippel–Feil综合征患者的临床表现随着不同患者颈椎融合位置、数量、严重程度及相关伴发畸形存在着较为显著的个体化差异。融合概率最高的节段为$C_{2/3}$，其次为$C_{5/6}$，最常见的是2节椎体融合。就融合范围而言，颈椎椎体及附件的同时融合更多见。虽然先天性颈椎融合是先天性的，但大多数患者直到成年时出现颈部疼痛、神经根刺激以及颈部活动受限等症状后才能得到明确的诊断。其临床具体表现如下：

（一）外观畸形

短颈、后发际线低和颈部活动受限是其特征性的三联征，但同时具备这三种特征的患者仅占50%。其中，三联征中的颈短畸形多常见于颈椎多节段融合的患者，单运动节段的融合通常对患者的颈部外观并无明显影响。而由于颈部旋转运动主要由寰枢椎完成，所以在多节段先天性颈椎融合患者中通常表现为屈伸活动受限。另外，相关的外观畸形还包括了蹼状颈、斜颈、面部不对称等。

（二）神经症状

除外部分寰枢关节直接受累的患者，Klippel–Feil综合征患者所出现的神经损害一般不涉及融合区域，而在融合节段毗邻的未融合区域。邻近未融合节段产生神经症状的常见原因一般而言是由于未融合节段的不稳定所致，同时，这种不稳定是可以随着病程发展而逐渐进展并最终导致脊髓受压的。对成年患者而言未融合节段所发生的退变性改变，诸如骨质增生、骨赘形成以及椎管狭窄等也是导致患者产生神经症状的原因。部分患者往往在成年后才逐渐产生神经症状，与此同时，约有半数的患者终生都未产生明显的神经症状。如果Klippel–Feil综合征患者已出现脊髓或者神经根受压，则前者可表现出从轻度的肌痉挛、腱反射亢进、肌肉萎缩到突然的完全性截瘫等不同程度的体征；后者可具体体现为颈背部酸胀或不适，同时可伴有上肢麻木无力等症状。

（三）合并其他畸形

包括了很多并不容易觉察到的其他系统严重畸形。

1. **脊柱侧凸**　先天性颈椎融合患者发病率最高的骨关节畸形为脊柱侧凸，约有60%的Klippel–Feil综合征患者伴发了范围在15°左右的脊柱侧凸或脊柱后凸。

2. **肾脏畸形** Klippel-Feil综合征患者中约有30%伴发泌尿生殖系统的相关畸形，造成这种高伴发率的原因在于颈脊柱和泌尿生殖系二者均由同一部位在妊娠胚胎期第4~8周分化所形成。所以如果在这段时间内由于外界因素影响导致胚胎正常发育的受限，就存在一定概率伴发泌尿生殖与颈椎融合畸形。其中发病率最高的泌尿系统畸形为单侧肾脏缺如，包含异位肾、马蹄肾、肾扭曲以及因梗阻所致的肾盂积水也是较常见的伴发畸形。

3. **心血管畸形** Klippel-Feil综合征患者存在4.2%~29%不等的心血管畸形发病率，其中发病率最高者为单发或伴发室间隔缺损，导致患儿于生活过程中可存在不同程度的紫绀及呼吸困难等表现。

4. **呼吸系统畸形** Klippel-Feil综合征患者所伴发肺部畸形种类广泛，其中包括了异位肺、肺叶发育异常以及因脊柱侧凸、肋椎关节畸形以及肋骨融合等原因的所导致的限制性肺部疾病等。

5. **联带运动** 双手存在不自主的成对运动，也可偶发于双臂。通俗的解释就是在没有对侧手同样的相互运动情况下，一个手就无法完成独立运动，当然这种现象也可发生于年龄小于5岁的正常幼儿，而在罹患Klippel-Feil综合征的正常成年患者中大概有20%会伴发联带运动。伴随年龄的不断增长联带运动会逐渐变得不太显著，一般可在成年后逐渐消失。

6. **耳聋** 约有30%存在不同程度的听力障碍。

7. **高肩胛症** 又被称为Sprengel畸形，伴发于20%左右Klippel-Feil综合征患者，这种肩胛骨发育畸形可表现为单侧病变或双侧同时受累。此外，高肩胛症将导致患者外观存在的短颈畸形更加显著，亦将进一步的限制肩关节的活动范围。

8. **颈肋** 伴发于15%左右的Klippel-Feil综合征患者，该病变最值得关注的地方在于区别其与胸腔出口综合征。

除以上几类较为常见的伴发畸形，也存在一些发病率较低的相关先天性畸形，比如胸椎管狭窄症、腰椎关节形成异常、畸形足等。

七　影像学特点

常规的颈椎正侧位X线平片即可掌握一般患者颈椎融合的情况，

而颈椎过伸过屈动力位X线片可以观察整个颈椎生理曲度及正常序列的变化，二者结合能更清楚的显示椎间隙的消失，进而从椎间隙高度的变化及椎管矢状位的狭窄程度间接了解颈椎退变状态。颈椎正侧位的X线平片通常有以下特征：相应骨性融合节段一个或多个椎间隙消失或部分消失；椎体融合时可伴有附件的不同程度融合；椎体正位观可呈现出扁而宽的形态，甚至半椎体畸形；Klippel-Feil综合征患者融合椎体的邻近节段可表现出程度不等的骨质增生或退行性改变；颈椎的椎管正中矢状径可有不同程度减小甚至发展成为颈椎管狭窄；可合并其他畸形。如果颈椎存在多水平的融合，或伴发其他先天性改变（如发育性半椎体），就使得X线平片的阅读变得困难起来。可借助CT平扫+冠状位+矢状位+三维重建来清楚的了解患者颈椎的解剖结构。

磁共振成像（MRI）检查对于椎间盘退变的敏感度较高，因为其退变过程中往往伴随着髓核含水量的逐步减少直至完全丢失，即使椎间盘成分仅发生微弱改变，MRI结果也能清楚地发现。Klippel-Feil综合征患者所出现神经根及脊髓压迫症状通常都是建立在相应部位椎间盘明显退变的基础上。所以磁共振成像在Klippel-Feil综合征患者的诊断、分期分型、预后评估上均起着不可或缺的作用。

八 诊断

由于Klippel-Feil综合征的发生概率低，且大部分Klippel-Feil综合征患者仅有轻微的临床症状或无任何临床症状，所以对本病的诊断首先要借助于影像学。常见检查方式有X线、CT、MRI 等。X线检查为首选方法，其价格较低，易于普及，可发现颈椎椎体的不同程度融合及其他伴发脊柱畸形。不过对于部分因病变位置特殊或体位摆放欠佳导致无法获得满意X线片的患者，可通过CT薄层平扫后进一步的矢状位、冠状位及三维重建等后处理方法来明确患者颈椎的融合情况，并能更为客观地给出诊断。对于合并脑脊髓病变的患者MRI检查应为首项选择，虽然其对骨质敏感性不高，但MRI对于椎间盘退变、神经根及脊髓高度敏感可清楚的显示相关病变。

九　治疗

对于部分颈椎节段融合相对稳定而在日常生活中并未表现出任何临床症状的Klippel-Feil综合征患者而言，一般并不需要接受任何外科治疗，只需定期的随访观察即可。

存在神经症状的Klippel-Feil综合征患者往往需要根据其具体病情而采取不同的临床治疗措施。其中颈椎动力位X线片未见明显颈椎不稳，同时颈椎CT及磁共振亦未见明显颈椎管狭窄的患者，可先予以保守治疗、定期随访观察疾病进展情况。相应的保守治疗措施包括：改变长期工作中的不良习惯及姿势等，预防急性头颈肩部的创伤，缓解症状的药物治疗，正规理疗或热敷，对伴有颈椎不稳者可佩戴一定时间的支具予以保护，而在正规保守治疗的同时也应定期的随诊。症状较轻者治疗一般可获得良好的疗效，不适症状也能逐步好转。若保守治疗后症状未能逐渐好转，在必要时应考虑进行择期手术以避免症状的进一步加重和造成不可挽回的严重后果。

而对于存在有进行性颈椎不稳或者因邻近节段退变加速而导致神经症状恶化的Klippel-Feil综合征患者，需要的是积极的手术治疗。积极手术的目的包括固定进行性不稳的异常颈椎关节、缓解脊髓的压迫等。对于多节段椎间盘突出、广泛后纵韧带肥厚、骨化，同时伴或不伴脊髓后方压迫的严重颈椎管狭窄的患者，首选术式为后路椎管扩大成型手术。而单节段退变所造成的突出椎间盘压迫神经根或颈脊髓者，首选术式为颈前路减压，而后根据患者具体病情选用人工椎间盘置换或植骨融合内固定。颈椎人工椎间盘置换术选择得当，对保留这类患者颈椎的活动度有良好的作用。手术治疗时需要注意的是减压一定要彻底、融合一定要确切，以期神经症状的逐步缓解。但对于Klippel-Feil综合征患者而言手术治疗中也存在着矛盾性，尤其是颈前路减压融合术会在颈椎存在先天性融合的环境下再次扩大融合范围，引起融合邻近椎间所承受应力再次增加，从而导致颈椎退变加速进展。因此，这也要求骨科医师在术前一定要完善详细的体格检查工作，明确引起症状的相应责任节段，在最大程度缓解症状的同时尽可能的减少融合节段，同时颈椎融合节段尽可能维持患者原有的正常生理曲度，并做好对患者康复有意义的术后指导工作。

【典型病例】

北京协和医院脊柱外科收治1例本病患者，男，7岁，诊断为先天性脊柱侧凸；Klippel-Feil综合征；左肺发育不良。

临床资料

患者因"发现颈部歪斜，背部不平2年"入院，全脊柱正侧位X线片示：脊柱主胸段凸向右侧（$T_4 \sim T_{11}$，顶椎T_7），Cobbs角38°，TS 4 mm，AVT 30 mm，AVR Ⅱ°，Rissor 0；右肩较左肩高33 mm。侧位片胸弯向后17°，腰弯向前54°（图5-3-2）。全脊柱CT示：正位片$C_3 \sim C_5$分节不良（图5-3-3）。诊断先天性脊柱侧凸；左肺发育不良；Klippel-Feil综合征。

治疗

此患者在术前随诊过程中，发现侧凸进行性加重，平背，考虑若侧凸和平背进一步加重会影响其原本只有一侧肺的肺功能，而支具会限制胸廓发育和呼吸功能，所以我们选择后路单侧生长棒植入，一方面通过非融合技术防止侧凸加重，另一方面保持脊柱胸廓的进一步发育，预防肺功能损害的加重。术后可见侧凸畸形得以改善，同时保留了脊柱的生长发育潜能（图5-3-4）。

图5-3-2
全脊柱正侧位X线片、
颈椎正侧位X线片

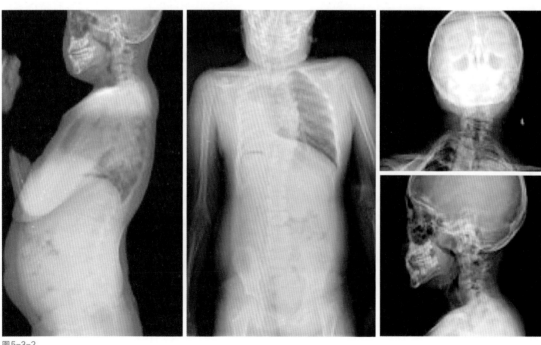

图5-3-2

综合征性脊柱侧凸的诊断与治疗

图5-3-3
全脊柱CT三维重建

图5-3-4
术后即刻全脊柱正侧位
X线片

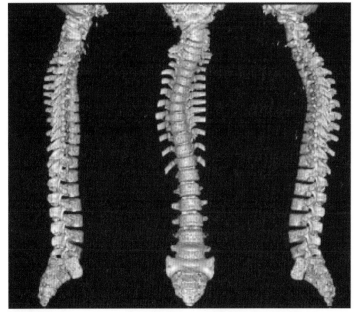

图5-3-3

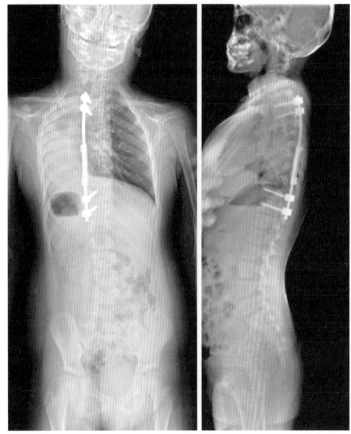

图5-3-4

（陈　崇　沈建雄）

【参考文献】

[1] Van Kerckhoven MF, Fabry G. The Klippel-Feil syndrome: a constellation of deformities. ActaOrthopBelg, 1989, 55(2): 107-118.

[2] Hensinger RN, Lang JE, MacEwen GD. Klippel-Feil syndrome; a constellation of associated anomalies. J Bone Joint Surg Am, 1974, 56(6): 1246-1253.

[3] Thomsen MN, Schneider U, Weber M, et al. Scoliosis and congenital anomalies associated with Klippel-Feil syndrome types Ⅰ-Ⅲ. Spine (Phila Pa 1976), 1997, 22(4): 396-401.

[4] Vaidyanathan S, Hughes PL, Soni BM, et al. Klippel-Feil syndrome-the risk of cervical spinal cord injury: a case report. BMC Fam Pract, 2002, 3:6.

[5] Hensinger RN. Congenital anomalies of the cervical spine. ClinOrthopRelat Res, 1991(264): 16-38.

[6] Gunderson CH, Greenspan RH, Glaser GH, et al. The Klippel-Feil syndrome: genetic and clinical reevaluation of cervical fusion. Medicine (Baltimore), 1967, 46(6): 491-512.

[7] Tredwell SJ, Smith DF, Macleod PJ, et al. Cervical spine anomalies in fetal alcohol syndrome. Spine (Phila Pa 1976), 1982, 7(4): 331-334.

[8] Da Silva EO. Autosomal recessive Klippel-Feil syndrome. Journal of medical genetics, 1982, 19(2): 130-134.

[9] Larson AR, Josephson KD, Pauli RM, et al. Klippel-Feil anomaly with Sprengel anomaly, omovertebral bone, thumb abnormalities, and flexion-crease changes: novel association or syndrome? Am J Med Genet, 2001, 101(2): 158-162.

[10] Clarke RA, Kearsley JH, Walsh DA. Patterned expression in familial Klippel-Feil syndrome. Teratology, 1996, 53(3): 152-157.

[11] Saga Y, Takeda H. The making of the somite: molecular events in vertebrate segmentation. Nature reviews Genetics, 2001, 2(11): 835-845.

[12] Li L, Krantz ID, Deng Y, et al. Alagille syndrome is caused by mutations in human Jagged1, which encodes a ligand for Notch1. Nature genetics, 1997, 16(3): 243-251.

[13] Chi N, Epstein JA. Getting your Pax straight: Pax proteins in development

and disease. Trends Genet, 2002, 18(1): 41-47.

[14] David KM, Thorogood PV, Stevens JM, et al. The dysmorphic cervical spine in Klippel-Feil syndrome: interpretations from developmental biology. Neurosurg Focus, 1999, 6(6): e1.

[15] Lufkin T, Mark M, Hart CP, et al. Homeotic transformation of the occipital bones of the skull by ectopic expression of a homeobox gene. Nature, 1992, 359(6398): 835-841.

[16] Gruss P, Tannenbaum H. Stress exertion on adjacent segments after ventral cervical fusion. Arch Orthop Trauma Surg, 1983, 101(4): 283-286.

[17] Gore DR. Roentgenographic findings in the cervical spine in asymptomatic persons: a ten-year follow-up. Spine (Phila Pa 1976), 2001, 26(22): 2463-2466.

[18] Tracy MR, Dormans JP, Kusumi K. Klippel-Feil syndrome: clinical features and current understanding of etiology. ClinOrthopRelat Res, 2004(424): 183-190.

[19] Guille JT, Miller A, Bowen JR, et al. The natural history of Klippel-Feil syndrome: clinical, roentgenographic, and magnetic resonance imaging findings at adulthood. Journal of pediatric orthopedics, 1995, 15(5): 617-626.

[20] Tori JA, Dickson JH. Association of congenital anomalies of the spine and kidneys. ClinOrthopRelat Res, 1980, (148): 259-262.

[21] Morrison SG, Perry LW, Scott LP, 3rd. Congenital brevicollis (Klippel-Feilsyndreom) and cardiovascular anomalies. Am J Dis Child, 1968, 115(5): 614-620.

[22] Gunderson CH, Solitare GB. Mirror movements in patients with the Klippel-Feil syndrome. Neuropathologic observations. Arch Neurol, 1968, 18(6): 675-679.

第四节

Marie-Sainton 综合征

一　概述

Marie-Sainton综合征，即颅骨锁骨发育不全综合征（Cleidocranial dysplasia，CCD），是一种罕见的常染色体显性遗传的骨骼发育异常疾病，发病率约为1:100000。最早于1765年由Martin等报道，以前囟闭合迟缓或不闭合，锁骨发育不全，牙齿发育异常为主要临床特征。

二　病因及发病机制

Marie-Sainton综合征是常染色体显性遗传疾病，外显率高，具有明显的家族聚集性，但也存在散发病例，男女发病无显著差异。目前研究认为，位于6号染色体短臂（6p21）上的*RUNX2*（Runt-related transcription factor 2）基因与Marie-Sainton综合征的发病相关，其突变导致的单倍体不足是目前Marie-Sainton综合征唯一的分子病因学解释。*RUNX2*基因负责编码核心结合因子α1（core binding α1，CBFA1），是成骨细胞特异性转录调控因子，具有诱导成骨细胞分化和促进软骨细胞成熟的作用，对膜内成骨和软骨内成骨均具有调节作用，对于维持骨骼正常生长发育十分重要。因此，*RUNX2*基因突变而导致膜内成骨及软骨内成骨发生异常，进而导致全身骨骼广泛的发育异常。

三　主要临床表现

Marie-Sainton综合征可累及全身骨骼系统，表现为广泛的骨发育异常，尤以颅骨、锁骨及牙齿异常为主，其典型临床表现包括：身材矮小（中国Marie-Sainton综合征患者平均身高男性154 cm，女性137 cm），四肢及手脚发育短小；颅骨膨隆凸出，囟门闭合迟缓或不闭合，颅缝增宽；锁骨发育不全，双肩下垂，双肩外展畸形，部

图5-4-1
特殊面容（眼距增宽、
鼻梁塌陷）

图5-4-2
前囟未闭合

分患者甚至没有肩膀；以及典型的牙齿异常（表现为"三多"，即乳牙滞留数量多、埋伏牙数量多、多生牙形态异常），牙萌出失败被认为是由于牙槽骨的破骨和吸收活性缺陷使得恒牙朝口腔的移动受阻。约80%的Marie-Sainton综合征患者具备3点典型的临床特征，即前囟闭合迟缓或不闭合、锁骨发育不全及牙齿发育异常，多以口腔表现作为首发症状。但是，少数患者可仅具有1项或2项特征。并且，Marie-Sainton综合征患者的临床表型可存在显著的异质性，轻型患者可仅有牙齿发育异常，重型患者可表现为全身骨发育不良及广泛性骨质疏松，即使同一家系内的不同患者的临床表现也不完全一致。除以上3点典型特征外，其他的临床表现包括面部异常（前额突出、头面比例失调、眼距增宽、鼻梁塌陷）（图5-4-1），胸廓畸形（桶状胸或锥形胸），短指畸形（小指和中指骨短小、远中指骨发育不良），骨盆发育不良，听力下降，复发性中耳感染，鼻窦发育不全，腭裂等。

Marie-Sainton综合征患者的X线检查可发现囟门延迟闭合或不闭合、颅缝增宽，锁骨短小或缺如等（图5-4-2、图5-4-3），颌面部影像学检查可发现患者上颌骨发育不足，下颌骨前突，颌骨可见大量滞留乳牙、埋伏牙、多生牙等（图5-4-4）。除此之外，还可发现肩胛骨发育短小，肩胛盂浅小，髂骨翼发育不良、狭长，耻骨骨化延迟，耻骨联合分离增宽（图5-4-5），股骨颈骨化不佳，继发髋内翻或外翻畸形，脊柱畸形，椎体变扁，附件缺如，脊柱裂等。

脊柱畸形在Marie-Sainton综合征患者中并不少见，可以表现为

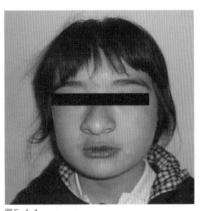

图5-4-1

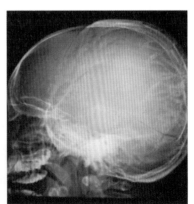

图5-4-2

图5-4-3
右侧锁骨缺如，左侧锁
骨部分缺如

图5-4-4
牙齿发育异常（乳牙滞
留、埋伏牙、多生牙）

图5-4-5
耻骨联合分离

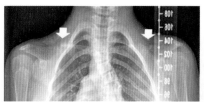

图5-4-3

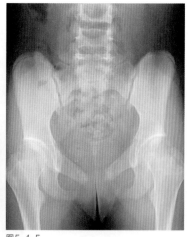

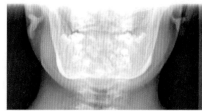

图5-4-4

图5-4-5

脊柱侧凸、脊柱后凸等畸形，Copper等分析了90例Marie-Sainton综合征患者的临床表现，发现17%（16例）患者合并脊柱侧凸。AlKA等通过观察合并脊柱侧凸患者的CT影像猜测，Marie-Sainton综合征异常的软骨内成骨及膜内成骨过程使得椎体不对称发育，进而导致了脊柱侧凸的发生。

Marie-Sainton综合征患者可以分为4种类型，第1种类型表现为典型症状及明确的家族遗传史，第2种类型仅表现有典型的临床症状而无家族遗传史，第3种类型则表现为无典型症状但有家族遗传史，第4种类型则是既无典型症状又无家族遗传史。对于前3种类型的Marie-Sainton综合征患者，通常通过综合临床症状体征、影像学检查和家族史调查可做出明确诊断，对于最后一种类型，单纯依靠临床表现或影像学检查难以确诊，因此，往往需要依靠基因检测以明确诊断。

四 合并脊柱畸形的治疗

目前，有关Marie-Sainton综合征合并脊柱侧凸治疗的报道并不多。Copper等报道的16例合并脊柱侧凸Marie-Sainton综合征患者均未接受手术治疗，其中仅有3例患者接受了支具治疗。Codsi等报道了1例单侧锁骨缺失合并胸段脊柱侧凸的Marie-Sainton综合征患者，该患者在8个月内其脊柱侧凸从10°快速进展为52°，经后路内固定融合术后，侧凸矫形满意，5年随访时矫形维持良好。据此，Codsi 等认为，若Marie-Sainton综合征患者存在非对称性的临床表现（例如仅单侧锁骨缺失），可能是脊柱侧凸快速进展的高危因素。

五　小结

Marie-Sainton综合征，是一种罕见的常染色体显性遗传的骨骼发育异常疾病，以前囟闭合迟缓或不闭合，锁骨发育不全，牙齿发育异常为主要临床特征。*RUNX2*突变导致的单倍体不足是目前Marie-Sainton综合征唯一的分子病因学解释。脊柱畸形在Marie-Sainton综合征患者中并不少见，而有关脊柱侧凸治疗尚无系统报道，若患者存在非对称性的临床表现（例如仅单侧锁骨缺失），可能是脊柱侧凸快速进展的高危因素，需要积极的手术治疗。

【典型病例1】

北京协和医院脊柱外科于2010年8月诊断并治疗了1例以脊柱侧凸畸形为主要临床表现的Marie-Sainton综合征患者，行一期后路内固定、植骨融合术，术后随访7年，恢复良好。

临床资料

患者，女性，13岁，因"发现脊柱侧凸13年"入院。患者头大，前囟门闭合不全，可见眶距增宽、鼻梁塌陷等特殊面容，口腔可见牙齿萌出不全，双侧锁骨部分缺如。

全脊柱正侧位X线片

$T_7 \sim T_{12}$右侧凸畸形，Cobb角50°，牙齿萌出不全，双侧锁骨部分缺如（图5-4-1，图5-4-2，图5-4-6）。根据患者前行闭合不全、锁骨部分缺如以及牙齿发育异常的典型Marie-Sainton综合征表现，临床诊断患者为Marie-Sainton综合征。

治疗方法及结果

患者胸段Cobb角50°，考虑到支具治疗已经难以避免侧凸进展，因此，为防止侧凸畸形进一步加重，行一期后路内固定、植骨融合术，融合节段$T_3 \sim L_1$。术后全脊柱正侧位X线片示：$T_7 \sim T_{12}$侧凸，Cobb角12°（图5-4-7）。术后7年随访时，患者一般情况良好，全脊柱正侧位X线片示：$T_7 \sim T_{12}$侧凸，Cobb角14°（图5-4-8）。

图5-4-6
术前全脊柱正侧位X线片
$T_7 \sim T_{12}$右侧凸畸形，Cobb角50°

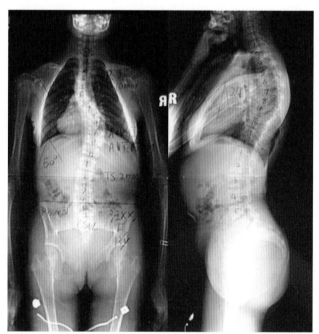

图5-4-6

图5-4-7
术后全脊柱正侧位X
线片
T₇～T₁₂侧凸，Cobb角
12°

图5-4-8
术后7年随访全脊柱正
侧位X线片
T₇～T₁₂侧凸，Cobb角
14°

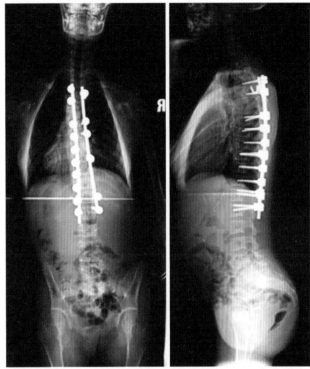

图5-4-7

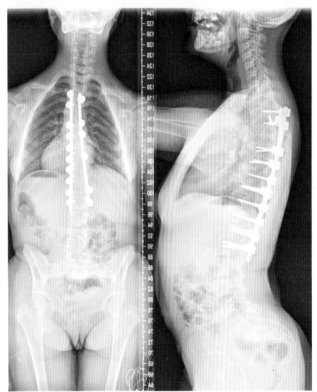

图5-4-8

【典型病例2】

北京协和医院脊柱外科于2016年8月诊断并治疗了1例以脊柱侧凸畸形为主要临床表现的Marie-Sainton综合征患者，行一期后路内固定、植骨融合术，术后随访1年，恢复良好。

临床资料

患者，女性，14岁，因"发现脊柱侧凸13年"入院。患者于13年前因腹部不适就诊于外院，行立位腹平片发现脊柱侧凸，当时无背部不平，无静息、活动后胸腰背部疼痛等不适，进一步行全脊柱正侧位X线检查提示脊柱侧凸畸形，建议保守治疗，后患者每年复查全脊柱正侧位X线检查提示脊柱侧凸进行性加重。

查体

头大面小，前囟门闭合不全，可见眶距增宽、高上腭，口腔可见牙齿萌出不全，胸廓呈锥形，右侧锁骨缺如，左侧锁骨仅在胸骨处可扪及。脊柱胸段右侧凸，右侧剃刀背高1 cm，右肩较左肩高1 cm，右髂嵴较左髂嵴高1 cm。棘突及椎旁压痛（-）。颈椎、腰椎活动度无明显受限。四肢各关节活动度正常，各趾间关节无明显屈曲畸形。四肢及躯干刺痛觉无明显异常。四肢肌张力正常，肌力V级。双侧腱反射正常，双侧病理征（-）。其父亲身材矮小，存在囟门闭合不全、牙齿萌出不全、锥形胸、锁骨缺如等，考虑诊断为Marie-Sainton综合征，母亲正常。

全脊柱正侧位X线片

$T_5 \sim T_9$右侧凸畸形，Cobb角42°，牙齿萌出不全，右侧锁骨缺如，左侧锁骨部分缺如，耻骨联合分离（图5-4-3~图5-4-5，图5-4-9）。根据患者前囟闭合不全、锁骨部分缺如以及牙齿发育异常的典型Marie-Sainton综合征表现，以及明确的家族史（患者父亲），因此临床诊断患者为Marie-Sainton综合征。

治疗方法及结果

患者右侧锁骨缺如，左侧锁骨部分缺如，参考Codsi等的病例报道，该患者存在Marie-Sainton综合征的非对称性表现，可能是侧凸畸形快速进展的危险因素。为防止侧凸畸形进一步加重，行一期后路内固定、植骨融合术，融合节段$T_2 \sim T_{11}$。术后全脊柱正侧位X线片示：$T_5 \sim T_9$侧凸，Cobb角14°（图5-4-10）。术后1年随访时，患者一般情况良好，全脊柱正侧位X线片示：$T_5 \sim T_9$侧凸，Cobb角14°（图5-4-11）。

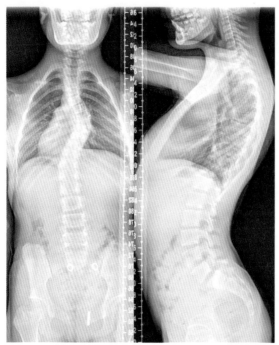

图5-4-9

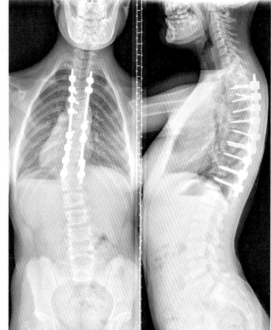

图5-4-10

图5-4-9
术前全脊柱正侧位X
线片
$T_5 \sim T_9$右侧凸畸形，
Cobb角42°

图5-4-10
术后全脊柱正侧位X
线片
$T_5 \sim T_9$侧凸，Cobb角
14°

图5-4-11
术后1年随访全脊柱正
侧位X线片
$T_5 \sim T_9$侧凸，Cobb角
14°

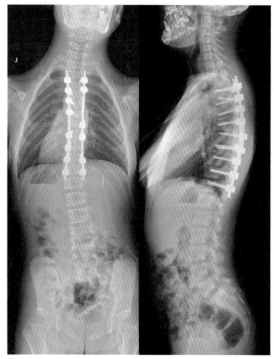

图5-4-11

（谭海宁　沈建雄）

【参考文献】

[1] Cooper S C, Flaitz C M, Johnston D A, et al. A natural history of cleidocranial dysplasia. Am J Med Genet, 2001, 104(1): 1-6.

[2] Otto F, Thornell AP, Crompton T, et al. Cbfa1, a candidate gene for cleidocranial dysplasia syndrome, is essential for osteoblast differentiation and bone development. Cell, 1997, 89(5): 765-771.

[3] Kim HJ, Nam SH, Kim HJ, et al. Four novel RUNX2 mutations including a splice donor site result in the cleidocranial dysplasia phenotype. J Cell Physiol, 2006, 207(1): 114-122.

[4] Enomoto H, Furuichi T, Zanma A, et al. Runx2 deficiency in chondrocytes causes adipogenic changes in vitro. J Cell Sci, 2004, 117(Pt 3): 417-425.

[5] Komori T. Roles of Runx2 in Skeletal Development. Adv Exp Med Biol, 2017, 962: 83-93.

[6] 韦华安，杨立，张路，等. 颅锁骨发育不全综合征临床回顾性分析. 武警医学院学报，2011，20（12）：958-960.

[7] Zhang C, Zheng S, Wang Y, et al. Mutational analysis of RUNX2 gene in Chinese patients with cleidocranial dysplasia. Mutagenesis, 2010, 25(6): 589-594.

[8] Bufalino A, Paranaiba LM, Gouvea AF, et al. Cleidocranial dysplasia: oral features and genetic analysis of 11 patients. Oral Dis, 2012, 18(2): 184-190.

[9] Tanaka JL, Ono E, Filho EM, et al. Cleidocranial dysplasia: importance of radiographic images in diagnosis of the condition. J Oral Sci, 2006, 48(3): 161-166.

[10] Al KA, Ben CF, Kenis V, et al. Broad spectrum of skeletal malformation complex in patients with cleidocranial dysplasia syndrome: radiographic and tomographic study. Clin Med Insights Arthritis Musculoskelet Disord, 2013, 6: 45-55.

[11] Soultanis KC, Payatakes AH, Chouliaras VT, et al. Rare causes of scoliosis and spine deformity: experience and particular features. Scoliosis, 2007, 2:15.

[12] Codsi MJ, Kay RM, Masso P, et al. Unilateral absence of the clavicle with rapidly progressive scoliosis in an 8-year-old. Am J Orthop (Belle Mead NJ), 2000, 29(5): 383-386.

[13] Callea M, Fattori F, Bertini ES, et al. Clinical and molecular study in a family with cleidocranial dysplasia. Arch Argent Pediatr, 2017, 115(6): e440-e444.

第五节

先天性多发性关节挛缩症

一　概述

先天性多发性关节挛缩症（arthrogryposis multiplex congenita，AMC）是一组罕见的综合征群，其可为200多种综合征的主要特征表现。典型临床表现为患者出生时至少有2个以上关节持续性、非进展性屈曲挛缩。本病主要影响四肢关节，也可累及脊柱。最常见的多发性关节挛缩类型为肌发育不良（amyoplasia），偶发为特点，又被称为经典先天性多发性关节挛缩症；其次常见类型为远端关节挛缩症（distal arthrogryposis，DA），主要以四肢远端关节挛缩为特征。

先天性多发性关节挛缩症伴发的脊柱侧凸在婴幼儿期即可出现，并迅速进展为僵硬性侧凸，骨骼发育成熟后仍有进展的可能，因此需尽早积极干预。

二　病因和发病机制

研究表明，所有的先天性关节挛缩都与胎动减少有关，胎儿运动不足的早期发生与挛缩的严重程度有直接的关系。胎动减少的时间越早，关节挛缩越严重。大多数关节挛缩疾病中，胚胎发育期间关节发育是正常的。但以下因素可能导致胎动减少：① 关节周围的结缔组织增加（胶原增生），限制关节运动并加重挛缩；② 关节相关肌肉的废用性萎缩；③ 关节表面异常，可能导致关节活动时其表面轻微骨折。

有学者在动物模型中进行研究，发现如果限制雏鸡和大鼠胚胎发育过程中活动，可导致胚胎宫内生长受限、多发关节挛缩、肢体短缩、肺发育不全、肠道缩短及发育缓慢、颅面部改变（小下颌、腭裂、高鼻根、眼部过度扩张），这些表现合称为"胎儿运动不足继发序列（fetal akinesia sequence）"。在人类中情况则更为复杂，胎儿运动不足的病因可能有：① 肌病；② 神经病变（包括中枢和外周神经系统）；③ 神经肌接头异常；④ 结缔组织异常；⑤ 宫内活动受限；⑥ 产妇疾病；⑦ 母体放射或毒物暴露；⑧ 血供对胎盘/胎儿的损害；⑨ 代谢紊乱；⑩ 表观遗传疾病。

三　分类及临床表现

对 AMC 患者而言，为了能更好地鉴别诊断，首先得明确患者神经系统功能是否正常。神经系统正常患者，其关节挛缩可能由肌发育不良，远端关节挛缩，结缔组织疾病或胎儿宫内空间不足引起。反之，神经系统检查异常表明症状由中枢/外周神经系统异常，运动终板或神经肌肉接头障碍所引起。

Bamshad 和 Hall 等共描述了超过 300 种带有关节挛缩特征的疾病。根据病变所累及的范围将其分为四大类。

（一）肌肉发育不良（amyoplasia）

系典型的关节挛缩症（图 5-5-1）。通常在患者出生后即可发现四肢关节对称性僵直，可保持在屈曲位或在伸直位，但多保留几度的屈曲或伸直活动。受累肢体肌肉明显萎缩。四肢全部受累者占 46%，双下肢受累者占 43%，单纯上肢受累者占 11%。下肢受累时，其足常为跖屈内翻畸形、膝关节屈曲或伸直、髋关节屈曲-外旋、外展，或髋关节屈曲-内收挛缩伴脱位。上肢畸形包括肩关节内旋、肘关节屈曲或伸直、桡骨小头脱位、前臂旋前和腕关节屈曲挛缩，拇指多内收、屈曲贴近手掌伴近侧指间关节屈曲挛缩。大多数患者智力正常，约 10% 患者合并腹部异常，如腹裂和肠闭锁畸形。

（二）肢体远端挛缩型（distal arthrogryposis，DA）

为常染色体显性遗传，主要以肢体远端关节挛缩为特征。通常只累及手和足，近侧关节较少累及；其拇指屈曲、内收横在手掌，其余四指屈曲呈握拳状、手指互相重叠（图 5-5-2）。足畸形趾跖屈内翻多见，也可为外翻足畸形，并伴有足趾屈曲挛缩。诊断标准为：对上肢症状来说，主要包括屈曲指，假性屈曲指（近端指间关节被动伸直受限伴腕部过伸），屈曲褶痕发育不全或缺如，重叠指，腕部

图5-5-1
肌发育不良患者临床特征
上肢：双侧肩关节内旋，肘关节伸直，腕关节屈曲尺偏，各手指僵硬，拇指位于掌面；下肢：髋关节脱位，双足严重马蹄内翻足挛缩
（引自Bamshad M, Van Heest AE, Pleasure D. Arthrogryposis: a review and update. J Bone Joint Surg Am, 2009,91 Suppl 4:40-46.）

图5-5-2
DA1型患者手部畸形特征
拇指屈曲、内收横在手掌，其余四指屈曲呈握拳状、手指互相重叠
（引自Beals RK. The distal arthrogryposes: a new classification of peripheral contractures. Clin Orthop Relat Res, 2005, 435: 203-10）

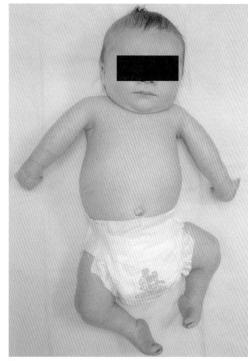
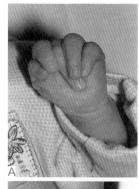
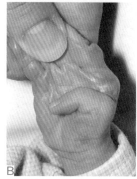

图5-5-1　　　　　　　　　　　　　　　　　　　　图5-5-2

尺骨偏斜等。对下肢症状而言，包括马蹄内翻足，跟骨内翻，垂直距骨及跖骨内翻。患者须满足两项及以上主要症状即可诊断，对有明确家族史患者，只需满足一项及以上即可诊断。

　　Bamshad等将DA分为10个亚型（表5-5-1），但在各亚型之间症状表现有所重叠。目前发现部分亚型有特定基因型突变：DA1型为 *TPM2* 基因突变，DA2A型（Freeman-Sheldon syndrome）为 *MYH3* 基因突变，DA2B型（Sheldon-Hall syndrome）为 *TNNI2* 和 *TNNT3* 基

表5-5-1　远端关节挛缩综合征分类

Bamshad分类	其他名称	临床特征
DA1	Digitotalar dysmorphism	拇内收，掌指关节尺侧偏斜，正常面容
DA2A	Freeman-Sheldon syndrome, whistling face syndrome, craniocarpal tarsal dystrophy, windmill hand	吹笛样面容。伴随噘嘴动作的小口畸形、伴有手尺骨偏斜的屈曲指以及马蹄内翻足
DA2B	Sheldon-Hall syndrome	显著鼻唇沟皱褶，睑裂下垂，小口畸形
DA3	Gordon syndrome	腭裂，手指挛缩，马蹄足

Bamshad分类	其他名称	临床特征
DA4	无	脊柱侧凸，手指挛缩
DA5	无	眼肌麻痹，眼睑下垂
DA6	无	感觉神经性耳聋
DA7	trismus-pseudocamptodactyly, Hecht syndrome	完全张口不能；特殊屈指畸形
DA8	autosomal dominant multiple pterygium syndrome	多发翼状胬肉，屈曲指
DA9	congenital contractural arachnodactyly, Beals syndrome	耳朵畸形，屈曲指
DA10	congenital plantar contractures	

因突变，DA5型为*MYH2*和*MYH13*基因突变。

DA4型首次由Baraitser和Hall所描述。患者通常有正常的身高和面容，偶有智力迟钝表现，脊柱侧凸为其主要特征（图5-5-3）。脊柱侧凸很早就出现，而且呈进展性，往往需要手术矫正。斜颈是其另一特征，由颈椎融合所导致。影像学评估应包括颈椎和胸椎。手部有近端指间关节屈曲挛缩但无尺偏，下肢通常发育正常。

（三）四肢关节挛缩伴中枢神经系统异常（arthrogryposes with CNS etiology）

因发育障碍影响大脑额叶，如脑积水，小头畸形等往往会表现为肢体关节挛缩，其原因可能为该类患者运动神经元皮层激活所导致。通常为常染色体异常，可通过染色体核型检查做出诊断，但婴儿多在

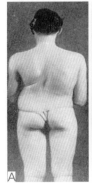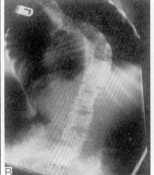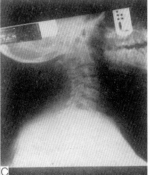

图5-5-3

图5-5-3
DA4型患者临床特征
背部隆起（A），X线片显示胸段严重脊柱侧凸（B），上颈椎融合畸形（C）（引自Baraitser M. A new camptodactyly syndrome. J Med Genet,1982,19(1): 40-43.)

图5-5-4
肌发育不良新生儿临床
特征表现
A. 显示明显脊柱侧
凸，反应宫内胎位情
况；B. 同一小孩4岁
时行平卧位X线提示
腰段30°侧凸；C. 同
一小孩9岁时行平卧
位X线提示腰段42°
侧凸(引自Komolkin
I, et al. Treatment of
Scoliosis Associated
With Arthrogryposis
Multiplex Congenita.
J Pediatr Orthop,
2017, 37 Suppl 1:
S24-S26.)

早期死亡。由于此类疾病在新生儿期的死亡率超过50%，因此存活的先天性多发性关节挛缩症患者大多为第一类和第二类的疾病。

（四）神经肌肉原因导致关节挛缩（neuromuscular causes of arthrogryposis）

有报道认为遗传性周围神经病变可导致关节挛缩，但是为非常罕见的原因。患有重症肌无力的母亲体内的乙酰胆碱受体抗体靶向与胎儿的乙酰胆碱受体结合因其神经肌肉接头障碍，从而可引起多关节挛缩。理论上，对孕妇重复注射肉毒素也可激发此种反应而表现为关节挛缩，但目前并没有在胎儿中观察到。先天性肌病可能也是四肢关节挛缩的原因，肌电图检查可用于诊断与鉴别此类疾病。

典型的先天性多发性关节挛缩症患者临床表现有：① 出生时就存在的关节强直、僵硬，呈屈曲型或伸直型，关节囊及其周围组织挛缩，常伴有跨过关节的皮肤蹼状改变；② 肢体呈柱状或梭形，皮下组织薄，关节部位皮肤皱褶消失；③ 疾病累及的肌肉或肌群萎缩或缺如；④ 深反射减弱或消失，感觉正常，智力正常；⑤ 关节脱位常见，尤其是髋、膝关节。

四　先天性多发性关节挛缩症合并脊柱侧凸临床表现

有研究报道，约20%～67%的先天性多发性关节挛缩症患者可出现脊柱侧凸。这类患者往往出生时就表现为脊柱畸形，反映出胎儿在母体宫内位置（图5-5-4）。在婴儿期脊柱侧凸进展很快，直至

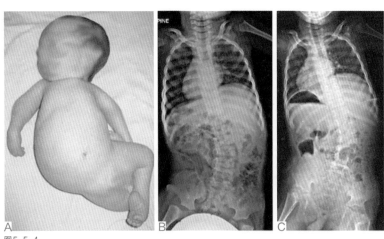

图5-5-4

儿童后期才趋于稳定。大多数脊柱侧凸在5岁前可发现，对于肌发育不良及综合征型关节挛缩患者来说，胸弯及胸腰弯更多见，腰弯少见。对远端关节挛缩患者来说，胸腰弯更多见，此类患者侧凸进展比其他类型更快（图5-5-5）。

图5-5-5
远端关节挛缩合并脊柱侧凸患者，6岁，女孩
A. 术前全脊柱正位片提示大C型胸弯；
B. 行单侧可撑开型脊柱内固定手术，术后全脊柱正侧位片提示侧凸部分矫正，躯干平衡尚可；C. 术后外观照（引自Komolkin I, et al. Treatment of Scoliosis Associated With Arthrogryposis Multiplex Congenita. J Pediatr Orthop, 2017, 37 Suppl 1:S24-S26.）

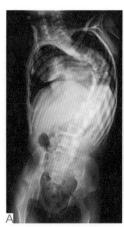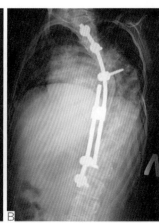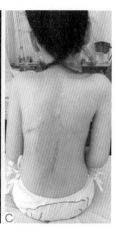

图5-5-5

可分为三种类型：① 合并先天性脊柱侧凸，较少见；② 主弯为胸腰弯，伴有骨盆倾斜和腰椎前凸增加的脊柱侧凸；侧凸尾侧累及骶骨，头侧至第8或第9胸椎；常合并先天性髋关节畸形；③ 麻痹性长"C"型弯，通常在患儿两岁时发现，并迅速进展为僵硬型侧凸。

五　治疗

（一）一般治疗

对于四肢畸形以外固定或手术为主，如石膏矫正、软组织松解术、截骨术等，但术后畸形复发率高。治疗目标是增加受累关节运动范围，提高局部肌力，使患儿能独立或在辅助下行走，最大可能改善患儿活动功能及日常生活能力。

（二）脊柱外科治疗

先天性多发性关节挛缩症患者脊柱侧凸发生早，在婴幼儿时期即可出现，并迅速进展成僵硬型侧凸，骨骼发育成熟后仍有可能进展，因此需及早外科干预。研究表明，支具对控制先天性多发性关节挛缩症合并脊柱侧凸的进展效果不佳。脊柱矫形手术对控制其进

展的有效性及疗效已得到了证实。脊柱矫形效果与侧凸的严重程度呈负相关趋势。长"C"型侧凸或麻痹性僵硬侧凸患者，行前后路联合矫形可获得较好的矫形效果。先天性多发性关节挛缩症合并脊柱侧凸患者术后并发症发生率较高，特别是神经并发症。严重脊柱侧后凸畸形可使脊髓处于损害临界状态，如严重短节段后凸型脊柱侧凸患者，脊髓紧贴于后凸成角的椎体上，很容易受到直接压迫或影响脊髓前动脉，从而引起神经损害。因此，术前详尽的神经系统查体，脊柱及神经系统全面的影像学检查，是非常有必要的。

（三）围手术期注意事项

先天性多发性关节挛缩症患者的围手术期处理极具挑战性，需要有经验的脊柱外科医师、麻醉师、重症监护科医师、脊髓监测医师、手术室护理人员等的良好合作。麻醉方面的困难主要有：① 患者年龄小、体重偏低、营养状况较差、肢体挛缩等，给静脉通道开通带来困难；② 小而僵硬的颌骨增加气管插管及气道管理的难度；③ 患者可能合并先天性心脏畸形、肾脏畸形等，对循环及容量波动的耐受性较差；④ 易发生术中恶性高热；⑤ 肌肉萎缩对药物的分布和代谢产生影响；⑥ 合并肌张力低的患者术后还可能出现肺不张、肺部感染等，引起呼吸困难甚至呼吸衰竭。因此，术前详尽的内科、儿科、麻醉科等综合评估，术后重症监护室的支持，对于先天性多发性关节挛缩症患儿围手术期的平稳过渡极其重要。

【典型病例】

北京协和医院脊柱外科于2009年6月收治一例以脊柱侧凸为主要表现的先天性多发性关节挛缩症患者，行一期后路内固定、植骨融合术，术后恢复良好。

临床资料

患者男，15岁，因"发现背部不平4年"入院。2年前在外院就诊，诊断为"脊柱侧凸"，予间断佩戴支具治疗，但效果不佳，脊柱侧凸持续进展。2007年因"左足内翻"行"左踝三关节融合术"。入院查体发现颈短、颈蹼，小下颌，双腋下、肘、指间见蹼状连接，各指间、肘关节屈曲畸形，伸直受限。

全脊柱正侧位X线

脊柱胸段凸向右侧，T4-L2冠状面侧凸Cobb角65°，躯干偏移（TS）向右3.2 cm，顶椎旋转度（AVR）Ⅲ度。右肩较左肩高1.5 cm；骨盆倾斜，左髋较右髋高1.0 cm；侧位X线片示胸段脊柱前凸，T7-L3脊柱前凸Cobb角80°（图5-5-6）。诊断先天性多发性关节挛缩并脊柱侧凸。

术前检查

肺功能：限制性通气功能障碍，FEV_1实际值0.87 L，实际值/预计值29.05%；FVC实际值1.04 L，实际值/预计值29.5%，FEV_1/FVC为83.01%。超声心动图：心脏结构与功能未见明显异常，左室射血分数68%。四肢肌电图检查：未见肌源性及神经源性损害。

治疗及预后

术前进行呼吸功能锻炼，持续1周，复查FEV_1及FVC实际值/预计值分别改善至30.2%及31.3%。全麻下予行后路脊柱矫形、USS Ⅱ内固定、植骨融合术（T3-L4）。术中见椎旁肌肉弹性差，似瘢痕样组织。术中置钉、矫形及融合过程顺利，矫形后行Stagnara唤醒试验双下肢活动良好。术中出血约1800 ml，自体血回输961 ml，输注RBC 4单位，血浆400 ml。

术后躯干平衡较术前明显改善，复查脊柱X线片示冠状位脊柱胸弯Cobb角改善为11°（图5-5-7）。

术后9年，患者返院复查，四肢关节挛缩情况同前（图5-5-8），脊柱X线片示内固定位置良好，冠状位脊柱胸弯Cobb角为15°（图5-5-9）。

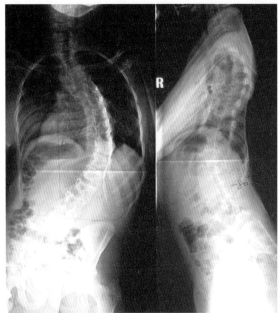

图5-5-6

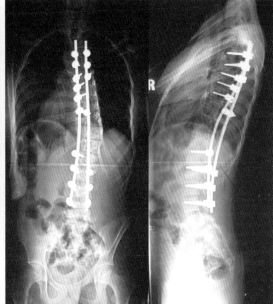

图5-5-7

图5-5-6
术前全脊柱正侧位X线示脊柱胸段凸向右侧，T4-L2冠状面侧凸Cobb角65°，胸段脊柱前凸，T7-L3脊柱前凸Cobb角80°

图5-5-7
术后复查全脊柱X线示冠状位脊柱胸弯Cobb角改善为11°

图5-5-8
术后9年门诊复查，患者大体照可见短颈、颈蹼，小下颌，双腋下、肘、指间见蹼状连接，各指间、肘关节屈曲畸形，伸直受限

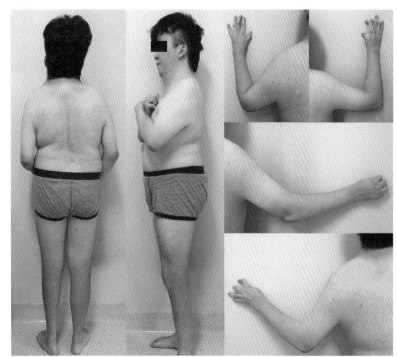

图5-5-8

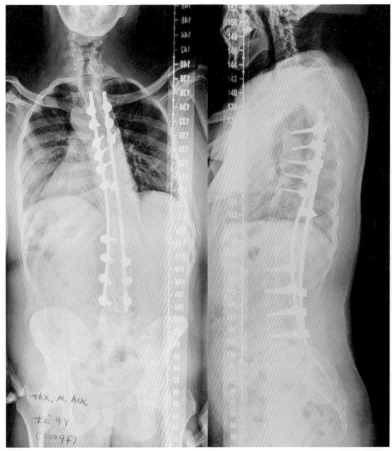

图5-5-9
术后复查全脊柱X线示内固定位置良好，冠状位脊柱胸弯Cobb角为14°

图5-5-9

（薛旭红　沈建雄）

【参考文献】

［1］Hall JG. Arthrogryposis multiplex congenita: etiology, genetics, classification, diagnostic approach, and general aspects. J Pediatr Orthop B, 1997, 6(3): 159-166.

［2］Toydemir RM, Bamshad MJ. Sheldon-Hall syndrome. Orphanet J Rare Dis, 2009, 4:11.

［3］Herron LD, Westin GW, Dawson EG. Scoliosis in arthrogryposis multiplex congenita. J Bone Joint Surg Am, 1978, 60(3): 293-299.

［4］Bamshad M, Van Heest AE, Pleasure D. Arthrogryposis: a review and update. J Bone Joint Surg Am, 2009, 91 Suppl 4: 40-46.

［5］Beals RK. The distal arthrogryposes: a new classification of peripheral contractures. Clin Orthop Relat Res, 2005, 435: 203-210.

[6] Baraitser M. A new camptodactyly syndrome. J Med Genet, 1982, 19(1): 40-43.

[7] Komolkin I, Ulrich EV, Agranovich OE, et al. Treatment of Scoliosis Associated With Arthrogryposis Multiplex Congenita. J Pediatr Orthop, 2017, 37 Suppl 1: S24-S26.

[8] Eamsobhana P, Kaewpornsawan K, Vanitcharoenkul E. Walking ability in patients with arthrogryposis multiplex congenita. Indian J Orthop, 2014, 48(4): 421-425.

[9] Fletcher ND, Rathjen KE, Bush P, et al. Asymmetrical arthrogryposis of the upper extremity associated with congenital spine anomalies. J Pediatr Orthop, 2010, 30(8): 936-941.

[10] Gucev ZS, Pop-Jordanova N, Dumalovska G, et al. () Arthrogryposis multiplex congenital (AMC) in a three year old boy: differential diagnosis with distal arthrogryposis: a case report. Cases J, 2009, 2(1): 1-3.

[11] Oberoi GS, Kaul HL, Gill IS, et al. Anaesthesia in arthrogryposis multiplex congenita: case report. Can J Anaesth, 1987, 34(3(Pt 1)): 288-290.

[12] Daher YH, Lonstein JE, Winter RB, et al. Spinal deformities in patients with arthrogryposis. A review of 16 patients. Spine (Phila Pa 1976), 1985, 10(7): 609-613.

[13] Takano T, Aotani H, Takeuchi Y. Asymmetric arthrogryposis multiplex congenita with focal pachygyria. Pediatr Neurol, 2001, 25(3): 247-249.

[14] Yingsakmongkol W, Kumar SJ. Scoliosis in arthrogryposis multiplex congenita: results after nonsurgical and surgical treatment. J Pediatr Orthop, 2000, 20(5): 656-661.

第六节

Freeman-Sheldon 综合征

一 概述

Freeman–Sheldon综合征（Freeman-Sheldonsyndrome，FSS），是一种罕见疾病，为远端关节挛缩综合征（distal arthrogryposis syndrome，DA）的一种特殊类型，也被称为DA2A型，最早由Freeman和Sheldon于1938年报道。主要特征为伴随撅嘴动作的小口畸形、伴有手尺骨偏斜的屈曲指，以及马蹄内翻足。因其面部肌肉纤维的挛缩导致显著的撅嘴动作和小口畸形，又称为"吹笛面容综合征"（whistling-face syndrome）。病因不明，多为异源的常染色体显性遗传。

先天性多关节挛缩症是一组多种原因导致的疾病，指婴儿出生时即有2个或更多的关节先天性挛缩。多关节挛缩在婴儿中的发病率为1/5100，其病因不明，可能是多种因素引起的。潜在的病因包括神经性异常、肌肉功能结构异常、结缔组织异常、空间的限制、母体的疾病、宫内或胎儿血供受损，最常见的是肌发育不全，常对称性累及双侧上肢或下肢关节。先天性多关节挛缩可分为三型，Ⅰ型：肢体受累为主（肌发育不良，远端型关节挛缩症）；Ⅱ型：肢体和身体其他部分受累（Freeman-Sheldon综合征，畸形性发育不良）；Ⅲ型：肢体受累和中枢神经系统功能障碍。

二 流行病学

Freeman–Sheldon综合征是一种罕见多关节挛缩伴面部畸形疾病，大多数都是散发性的，其精确的发病率目前尚不明确。

三 遗传学

大多数Freeman-Sheldon综合征的病例都是散发性的，也有部分研究认为，FSS通过常染色体显性遗传。然而，有研究发现，FSS患者的父母及兄弟姐妹并不发病，因此FSS也可以有常染色体隐性或X连锁隐性遗传模式。偶发病例中的患者，其先天性挛缩的病理机制可能与有家族史的患者不同。目前已知的FSS致病基因是*MYH3*，该基因编码胚胎肌球蛋白重链3蛋白（embryonic skeletal muscle myosin heavy chain 3，MYH3），位于17号染色体短臂（17p13.1）。MYH3蛋白属于肌球蛋白家族，其主要功能为细胞间物质转运及细胞运动。肌球蛋白和肌动蛋白为肌纤维主要组成部分，为肌肉收缩所必需。MYH3形成肌球蛋白复合体，出生前已被激活，对肌肉的正常发育非常重要。*MYH3*基因突变可能干扰了胚胎肌球蛋白重链3蛋白的功能，从而降低胎儿肌细胞收缩能力，肌肉收缩功能受损导致肌肉挛缩及其他骨骼肌肉系统畸形。

目前，*MYH3*基因具体如何突变从而导致FSS的其他特征仍不清楚，而且其基因表型也存在显著变异。研究发现少数患有FSS的患者*MYH3*基因并无突变，Beck AE等对诊断为FSS的46个家族谱患者进行基因检测，结果显示43例为*MYH3*基因突变，突变率为93%；其中有39例表现为三个基因突变，分别为p. T178I，p. R672C和p. R672 H。p. T178I基因突变患者表现为更严重的双侧面部挛缩及脊柱侧凸。另外Li等的研究发现，中国一个多关节挛缩家族中经典的FFS患者troponin I2（*TNNI2*）基因突变，其表型特征仅为成人的面部挛缩。因此，对于Freeman-Sheldon综合征的基因型仍需进一步研究。

四　临床表现

Freeman-Sheldon综合征的典型临床表现主要有三个特点：① 伴随撅嘴动作的小口畸形；② 伴有手尺骨偏斜的屈曲指；③ 马蹄内翻足。

（一）面部特征

主要包括：眉骨突出、眼部凹陷、内眦距过宽、鼻子短且鼻孔缺损、人中长、上颚高且窄、显著的撅嘴动作和小舌畸形（图5-6-1）。患者通常不能做出正常的面部表情，面部纤维的挛缩导致了标志性的"吹笛样面容"（图5-6-1）。通常，患者面颊上会有"H"形状的皮肤凹陷。

眼睛异常包括眼距过宽或交叉（斜视）。在某些情况下，受影响的婴儿也可能有内眦赘皮，眼睑褶皱（睑裂）和上睑下垂。此外，上下眼睑之间的空间可能异常狭窄（图5-6-2）。

牙列拥挤为FSS的另一典型特征，有些患者因咬合不正或牙列拥挤而明显地影响外观，严重者可造成口唇闭合困难，形成开唇露齿而需要正畸治疗。小口畸形可进一步影响牙齿护理，因为进行口腔的常规卫生护理和治疗都很困难（图5-6-3）。

（二）四肢畸形

足部畸形包括足跟向内朝向身体的同时其余的脚向下弯曲向内，即马蹄内翻足（图5-6-4A）。在大多数情况下，这种畸形影响双足

图5-6-1
FSS患者典型的"吹笛样面容"（引自Patel K, GursaleA, Chavan D, et al. Anaesthesia challenges in Freeman-Sheldon syndrome. Indian J Anaesth, 2013, 57(6):632-633; Jangid S, KhanSA. Freeman-Sheldon syndrome. Indian Pediatr, 2005, 42(7):717）

图5-6-2
FSS患者面部及眼睛特征表现，包括眉骨突出、眼部凹陷、内眦距过宽、鼻子短且鼻孔缺损、人中长、上颌高且窄、显著的撅嘴动作和小舌畸形等（引自Stevenson DA, et al. Clinical characteristics and natural history of Freeman-Sheldon syndrome. Pediatrics, 2006, 117(3):754-762）

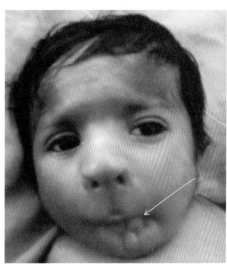
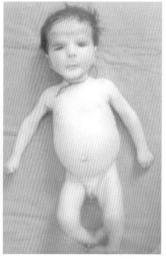

图5-6-1

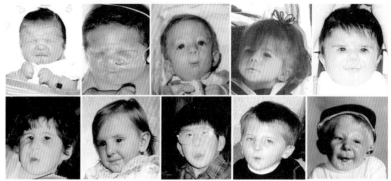

图5-6-2

图5-6-3
FSS患者临床表现：高
腭弓、小舌畸形；右
上前第二磨牙及下方
切牙缺如；下排牙列
拥挤，深覆咬合（引
自Ohyama K, et al.
Freeman-Sheldon
syndrome: case
management from
age 6 to 16 years.
Cleft Palate Craniofac
J. , 1997, 34(2):151-
153.）

图5-6-4
FSS患者典型的肢体
挛缩包括马蹄内翻足
（A）及严重的手指屈曲
及尺偏畸形（B）（引自
Stevenson DA, et al.
Clinical characteristics
and natural history of
Freeman-Sheldon
syndrome. Pediatrics,
2006, 117(3):754-
762.）

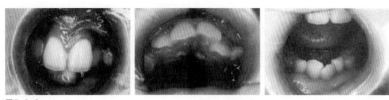

图5-6-3

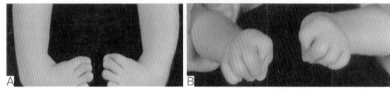

图5-6-4

行走，虽然在某些情况下，它仅累及单侧。除此之外，挛缩的膝关节，肩关节及臀部，可导致相应部位活动受限。手部畸形包括手指的尺骨偏斜、屈曲指、虎口挛缩以及拇指的发育不全（图5-6-4B）。在某些情况下，前臂和小腿也可能出现挛缩的肌肉。

（三）脊柱畸形

骨骼的其余异常包括渐进的、严重的脊柱侧凸畸形，颈胸腰椎均可累及（图5-6-5）。Stevenson等的研究发现，在经典Freeman-Sheldon综合征合并脊柱侧凸的儿童患者中，几乎90%为进展型，最终形成重度脊柱侧凸。这些患者多数早期即可发现脊柱侧凸，而且64%的患者需要手术治疗。

（四）口咽及气道结构异常

由于FSS患者小嘴及小下颌畸形，加之短颈或蹼颈等因素，造成困难气道，手术麻醉时气管插管往往面临很大挑战。吞咽困难、生长发育不良以及由口咽部和上呼吸道结构异常导致的危及生命的呼吸系统并发症也是相对常见的。

（五）智力与认知

Freeman-Sheldon综合征儿童智力与认知通常不受影响，偶有FSS患者有智力迟钝的现象，这些患者往往同时有中央神经系统的重大结构性异常。患有FSS的儿童通常会出现言语障碍以及听力障碍。

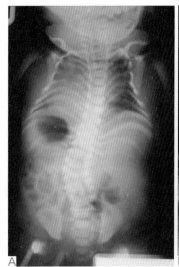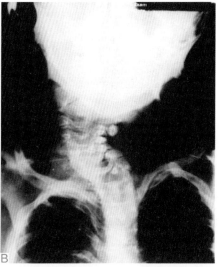

图5-6-5
FSS患者脊柱畸形
A. 3月龄FSS患者胸
腰段椎体发育不良，先
天性脊柱侧凸。基因
检测发现由MYH3和
T178I基因突变所致
（引自Beck AE, et al.
Genotype-phenotype
relationships in
Freeman-Sheldon
syndrome. Am J
Med Genet A,2014,
164A(11):2808-
2813）；B. 12岁FSS
患者表现为颈椎脊柱侧
后凸畸形（引自Vas
L, et al. Anaesthetic
management of a
patient with Freeman-
Sheldon syndrome.
PaediatrAnaesth,
1998, 8(2):175-177.）

图5-6-5

五　临床诊断

诊断主要建立在患者病史和体格检查的基础上，依据骨骼异常以及伴有典型面部特征的关节挛缩这些临床症状进行诊断。诊断标准为：符合远端关节挛缩的2个及以上主要临床表现，加上小嘴畸形、鼻唇沟皱褶以及H型下巴凹陷。远端关节挛缩的主要临床表现包括腕关节和手指尺侧偏斜、屈曲指、褶线缺如或发育不良、重叠指、马蹄内翻足、跟骨内翻畸形、垂直距骨和距骨内翻。

鉴别诊断需排除先天性多关节挛缩症、特别是先天性的风车翼状手畸形的可能性，后者还可能伴随着足的畸形。

六　治疗

鉴于临床症状的多样性以及FSS的罕见性，目前没有标准的治疗方法。手足畸形对治疗具有耐受性，需要持续的安全且有效的方法。患者通常需要接受多种、多次的矫形及整形手术。外科矫正小口畸形既可以改善外观，也可以改善身体功能（特别是在进食方面）。Freeman-Sheldon综合征患者患恶性高热及术后肺部并发症的风险也可能会有所增加。FSS的小儿患者需要持续的支持与特殊的照料，包括矫正畸形齿和外科整形。听说方面的跟进也是十分有益的。

口咽部和上呼吸道的结构异常一直是手术中全身麻醉时的一个

障碍。通常无法直接通过喉镜检查进行气管插管。在进行硬膜外麻醉或脊髓麻醉之前需要评估脊椎的状况。由于患者的肢体畸形以及皮下组织的增厚，要想穿刺动静脉可能会变得十分困难。

吸入诱导后深度麻醉下应用喉镜辅助插管往往可以获得成功，但不能使用肌松药物。此外，喉罩通气及无触发麻醉技术在手术时间较短时采用是有益的。有些患者术后出现呼吸窘迫需要呼吸支持，延长住院时间。总之，鉴于FSS患者麻醉风险，建议最好在拥有重症监护病房的三级医院中且全麻下进行手术，从而保证患者的安全。

基于Freeman-Sheldon综合征疾病的自然史和临床特征，我们对FSS患者的初步评估和预期指导做如下推荐：出生时怀疑患者有FSS的婴儿，除了常规评估外，还需包括临床遗传学家，骨科医师，颅面外科医师，眼科医师及理疗师的专家小组共同评估。体格检查时，应特别注意口腔大小，面部及手足有无挛缩，斜视，脊柱侧凸，腹股沟疝和隐睾症。在婴儿期，应密切监测生长参数，规律添加辅助饮食；每年检查应该包括听力测试和脊柱侧凸畸形的严密监视。手术前评估应该包括恶性高热的风险评估。

七　预防

遗传咨询对于患者来说是必要的。至于产前诊断，除非FSS的致病基因得到明确，否则通过直接分析DNA来进行产前诊断是不可能的。不过，超声波检查有助于产前诊断，曾有报道20周大的有家族患病史的胎儿借助超声波检查发现了手足及嘴部的异常。

【典型病例】

引自 Ferrari D, et al. Freeman-Sheldon syndrome. A case report and review of the literature. ChirOrganiMov, 2008, 92(2):127-131.

临床资料

患者，男，13岁。剖宫产，早产。家族史：父母体健，无近亲结婚；无家族遗传疾病史。

疾病发展及治疗情况

出生时发现有先天性脊柱侧凸及髋关节和足部畸形。1岁8个月开始走路。因双侧腹股沟斜疝于3岁8个月和5岁时手术治疗；平素因支气管哮喘及支气管肺炎频繁住院治疗，应用抗生素及糖皮质激素控制。3岁时因先天性左髋关节脱位行复位手术（图5-6-6）；13岁时因慢性呼吸功能不全行气管切开术，可见典型的小口畸形，吹笛样面容以及双手屈指畸形（图5-6-7，图5-6-8）；因双侧马蹄内翻足于5个月时行双侧后方手术，2岁时双侧Evans手术，后畸形部分复发，4岁时重复治疗；一直到14岁时畸形复发行双侧踝关节融合术（图5-6-9）。7岁时心脏彩超提示主动脉根部轻度扩张及三尖瓣关闭不全。8岁时脊柱侧后凸严重，行Halo-traction牵引治疗发现正中线后方及枕骨区颅骨骨板变薄（图5-6-10），9岁时行脊柱矫形手术治疗（图5-6-11）。

图5-6-6
3岁时先天性左髋关节脱位行复位手术前后

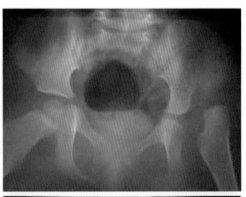
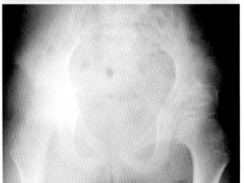

图5-6-6

图5-6-7
显著的小口畸形，吹笛样面容；13岁时因慢性呼吸功能不全行气管切开术

图5-6-8
爪型手，各手指偏斜，拇指与其余诸指位于同一平面，2，3指明显屈指畸形

图5-6-9
14岁时马蹄内翻足畸形复发行双侧踝关节融合术

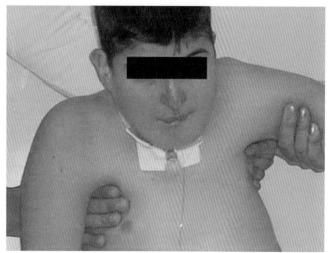

图5-6-7

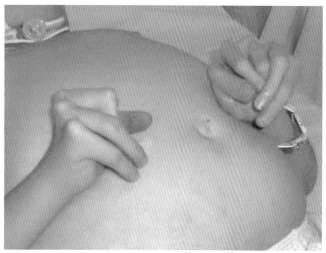

图5-6-8

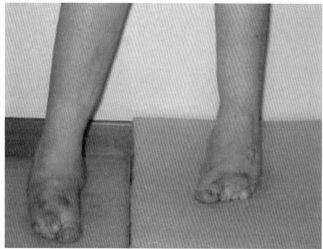

图5-6-9

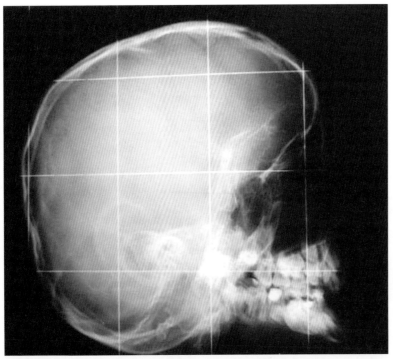

图5-6-10

图5-6-10
8岁时行Halo-traction
牵引时发现正中线后方
及枕骨区颅骨骨板变薄

图5-6-11
9岁时因严重的脊柱侧
后凸畸形行手术治疗

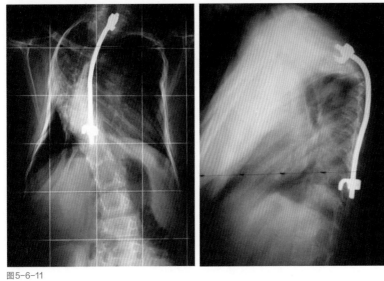

图5-6-11

（薛旭红　沈建雄）

【参考文献】

[1] Freeman EA, Sheldon JH. Cranio-carpo-tarsal dystrophy. Arch Dis Child, 1938, 13(75): 277-283.

[2] Beals RK. The distal arthrogryposes: a new classification of peripheral contractures. Clin Orthop Relat Res, 2005, 435: 203-210.

[3] Gurjar V, Parushctti A, Gurjar M. Freeman-Sheldon syndrome presenting with microstomia: a case report and literature review. J Maxillofac Oral Surg, 2013, 12(4): 395-399.

[4] Tajsharghi H, Kimber E, Kroksmark AK, et al. Embryonic myosin heavy-chain mutations cause distal arthrogryposis and developmental myosin myopathy that persists postnatally. Arch Neurol, 2008, 65(8): 1083-1090.

[5] Toydemir RM, Rutherford A, Whitby FG, et al. Mutations in embryonic myosin heavy chain (MYH3) cause Freeman-Sheldon syndrome and Sheldon-Hall syndrome. Nat Genet, 2006, 38(5): 561-565.

[6] Beck AE, McMillin MJ, Gildersleeve HI, et al. Genotype-phenotype relationships in Freeman-Sheldon syndrome. Am J Med Genet A, 2014, 164A(11): 2808-2813.

[7] Li X, Jiang M, Han W, Zhao N, et al. A novel TNNI2 mutation causes Freeman-Sheldon syndrome in a Chinese family with an affected adult with only facial contractures. Gene, 2013, 527(2): 630-635.

[8] Stevenson DA, Carey JC, Palumbos J, et al. Clinical characteristics and natural history of Freeman-Sheldon syndrome. Pediatrics, 2006, 117(3): 754-762.

[9] Patel K, Gursale A, Chavan D, et al. Anaesthesia challenges in Freeman-Sheldon syndrome. Indian J Anaesth, 2013, 57(6): 632-633.

[10] Jangid S, Khan SA. Freeman-Sheldon syndrome. Indian Pediatr, 2005, 42(7): 717.

[11] Ohyama K, Susami T, Kato Y, et al. Freeman-Sheldon syndrome: case management from age 6 to 16 years. Cleft Palate Craniofac J, 1997, 34(2): 151-153.

[12] Vas L, Naregal P. Anaesthetic management of a patient with Freeman-Sheldon syndrome. PaediatrAnaesth, 1998, 8(2): 175-177.

［13］Bamshad M, Jorde LB, Carey JC. A revised and extended classification of the distal arthrogryposes. Am J Med Genet, 1996, 65(4): 277-281.

［14］Vimercati A, Scioscia M, Burattini MG, et al. Prenatal diagnosis of Freeman-Sheldon syndrome and usefulness of an ultrasound fetal lip width normogram. PrenatDiagn, 2006, 26(8): 679-683.

［15］Ferrari D, Bettuzzi C, Donzelli O. Freeman-Sheldon syndrome. A case report and review of the literature. ChirOrganiMov, 2008, 92(2): 127-131.

第六章
多系统发育异常合并脊柱侧凸

第一节
概述

　　多系统发育异常在临床上是一种少见或罕见的先天性或遗传性疾病，这些多系统发育异常的疾病包括Herlyn-Werner-Wunderlich综合征、Smith-Magenis综合征、Goldenhar综合征和Proteus综合征等。这些疾病的临床表现多种多样，比如Herlyn-Werner-Wunderlich综合征主要表现为双子宫双宫颈、阴道斜隔及斜隔侧泌尿系统畸形的三联征；Smith-Magenis综合征表现为智力障碍、方脸畸形、睡眠障碍和自残行为；Goldenhar综合征则表现为眼部异常、耳部畸形、脊柱畸形和颜面畸形及其他系统异常等；而Proteus综合征以多种组织非对称性、不规则地过度生长、脑回状结缔组织痣、脂肪组织异常和多发性骨肥厚等为特征。

　　这些疾病常累及多个系统，确切发病机制不清，有待进一步研究，但常与染色体、基因或胚胎的发育异常有关。中肾管与副中肾管的胚胎发育可能在Herlyn-Werner-Wunderlich综合征的发病机制中扮演了重要角色；绝大多数Smith-Magenis综合征患者（90%）是因为在染色体17p11.2位置，包括了 *RAI1* 基因的片段缺失所致；Goldenhar综合征的结构缺陷可能源于胚胎发育第30～45天时第一、二鳃弓及第一鳃裂和颞骨原基的发育异常；而Proteus综合征可能与致病基因 *AKT1* 有关。

　　有一些多系统发育异常的疾病会合并脊柱侧凸，这类患者常有特殊的临床表现，比如Smith-Magenis综合征合并脊柱侧凸的患者的侧凸都较为僵硬、免疫系统较差等。因此对于合并脊柱侧凸的患者，术前应对全身各个系统进行检查，并进行生化、影像学检查以及蛋白和基因的检测，从而获得诊断。

　　文献中关于多系统发育异常合并脊柱侧凸的报道很少，目前尚未形成相应的诊治标准。本章将对此类疾病分章节介绍，并从文献中或北京协和医院既往病例中，摘取典型病例以供学习，希翼对广大读者有所帮助。

（周志强　沈建雄）

第二节

Herlyn-Werner-Wunderlich综合征

一 概述

Herlyn-Werner-Wunderlich综 合 征（Herlyn-Werner-Wunderlich syndrome，HWWS）是一种少见的先天性女性生殖道畸形，主要表现为双子宫双宫颈、阴道斜隔及斜隔侧泌尿系统畸形的三联征。在文献报道中，HWWS也被称为梗阻性阴道分隔及同侧肾畸形综合征（obstructed hemivagina and ipsilateral renal anomaly syndrome，OHVIRA），国内学者称之为阴道斜隔综合征（oblique vaginal septum syndrome，OVSS）。此综合征的患者通常在初潮后表现出非特异性症状，如下腹痛、痛经、腹部可触及肿物等。

由于Herlyn-Werner-Wunderlich综合征的临床表现无特异性，且该疾病较为罕见，因此较易被误诊漏诊。HWWS与胚胎时期中肾管及副中肾管的先天发育异常有关。HWWS的真实发病率尚不明确。但总体上，梗阻性副中肾管畸形的发生率约为0.1%～3.8%。该疾病最早由Purslow于1922年报道，但是该综合征的现代定义始于另外两篇报道。1971年，Herlyn和Werner详细报道了1例患有阴道斜隔、同侧肾脏发育不全及双子宫的病例，并认为这是一种先天发育不良引起的综合征。随后，Wunderlich于1976年报道了1例双子宫、单阴道、一侧宫颈积血合并同侧肾脏输尿管发育不全的病例。此后，该综合征定义愈发明确，学者们以此三人名字为之命名。

二 病因及发病机制

Herlyn-Werner-Wunderlich综合征的发病机制目前尚不明确。中肾管与副中肾管的胚胎发育可能在其中扮演了重要角色。中肾管与副中肾管均为成对出现的胚胎期泌尿生殖器结构，内生殖器及下尿路器官由此发育而来。中肾管不仅能够发生肾脏和输尿管，还是女性生殖道发育的使动因素，与副中肾管共同形成阴道上2/3，并介导着副中肾管的发育。

正常情况下，自第8孕周起，一对副中肾管开始向中线移动，远端彼此融合，形成子宫、宫颈及上段阴道，近端形成输卵管。当一侧中肾管发育不良时，同侧肾脏输尿管发育不良或缺如，且同侧副中肾管无法向中线移动，导致双侧副中肾管远端融合失败，可形成双子宫及双宫颈。此外，该侧副中肾管无法与尿生殖窦（形成阴道下1/3）在中线附近融合，因而形成盲囊或闭锁、梗阻的阴道盲端，而对侧副中肾管与尿生殖窦融合，形成完整的阴道，二者之间形成了通常所说的阴道斜隔。中轴骨与副中肾管均为中胚层来源，因此中胚层发育异常可能是中轴骨畸形与副中肾管畸形之间相关性的合理解释。

三 临床表现与分型

阴道斜隔综合征的主要特点是双子宫、双宫颈、一侧阴道完全或不完全闭锁，多伴闭锁阴道同侧的泌尿系畸形，以肾缺如为主（图6-2-1）。该疾病以阴道梗阻为主要特点，完全梗阻和不全梗阻导致不同的临床表现。大多数HWWS患者在青春期后，通常为月经初潮后2~12个月出现非特异性症状。在一篇纳入70例患者的研究中，Tong等报道HWWS的临床症状平均发病年龄为17岁，范围为10~44岁。在同一篇报道中，作者发现完全梗阻与不完全梗阻型的患者平均确诊年龄差异显著，分别为13岁与25岁。

急性或慢性盆腔痛、痛经以及由阴道积血或子宫积血导致的腹部包块是最常见的表现。原发闭经、性交困难、尿潴留、阴道积血的自发性破裂、不孕症及产科并发症为相对少见的临床表现。不完全梗阻型患者还可能主诉黏液脓性阴道排液或月经间期阴道出血。HWWS可能出现的急性并发症包括阴道积脓、输卵管积脓及盆腔腹膜炎，而子宫内膜异位症、盆腔粘连、不孕症及产科并发症为潜在的远期并发症。泌尿系统畸形大多数为肾缺如，少数也可为肾脏发育不良、异位肾或多囊肾。少数HWWS患者还合并其他部位的畸

图6-2-1
Herlyn-Werner-
Wunderlich综合征患者
13岁女性，主因下腹
痛、发热、恶心呕吐入
院。A~C. 纵向及横向
超声截面，可见阴道扩
张，其内低回声，双角
双颈子宫。D~G. MR
矢状位及冠状位T$_2$加
权像，可见双角双颈子
宫，阴道斜隔，右侧阴
道积血，其内为不均一
高信号；右肾缺如，左
肾过度增大。H. 简要
解剖示意图（图片引
自Orazi C, Lucchetti
MC, Schingo PM, et
al. Herlyn-Werner-
Wunderlich syndrome:
uterus didelphys,
blind hemivagina
and ipsilateral
renal agenesis.
Sonographic and MR
findings in 11 cases.
PediatrRadiol, 2007,
37(7): 657-665. ）

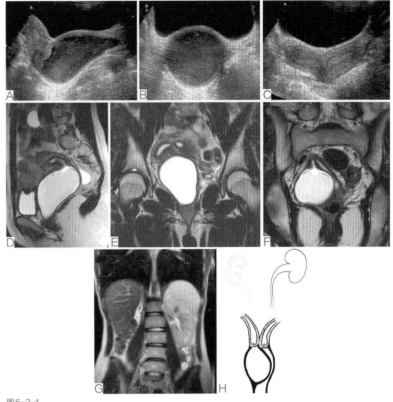

图6-2-1

形，如脊柱侧凸、心脏发育畸形，包括房间隔缺损、法洛四联症等；也有合并视力障碍、发育迟缓等畸形的报道。

北京协和医院朱兰等回顾性分析了79例HWWS患者，总结并提出了新的分型方法。该分型根据阴道完全或不完全梗阻，将HWWS分为1型（完全梗阻型）和2型（不完全梗阻型）（图6-2-2）。完全梗阻患者，发病年龄早，症状重，月经初潮后以急性下腹痛、发热、呕吐等症状为主诉，常见并发症为子宫内膜异位，如果治疗不及时可进展为盆腔感染。不完全梗阻患者发病年龄较晚，症状常为月经周期正常但月经期延长，有反复阴道流脓或流血，此型患者相对更易漏诊误诊。两型患者临床表现的详细对比见表6-2-1。

四　合并脊柱侧凸的治疗

关于Herlyn-Werner-Wunderlich综合征合并脊柱侧凸患者的报道十分稀少。2007年，Orazi等报道了11例HWWS患者，其中2例

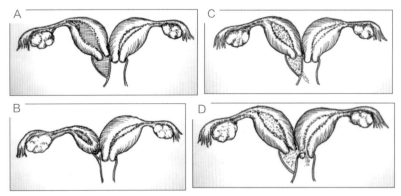

图6-2-2

图6-2-2
HWWS协和分型
1型-完全梗阻型:
1.1型-伴有阴道盲端型(A);1.2型-子宫阴道闭锁型(B);2型-不完全梗阻型:2.1型-有孔斜隔型(C);2.2型-宫颈瘘管型(D)(引自Zhu L, Chen N, Tong JL, et al. New classification of Herlyn-Werner-Wunderlich syndrome. Chin Med J (Engl), 2015, 128(2): 222-225.)

表6-2-1　完全梗阻型与不完全梗阻型HWWS患者临床表现对比

临床表现	1型(完全梗阻型)	2型(不完全梗阻型)
起病及确诊年龄	初潮后不久;平均13岁	迟发;平均25岁
痛经	常见	相对不常见
阴道不规律出血	相对不常见	相对常见
间断黏液脓性阴道排液	相对不常见	相对常见
腹痛、发热、呕吐	常见	不常见
盆腔炎性疾病	不常见	常见
阴道、子宫或输卵管积血	常见,早发	不常见
子宫内膜异位症	常见	不常见
进展至盆腔粘连、阴道积脓或输卵管积脓	较快,较容易	逐渐发生

合并脊柱侧凸。但该文献并未涉及脊柱侧凸的治疗。2014年,北京协和医院李政等首次报道了HWWS合并先天性脊柱侧凸的治疗,详见下述经典病例。该报道中,HWWS人群中先天性脊柱侧凸的发生率为8.6%(6/73),远高于总体人群的1/1000。目前,HWWS与先天性脊柱侧凸二者之间的联系尚未明确,遗传与环境因素均有可能参与致病,详细机制有待将来进一步研究。对于HWWS合并脊柱侧凸的手术治疗,尚无相关的证据来指导临床实践,术前需谨慎评估凝血功能及肾功能,完善盆腔影像学检查,以除外手术禁忌。

五　小结

HWWS是一种罕见的综合征。其最主要的表现为双子宫、阴道斜隔及斜隔同侧肾脏发育不良。胚胎发育上，泌尿生殖器官与中轴骨均为中胚层来源，因此先天性脊柱侧凸与HWWS之间可能存在某种联系。后路矫形内固定植骨融合术治疗HWWS合并先天性脊柱侧凸是安全、可行的，当侧凸进行性加重时需予以脊柱融合手术干预。患者侧凸畸形的影像学特征往往与特发性脊柱侧凸较为相似，融合范围可参考青少年特发性脊柱侧凸的PUMC分型。术前应仔细评估患者盆腔病变及肾功能情况，除外手术禁忌。随着今后病例数量的不断积累，HWWS合并脊柱侧凸的病因学、临床特征及手术治疗策略将会愈发明朗。

【典型病例】

北京协和医院脊柱外科于2012年2月诊断并治疗了1例Herlyn-Werner-Wunderlich综合征合并脊柱侧凸的患者。行后路脊柱矫形内固定植骨融合术，随访2年，恢复良好。

临床资料

患者12岁女性，因发现脊柱侧凸畸形1年余，保守治疗无效，为求手术治疗于我院骨科就诊。患者足月顺产，11岁初潮，自初潮后10个月起出现经量增多，伴痛经，其余既往史无特殊。查体可见患者步态正常，眼距不宽，颈部不短，发际不低，体型正力型，身高154 cm，全身未见牛奶咖啡斑，无蜘蛛痣、漏斗胸，腕征（-）。患者脊柱活动度可，脊柱胸段侧凸畸形，凸向右侧，腰段侧凸畸形，凸向左侧，胸段剃刀背，右侧比左侧高约3 cm，双肩基本等高，骨盆无明显倾斜。神经系统查体无阳性发现。全脊柱X线正侧位片显示胸段脊柱凸向右侧，Cobb角56°（$T_5 \sim T_{11}$）（图6-2-3），顶椎区域平背畸形（$T_5 \sim T_{12}$ Cobb角2°）。CT未见明确椎体及肋骨畸形，MRI检查未见椎管内异常。结合患者病史、症状、体征及辅助检查，入院诊断为"青少年特发性脊柱侧凸"。

术前常规行心脏彩超检查，提示患者合并继发孔型房间隔缺损，二尖瓣前叶轻度脱垂，但患者心功能及活动耐量正常，平日无胸闷、憋气及其他特殊不适。请心脏外科会诊，指示患者心功能储备可，无脊柱手术绝对禁忌，术中注意保持血流动力学稳定，心外科门诊随诊。术前常规腹部超声回报左肾区未见正常肾组织，再次追问病史得知患者既往外院超声检查提示"双子宫、单肾"等表现。遂予复查经腹妇科超声，提示患者具有双子宫、双宫颈，双侧附件未见

图6-2-3
术前站立位全脊柱正侧位X线片
正位片可见胸段脊柱凸向右侧，Cobb角52°（$T_5 \sim T_{11}$），侧位片可见侧凸顶椎区域平背畸形（$T_5 \sim T_{12}$ Cobb角2°）

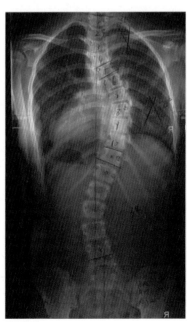
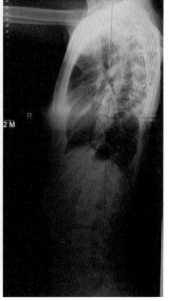

图6-2-3

明显异常回声，阴道内可见无回声区，5.9 cm×4.3 cm×2.2 cm，左肾缺如。盆腔MRI提示双子宫、双宫颈、双阴道，其中一侧阴道闭锁，闭锁侧阴道积液，积液信号与高铁血红蛋白类似（图6-2-4）。结合患者经量增多、痛经病史，及妇科超声及盆腔MRI检查结果，确诊其为Herlyn-Werner-Wunderlich综合征，即阴道斜隔综合征。故患者术前诊断更正为"Herlyn-Werner-Wunderlich综合征合并脊柱侧凸"。请妇科会诊，指示妇科情况不构成手术禁忌，可先行脊柱手术，择期再于妇科行阴道斜隔切开术治疗。

治疗

为防止侧凸进展，改善矢状面生理曲度，重建躯干平衡，患者行后路脊柱侧凸矫形、内固定、植骨融合术（Moss SI）。该患者的脊柱侧凸影像学特征与特发性脊柱侧凸相似，脊柱融合范围可参考青少年特发性脊柱侧凸的PUMC分型。为保留患者腰部活动度，此患者采用选择性胸弯融合，融合节段T$_5$～T$_{12}$。术中见患者左侧T$_5$、T$_6$、T$_7$椎弓根发育差，螺钉植入困难，故改为放置方向向上的椎弓根钩；同理，T$_5$右侧放置方向向下的横突钩。术中应用脊髓检测，信号始终良好；并在最终锁定前行Stagnara唤醒试验，见双下肢活动良好。术中出血约400 ml。术后患者恢复平顺，于术后第9日出院。术后第4日复查全脊柱正侧位片，可见内固定位置良好，胸

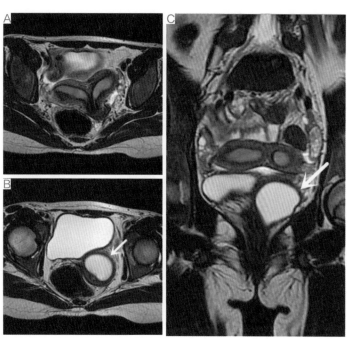

图6-2-4

图6-2-5
术后第4日站立位全脊
柱正侧位X线片
采用了选择性胸弯融
合，融合节段T₅~T₁₂。
术后胸弯改善为
12°，矫形率78.5%；
T₅~T₁₂矢状位后凸角
改善为30°

图6-2-6
术后第24个月站立位
全脊柱正侧位X线片
躯干矢状面及冠状面平
衡良好，融合确实，无
失代偿现象

弯改善为12°，矫形率78.5%；T_5~T_{12}矢状位后凸角改善为30°（图6-2-5）。

在随访过程中，该患者始终无明显不适，术后3个月恢复正常生活，并可正常上学。术后24个月复查全脊柱正侧位X线片，可见躯干矢状面及冠状面平衡良好，融合确实，无失代偿现象（图6-2-6）。患者及其家属对治疗效果表示满意。

患者于脊柱融合术后6个月再次于我院就诊，于妇科行阴道斜隔切除术，术中引流出大量陈旧积血。术后患者症状改善，恢复顺利，于术后第2天出院。术后4个月妇科随诊，患者无明显不适。

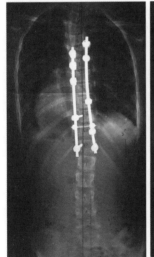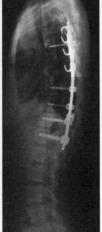

图6-2-5

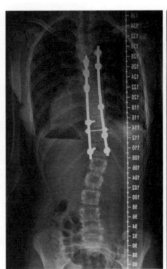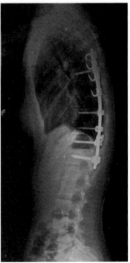

图6-2-6

（戎天华　沈建雄）

【参考文献】

［1］Burgis J. Obstructive Mullerian anomalies: case report, diagnosis, and management. Am J ObstetGynecol, 2001, 185(2): 338-344.

［2］朱人烈. 阴道斜隔综合征的诊断与处理. 中国实用妇科与产科杂志，1994，（01）：4-5.

［3］Wang J, Zhu L, Lang J, et al. Clinical characteristics and treatment of Herlyn-Werner-Wunderlich syndrome. Arch GynecolObstet, 2014, 290(5): 947-950.

［4］Schutt AK, Barrett MR, Trotta BM, et al. Perioperative evaluation in Herlyn-Werner-Wunderlich syndrome. ObstetGynecol, 2012, 120(4): 948-951.

［5］Del Vescovo R, Battisti S, Di Paola V, et al. Herlyn-Werner-Wunderlich syndrome: MRI findings, radiological guide (two cases and literature review), and differential diagnosis. BMC Med Imaging, 2012, 12: 4.

［6］Golan A, Langer R, Bukovsky I, et al. Congenital anomalies of the mullerian system. FertilSteril, 1989, 51(5): 747-755.

［7］Purslow CE. A Case of Unilateral Hæmatokolpos, Hæmatometra and Hæmatosalpinx. BJOG: An International Journal of Obstetrics &Gynaecology, 1922, 29(4): 643-643.

［8］Herlyn U, Werner H. Simultaneous occurrence of an open Gartner-duct cyst, a homolateral aplasia of the kidney and a double uterus as a typical syndrome of abnormalities. GeburtshilfeFrauenheilkd, 1971, 31(4): 340-347.

［9］Wunderlich M. Unusual form of genital malformation with aplasia of the right kidney. ZentralblGynakol, 1976, 98(9): 559-562.

［10］Khaladkar SM, Kamal V, Kamal A, et al. The Herlyn-Werner-Wunderlich Syndrome-A Case Report with Radiological Review. Pol J Radiol, 2016, 81: 395-400.

［11］Saravelos SH, Cocksedge KA, Li TC. Prevalence and diagnosis of congenital uterine anomalies in women with reproductive failure: a critical appraisal. Hum Reprod Update, 2008, 14(5): 415-429.

［12］Sajjad Y. Development of the genital ducts and external genitalia in the early human embryo. J ObstetGynaecol Res, 2010, 36(5): 929-937.

［13］Orazi C, Lucchetti MC, Schingo PM, et al. Herlyn-Werner-Wunderlich syndrome: uterus didelphys, blind hemivagina and ipsilateral renal agenesis. Sonographic and MR findings in 11 cases. PediatrRadiol, 2007, 37(7): 657-665.

［14］Gholoum S, Puligandla PS, Hui T, et al. Management and outcome of patients with combined vaginal septum, bifid uterus, and ipsilateral renal agenesis (Herlyn-Werner-Wunderlichsyndrome). J PediatrSurg, 2006, 41(5): 987-992.

［15］Colavita N, Orazi C, Logroscino C, et al. Does MURCS association represent an actual nonrandom complex of malformations? Diagn Imaging Clin Med, 1986, 55(3): 172-176.

［16］Wu TH, Wu TT, Ng YY, et al. Herlyn-Werner-Wunderlich syndrome consisting of uterine didelphys, obstructed hemivagina and ipsilateral renal agenesis in a newborn. PediatrNeonatol, 2012, 53(1): 68-71.

［17］Tong J, Zhu L, Lang J. Clinical characteristics of 70 patients with Herlyn-Werner-Wunderlich syndrome. Int J GynaecolObstet, 2013, 121(2): 173-175.

［18］Dias JL, Jogo R. Herlyn-Werner-Wunderlich syndrome: pre- and post-surgical MRI and US findings. Abdom Imaging, 2015, 40(7): 2667-2682.

［19］Guducu N, Gonenc G, Isci H, et al. Herlyn-Werner-Wunderlich syndrome--timely diagnosis is important to preserve fertility. J PediatrAdolescGynecol, 2012, 25(5): e111-e112.

［20］Zhu L, Chen N, Tong JL, et al. New classification of Herlyn-Werner-Wunderlich syndrome. Chin Med J (Engl), 2015, 128(2): 222-225.

［21］Li Z, Yu X, Shen J, et al. Scoliosis in Herlyn-Werner-Wunderlich syndrome: a case report and literature review. Medicine (Baltimore), 2014, 93(28): e185.

［22］Qiu G, Zhang J, Wang Y, et al. A new operative classification of idiopathic scoliosis: a peking union medical college method. Spine, 2005, 30(12): 1419-1426.

第三节

Smith-Magenis 综合征

一 概述

Smith-Magenis syndrome（SMS）是一种罕见遗传性疾病，由染色体17特定区域的低拷贝区（low copy repeat）出现变异所致。疾病常累及包括大脑在内的多个系统，患儿通常对疼痛不敏感，典型的临床表现为智力障碍、方脸畸形、睡眠障碍和自残行为。除颅面部骨骼，全身其他部分的骨骼系统也会有异常表现，包括脊柱畸形、短指畸形、唇腭裂、短躯干和多指畸形等。Smith等最早于1982年对该病进行了报道。

二 病因及发病机制

该病罕见，发病率约为1∶25000至1∶15000。绝大多数患者（90%）是因为在染色体17p11.2位置，包括了 *RAI1* 基因的片段缺失所致，少数患者（5%~10%）则因 *RAI1* 基因的杂合性突变所致。由于 *RAI1* 基因参与了包括控制昼夜节律的 *CLOCK* 基因等很多生物过程的调节，导致了全身多系统受累。这种常染色体遗传性疾病男女均可受累。多数无家族史，目前没有研究报道父母的年龄和该染色体的缺失相关。然而，1993年，Zori等曾报道1例患儿因母亲为del 17p11.2镶嵌型所致。1998年，Zori等再次报道1例由家族性染色体复杂性重组所致。所以，对SMS患儿的父母进行亲代的筛查也存在必要性。目前缺乏SMS患者生育的研究，理论上，患者的下一代无论性别均有50%的患病率。

三 主要临床表现及分型

典型的SMS主要表现为：

1. **面容异常** 包括方脸、头型宽短、前额突出、眼睛深陷、下颚偏大、鼻梁塌陷，随着年龄的增长，患者五官可能会变得格外粗糙，表现为下巴突出、高额头等。

2. **骨骼系统异常** 例如短指畸形、唇腭裂、短躯干、多指畸形、脊柱畸形（发生率为30%）等。

3. **智力障碍** 常发生程度不等的认知和适应问题，多数个案可能会有轻至中度的智力障碍，有报道该类患儿的IQ值在20～78。

4. **行为障碍** 常常出现易怒、注意力缺失、情绪失常、自残等表现。

5. **睡眠障碍** 该类患儿满18个月后，夜晚松果体停止分泌褪黑激素（N-乙酰-5-甲氧基色胺），相反，大脑会在早上分泌这种物质，导致患儿出现昼夜颠倒的现象。

四　合并脊柱侧凸的治疗

在Spilbury和Mohanty的报道中，约有30%（7/22）的SMS患者同时合并脊柱侧凸。其中3例患者出现胸弯凸向右侧，3例患者胸腰弯凸向左侧，1例患者为双弯。侧凸Cobb角范围从18°～113°。其中1例患者出现胸段脊柱前凸畸形。1例患者在6个月内侧凸从38°快速进展至75°。所有患者的侧凸都较为僵硬。7例患者中3例因为侧凸快速进展而接受手术治疗。1例患者接受了前路松解后路固定融合手术，另两例患者接受了后路融合手术。Greenberg报道了20例SMS患者，在这组患者中13例患者存在脊柱侧凸（65%），侧凸均位于中胸段。

Trisko报道了1例11岁的英国高加索女孩，罹患SMS合并严重的快速进展的胸、腰段脊柱侧凸。该例患者接受了后路内固定融合手术。手术的准备和操作以及术中的脊髓电生理情况与特发性脊柱侧凸类似。但作者在文中提到患者免疫系统较差（免疫球蛋白计数较低），合并自我伤害、适应环境能力较差等问题都应该在围手术期予以重视。

【典型病例】

北京协和医院脊柱外科于 2013 年 11 月诊断了 1 例合并脊柱侧凸的 SMS 患者，并进行了手术治疗。随访 3 年，恢复良好。

临床资料

患者女性，13 岁，因为"发现脊柱侧后凸 8 年"，来我院治疗。患者 8 岁时曾因"法洛四联症"接受先天性心脏病手术治疗。临床查体发现患者智力障碍，反应迟缓，父母主诉患者有明显的睡眠问题，包括睡眠时呼吸短促、打鼾、呼吸暂停等。我院耳鼻喉科进行会诊发现患者存在睡眠呼吸暂停综合征，扁桃体肥大，传导性听力障碍，会厌发育不良。通过荧光原位杂交技术确诊在 17p11.2 出现杂合子缺失，在分子学水平诊断为 SMS。

全脊柱正侧位 X 光片可见，$T_{1～7}$ 可见左侧凸，Cobb 角为 74°，$T_7～L_1$ 端脊柱凸向右侧，Cobb 角为 60°，Risser 征为 I 度（图 6-3-1）。CT 可见 T_5 和 T_6 椎体发育不良，$T_{1～5}$ 存在先天性椎管狭窄（图 6-3-2）。泌尿系统和腹部超声未发现异常。心电图可见右束支传导阻滞。心脏超声检查可见右心室增大，轻度的主动脉瓣增厚。肺功能可见患者存在限制性通气障碍。手术取出胸骨外钢丝后，通过脊柱 MRI 可见脊髓空洞（图 6-3-3）。

治疗

同所有先天性脊柱侧后凸患者一样，Smith-Magenis 综合征患者的侧后凸矫形同样面临侧后凸较僵硬，椎弓根、椎板发育异常的问题。治疗原则与先天性侧后凸没有明显的区别。特殊方面，Smith-Magenis 综合征患者由于会厌发育不良，扁桃体肥大，麻醉插管有一定的难度，应等待患者完全清醒后再拔管，避免因舌根后坠，造成气道阻塞。由于传导性听力障碍，手术中的脊髓监测更为重要，传统的唤醒试验难以实施。患者经麻醉科医师的会诊，在充分准备

图 6-3-1
术前站立位脊柱全长正侧位 X 光片
上胸弯 Cobb 角（$T_1～T_6$）74°，主胸弯（$T_7～L_1$）Cobb 角 60°，矢状面最大后凸角（$T_2～T_{10}$）75°

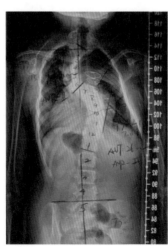

图 6-3-1

图6-3-2
术前CT可见T₅和T₆椎
体发育不良

图6-3-3
术前MRI可见脊髓空洞

图6-3-4
术后站立位全脊柱正侧
位X线片
上胸弯Cobb角（T₁～
T₆）20°，主胸弯（T₇～
L₁）Cobb角28°

下，在我院接受了T₁～L₁后路矫形内固定融合手术［Moss SI脊柱内固定系统（Johnson & Johnson，USA）］。手术时间约5小时，出血约600 ml。术后患者上胸弯减少为20°（矫形率73%），主胸弯减少为28°（矫形率为37%）（图6-3-4），平衡满意。术后1年随诊，融合良好，无明显畸形加重（图6-3-5）。术后3年，患者躯干平衡良好，无明显不适，患者及家庭对治疗满意。术前、术后与患者及家属的沟通对此类患者的术后康复非常重要。

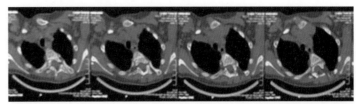

图6-3-2

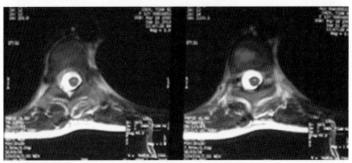

图6-3-3

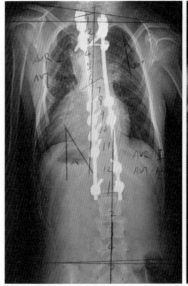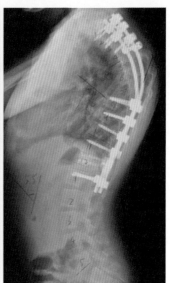

图6-3-4

图6-3-5
术后1年站立位全脊柱
正侧位X线片
矫形效果维持满意，手
术节段融合确实，躯干
平衡可，无明显失代偿

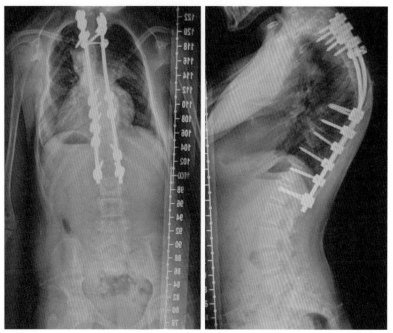

图6-3-5

（蔡思逸　沈建雄）

【参考文献】

[1] Shaw CJ, Withers MA, Lupski JR. Uncommon deletions of the Smith-Magenis syndrome region can be recurrent when alternate low-copy repeats act as homologous recombination substrates. American Journal of Human Genetics, 2004, 75 (1): 75-81.

[2] Spilsbury J, Mohanty K. The orthopaedic manifestations of Smith-Magenis syndrome. J PediatrOrthop Part B, 2003, 12: 22-26.

[3] Boudreau EA, Johnson KP, Jackman AR, et al. Review of disrupted sleep patterns in Smith-Magenis syndrome and normal melatonin secretion in a patient with an atypical interstitial 17p11.2 deletion. Am J Med Genet Part A, 2009, 149A: 1382-1391.

[4] Smith ACM, Mc Gavran L, Waldstein G. Deletion of the 17 short arm in two patients with facial clefts and congenital heart disease. Am J Hum Genet, 1982, 34: A410.

［5］Gropman AL, Elsea S, Duncan WC Jr, et al. New developments in Smith-Magenis syndrome (del 17p11.2). CurrOpin Neurol, 2007, 20: 125-134.

［6］Smith ACM, Boyd KE, Elsea SH, et al. Smith-Magenis Syndrome. 2001 Oct 22 [Updated 2012 Jun 28]. In: Adam MP, Ardinger HH, Pagon RA, et al. , editors. GeneReviews® [Internet]. Seattle (WA): University of Washington, Seattle; 1993-2018. Available from: https://www. ncbi. nlm. nih. gov/books/NBK1310/

［7］Greenberg F, Lewis RA, Potocki L, et al. Multi-Disciplinary Clinical Study of Smith Magenis Syndrome (Deletion 18p11.2). Am J Med Gen, 1996, 62: 247-254.

［8］Tsirikos AI, Baker AD, McClean C. Surgical treatment of scoliosis in Smith-Magenis syndrome: a case report. J Med Case Rep, 2010, 4:26.

第四节
Goldenhar综合征

一 概述

Goldenhar综合征又名眼、耳、脊柱发育不良综合征，是一种少见的多发畸形，临床表现多样化，最初由 Von Arlt 于 1845 年描述，MauriceGoldenhar 等于 1952 年对此进行了详细描述并总结为综合征。Goldenhar综合征发病率为 1/45000 ~ 1/5000，男女比例大致为 3 : 2，是一种在胚胎早期以眼、耳、唇、舌头、下颌骨、上颌骨、牙齿、颜面和脊柱发育异常为主的遗传学先天缺陷，也可伴其他器官和系统如心、肝、肾、神经系统异常，其临床表现具有高度特异性。常见的体征包括：眼部异常、耳部畸形、脊柱畸形和颜面畸形及其他系统异常等。

二 发病机制及病因

Goldenhar综合征是一类以颜面、脊柱及其他器官系统发育异常为特征的先天畸形。Goldenhar综合征无明显遗传病史，多为散发病例，病因尚不清楚，可能为常染色体隐性遗传，但似乎无明显遗传倾向。Goldenhar综合征的发病机制也尚不明确，多数学者认为Goldenhar综合征的结构缺陷源于胚胎发育第 30 ~ 45 天时第一、二鳃弓及第一鳃裂和颞骨原基的发育异常，即位于视杯边缘和外胚叶之间的多发性潜能胚细胞分化受阻，血管异常侵犯第一、二鳃弓致眼、颜面、脊柱异常；耳部畸形则是第一鳃弓残余物未能愈合所致。但有人提出该理论并不能完全解释Goldenhar综合征中多系统受累以及临床表现高度多样的情况，认为Goldenhar综合征中颜面、脊柱及多系统的发育畸形是起因于胚胎发育早期外胚层与后继发生的中胚层部分不分离。

三 诊断及鉴别诊断

Goldenhar综合征因其表型变异度大，至今国内外尚缺乏统一的诊断标准。常见的临床表现包括：

（一）眼部异常

小眼球、眼睑外下斜、眼球角膜缘皮样囊肿、皮脂瘤，斜视，眼缺损，内眦赘皮，睑裂外下斜、上睑下垂或缺损、脉络膜缺损，角膜外侧缘的球结膜上有皮样囊肿或脂肪皮样囊肿等。

（二）耳部畸形

副耳，小耳，耳前瘘管，耳前皮赘，外耳道狭窄或闭锁，口角及耳屏连线上有瘘管或盲端瘘孔，颧骨发育不全等。

（三）脊柱畸形

寰枕融合、部分或者全部颈椎的骨融合、椎骨破碎、楔形骨、半椎骨、颈胸椎侧凸、第1骶椎腰化、脊柱裂，脊膜脊髓膨出。

（四）颜面畸形

颜面左右不对称，面横裂或巨口畸形、单侧颧骨、上下颌骨、颞下颌关节发育不良，小颌、高颚弓、反咬合、唇腭裂或面横裂等。Goldenhar综合征的诊断仍依赖于患者的临床表现，绝大多数学者认为应基于耳畸形为基本线索：小耳和副耳，仅有耳前凹或耳前赘是最低标准。

诊断Goldenhar综合征至少包含以下5点：① 耳发育不全；② 半侧颜面短小；③ 面斜裂；④ 眼球皮样囊肿和（或）上眼睑缺损；⑤ 脊柱畸形。

由于没有统一的诊断标准，Goldenhar综合征必须与第一、二鳃弓发育异常的其他综合征相鉴别，常见的有：① Treacher Collins综合征：最常见的临床特征是反先天愚型样眼裂下斜、眼睑缺损、小颌、小耳畸形和耳部其他畸形、颧弓发育不良和面横裂等。② Nager综合征：是一种罕见的以面部及肢体畸形为主的疾病。以面部畸形（外耳异常、小颌畸形）和肢体发育障碍（肢体桡侧缺陷，拇指和或其他手指缺如）为特点。罕有脊柱发育异常。很多患儿会同时合并其他器官、组织的发育异常，如先天性心脏疾病。③ Pierre Robin综合征：是一种由胚胎发育障碍引起的常染色体显性遗传疾病，临床表现为先天性小下颌、舌后坠、吸气性呼吸道梗阻三联征，同时伴喂养困难和呼吸困难。部分患儿还出现颅面部、肌肉骨骼、心血管等系统的畸形。

四　治疗

Goldenhar综合征的治疗主要是通过外科手术干预，幼儿期手术预后效果较好。对于眼睛、耳朵、牙齿、下颌及颜面部畸形需要相应科室协作手术矫形干预，可更好的恢复患者呼吸、睡眠及饮食功能。对于脊柱侧凸的矫形，术前应对患者全身各个系统进行检查，以评估其他器官畸形造成的手术风险。

Goldenhar综合征合并脊柱侧凸好发于颈胸椎、胸腰段，腰段畸形相对少见。根据脊柱畸形的严重程度，可以采用手术和非手术治疗。非手术治疗包括石膏、支具和物理治疗。早发现，早治疗可以防止畸形的进一步加重。手术治疗取决于患者年龄，畸形类型及严重程度。和先天性脊柱侧凸相类似，对于有明显畸形进展的患者建议早期手术干预，最佳年龄为2~3岁。手术方式包括原位融合，凸侧骨骺阻滞，半椎体切除，双侧固定融合，截骨矫形固定及生长棒技术。

Goldenhar综合征患者也可表现为智力底下和认知功能障碍，因此，有时需要精神治疗师、心理治疗及教育学专家等多学科会诊指导患者适应学校环境。有先天性缺陷患者的父母往往会经历情感障碍，比如焦虑、无助、生气、沮丧甚至懊悔，反过来会使孩子失去情感支持。因此，对Goldenhar综合征患者的心理及精神照看不容忽视。在Goldenhar综合征儿童患者群体中，通常有一些征象预示精神障碍。例如12个月的婴儿不会牙牙学语，不会做一些姿势；16个月仍不会说任何一个词；24个月的婴儿不会表达两个词的语句；任何年龄段言语沟通障碍和社会技能缺陷等。另外，Goldenhar综合征患者自闭症倾向也偶有报道，典型的表现在患儿2~3岁即可出现，后逐渐进展。因此，这方面也应引起重视，给予患者足够的关注与照看。总之，Goldenhar综合征的治疗需要多学科合作，而且需要制订一套周全而复杂的治疗方案，使患者获得功能恢复与畸形矫正。

【典型病例1】

北京协和医院脊柱外科曾接收1例Goldenhar综合征患者。

患者，13岁，男性，顺产，无特殊疾病家族遗传史。

患者特殊面容、面部不对称、双耳发育异常、耳前赘、双眼胬肉、短颈，后发际低，眉弓距增宽（图6-4-1）。

患者的全脊柱正侧位片及CT显示

颈椎多节段融合，左凸畸形，cobb角67°，胸腰椎侧后凸55°，L$_2$半椎体，以其为顶椎凸向右侧，cobb角46°，后凸。肋骨畸形，左侧第12肋骨缺如，腰椎7个椎体（图6-4-2）。根据患者特殊面容、眼部耳部发育异常及脊柱畸形，诊断其为Goldenhar综合征。

患者伴有先天性脊柱侧后凸的表现，考虑患者骨骺已闭合，颈胸侧凸加重可能小，而胸腰半椎体引起的侧后凸畸形加重可能性大，且易引起神经症状，故决定行后路L$_2$ VCR截骨脊柱侧凸矫形内固定植骨融合术，融合范围为T$_{11}$～L$_5$。

术后全脊柱正侧位片显示

胸腰弯15°，腰段后凸改善为15°（图6-4-3）。

图6-4-1
患者特殊面容、面部不对称、双耳发育异常、耳前赘、双眼胬肉、短颈，后发际低，眉弓距增宽

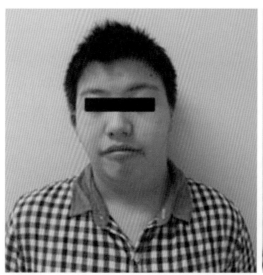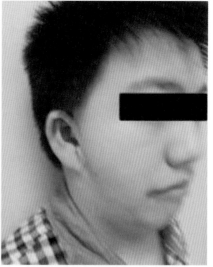

图6-4-1

图6-4-2
术前全脊柱正侧位片及
CT

图6-4-3
术后全脊柱正侧位片

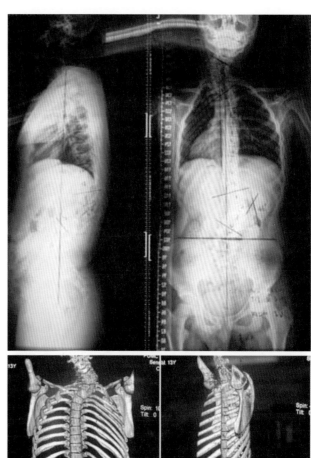

图6-4-2

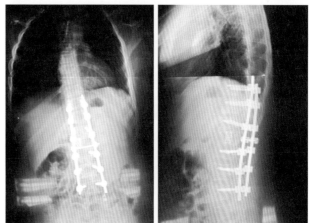

图6-4-3

【典型病例2】(源自山西医科大学第二医院骨科)

山西医科大学第二医院骨科曾接收1例Goldenhar综合征患者。

患者，13岁，男性，顺产，无特殊疾病家族遗传史。特殊面容、面部不对称、双耳发育异常、耳前赘、小耳畸形（图6-4-4），双侧听力下降，尿细速；双肩不等高，右肩较左肩高约2cm，背部后凸，明显剃刀背畸形，躯干明显左偏（图6-4-5）。神经系统检查未见明显异常。

全脊柱正侧位片及CT

$T_{11～12}$分节不良，部分分节半椎体；$L_{3～5}$多节段融合，胸腰段向右侧凸，Cobb角40°；胸腰段后凸，Cobb角102°。肋骨畸形，左侧第12肋骨缺如（图6-4-6）。全脊柱MRI提示未见明显异常。

术前导尿发现患者尿道畸形，平素尿细速，但泌尿系彩超提示未见明显异常。请泌尿外科医师行10#导尿管插入术。

诊断

Goldenhar综合征；先天性脊柱侧后凸；先天性小耳畸形；尿道畸形。

治疗

于全麻下行后路T_{12} VCR，Cage植入，脊柱侧后凸矫形，内固定，植骨融合术，融合范围为$T_8～L_3$。手术时间310分钟，术中失血约700 ml，术中唤醒实验（－）。

术后全脊柱正侧位片

胸腰段侧凸改善为20°，矫形率为50%；胸腰段后凸改善为16°，矫形率为84%（图6-4-7）。

图6-4-4
Goldenhar综合征外观特殊面容：双面部不对称，双耳发育异常、耳前赘、小耳畸形

图6-4-5
Goldenhar综合征大体照
双肩不等高，右肩较左肩高约2cm，背部后凸，明显剃刀背畸形，躯干明显左偏

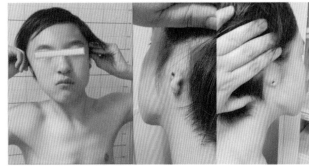

图6-4-4

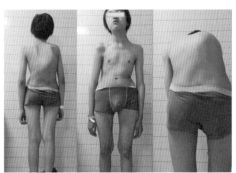

图6-4-5

图6-4-6
术前全脊柱正侧位及
CT三维重建

图6-4-7
术后全脊柱正侧位

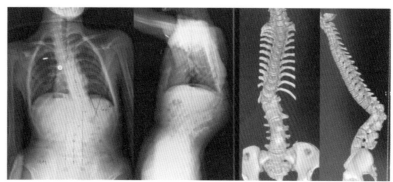

图6-4-6

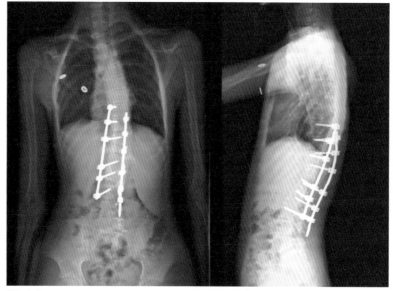

图6-4-7

（李　政　薛旭红　沈建雄）

【参考文献】

［1］Martelli H Jr, Miranda RT, Fernandes CM, et al. Goldenhar syndrome: clinical features with orofacial emphasis. J Appl Oral Sci, 2010, 18(6): 646-649.

［2］Linder M, Fittschen M, Seidmann L, et al. Intrauterine death of a child with Goldenhar syndrome: a case presentation and review of the literature. Arch GynecolObstet, 2012, 286(3): 809-810.

［3］黄雪霜，张建湘. Goldenhar综合征的研究现状. 中国优生与遗传杂志，2006，14（11）：123-124.

[4] Jakobiec FA, Pineda R, Rivera R, et al. Epicornealpolypoidallipodermoid: lack of association of central corneal lesions with goldenhar syndrome verified with a review of the literature. Surv Ophthalmol, 2010, 55(1): 78-84.

[5] Horbelt CV. A review of physical, behavioral, and oral characteristics associated with Treacher Collins syndrome, Goldenhar syndrome, and Angelman syndrome. Gen Dent, 2008, 56(5): 416-419.

[6] Ottaviano G, Calzolari F, Martini A. Goldenhar syndrome in association with agenesia of the internal carotid artery. Int J Pediatr Otorhinolaryngol, 2007, 71(3): 509-512.

[7] Senggen E, Laswed T, Meuwly JY. First and second branchial arch syndromes: multimodality approach. Pediatr Radiol, 2011, 41(5): 549-561.

第五节

Proteus综合征

一　概述

Proteus 综合征（Proteus syndrome，PS）也称变形综合征，是一种散发且表现复杂的先天性疾病，最早于1979年由Cohen等报道。目前该病病因不明，以多种组织非对称性、不规则地过度生长、脑回状结缔组织痣、脂肪组织异常和多发性骨肥厚为特征。其面容似"象人"，故人们习惯称其为"象面人"或"狮面人"。Proteus综合征患者的过度生长可累及全身任何组织，最常见的为结缔组织、骨、脂肪、皮肤、中枢神经系统、眼、胸腺、结肠和其他组织也有病变，病变的严重程度和累及范围变异很大。有报道该病与血友病、肺气肿、青光眼、膀胱血管畸形以及肿瘤发生存在相关性。其发病率约为 1∶1000000，男女比例约1.9∶1.0，且大多数病例为散发。

二　病因及发病机制

目前Proteus综合征的确切发病机制仍不清楚，国外学者从基因水平对PS进行了相关研究，但国内尚未对该病进行深入的基因水平研究，是否存在新的或罕见致病基因有待进一步研究。有学者认为，可能是子代体细胞的嵌合性病变引起Proteus综合征多样的临床表现，并以此解释双胞胎中只有一个患病而另一个却是正常的现象，然而这些现象并不支持遗传学说。之前，学者认为Proteus综合征可能与PTEN基因突变密切相关，但有学者发现部分Proteus综合征患者无PTEN基因突变。近期有研究在大部分Proteus综合征患者受累组织中发现AKT1体细胞激活突变，而在外周血中仅发现有2例该基因突变，且患者父母均未发现携带该致病基因。此研究首次证实Proteus综合征是体细胞突变所致，而非生殖细胞突变引起，打破了对该病为生殖细胞突变所致的传统认识。AKT1体细胞激活突变是导致皮肤、骨骼、结缔组织、大脑和其他组织的过度生长的重要原因，同时也是引起该病患者伴良性肿瘤的关键基因。

三　临床表现

（一）生长特点

主要表现为出生后不规则、扭曲的过度生长，可累及全身各部位，受累部位生长速度快，大多数患者出生时无显著的不对称，6～18月龄开始出现不对称的过度生长，与其他不对称生长性疾病显著的区别在于受累部位不规则生长，受累身体部分及内部骨骼失去正常形态，四肢最常受累。

（二）血管畸形

Proteus综合征中皮肤毛细血管、颅内动静脉血管畸形常见，以静脉畸形多见，动脉畸形较少。

（三）脂肪组织不规则生长

患者既存在脂肪过度生长，又存在脂肪萎缩，许多患者存在腹部和肢端的脂肪过度生长，脂肪萎缩最常见于胸部。

（四）特异性皮肤表现

常见脑形结缔组织痣（cerebriform connective tissue nevus，CCTN），存在于72.2%的Proteus综合征患者，CCTN从未在新生儿见到，皮损缓慢进展，贯穿于整个青春期。开始为局部的皮下组织增厚，随时间显著进展，可达1 cm厚或更深，形成深沟，导致形成脑形，CCTN最常见于足底，少数见于双手，偶尔见于鼻孔和双眼中间，1例患者CCTN位于胸壁。此外，常见线性生长的疣状表皮痣，有些患者的皮损出生时可见，当时可能比较稀薄、类似污点。大部分患者出生时无表现，1岁内开始皮肤变粗厚、颜色变暗，颜色从深棕到黑色，纹理粗糙，类似补丁。

（五）特殊面容

见于少数患者，多合并认知功能障碍，表现有睑裂下斜、颧骨扁平、面部变长和持续张口状。

（六）肺部和胸廓病变

少部分病例有肺大疱改变，分布于单侧或双侧，可合并散在钙化。患者可表现为肺功能下降，肺不张或肺部感染，甚至导致死亡。其他的胸部病变还有肋骨过度生长，支气管错构瘤，胸壁肿块等，均可使呼吸受阻，应手术治疗。

（七）骨骼表现

常出现骨过度生长，包括单骨或部分骨生长快于身体的其他部位骨骼，或者骨性生长侵犯了关节间隙，有锯齿状的骨边缘。受累部位常有不规则和紊乱的骨组织，包括高度骨化、类骨质过度增殖伴有不同程度的钙化，结缔组织钙化，长骨变细、变长，可有手足不对称增大，巨指（趾）畸形，头骨肥厚和异常钙化的结缔组织，通常过度生长的骨表面缺乏软组织覆盖，过度生长导致外貌变丑。脊柱方面常出现脊柱侧凸或侧后凸畸形。

（八）泌尿生殖系统异常

包括肾性尿崩症、血管瘤、肾盂积水，输尿管扩张，卵黄囊肿瘤，睾丸间皮瘤，阴茎肥大，外生殖器难于辨认。男性Proteus综合征患者常合并泌尿生殖系统肿瘤，包括睾丸肿瘤、睾丸白膜囊腺瘤、附睾乳头状囊腺瘤、睾丸鞘膜间皮瘤等。

四 诊断及鉴别诊断

Proteus综合征的临床表现多样和影像学表现错综复杂且均缺乏特异性，容易导致临床上误诊或漏诊。迫切需要全面而明确的诊断标准。有关本病的诊断标准，自1983年Wiedemann提出第1个临床标准以来，国内外先后提出了多个诊断标准，2004年Turner等对以前标准进行了修正，制定了目前Proteus综合征的主次诊断标准，该标准较为全面。其主要标准有3条：① 病变呈嵌合性分布；② 病程呈进展性；③ 人群中呈散发。次要标准包括3大类：A类：脑回状结缔组织痣；B类：一是表皮疣（表皮痣/皮脂腺痣）；二是不成比例的过度生长（至少具备以下一种病变）：① 肢体：上/下肢，手/脚，指/趾；② 颅骨：骨肥厚；③ 外耳道：骨肥厚；④ 脊柱发育不良；⑤ 内脏病变：脾/胸腺；三是未满20岁出现特异性肿瘤（双侧卵巢囊性瘤/腮腺单形性腺瘤）；C类：① 脂肪组织不规则分布：脂肪瘤/局部脂肪缺失；② 脉管畸形：毛细血管/静脉/淋巴管畸形；

③肺囊肿；④面部表现型：长头／长脸，睑裂轻度下斜／轻度睑下垂，塌鼻梁，宽或前突的鼻孔，静止时口张开。

Proteus综合征患者必须满足"主要标准"中的全部3项和"次要标准"中的A类或B类中的2项、或C类中的3项异常。

此外，Proteus综合征致病基因*AKT1*的发现，为该病诊断提供了新的信息和理论依据。目前，有条件的实验室可以检测患者病变部位是否有致病基因*AKT1*突变，有利于该病患者的早期诊断及产前诊断，避免误诊或漏诊。

本病应与以下疾病鉴别：①表皮痣／皮脂腺痣综合征：自幼发病，可见疣状痣与骨骼畸形改变，但常有神经症状，且无明显的偏侧增生，也不伴有皮下肿瘤；② Klippel–Trenaunay综合征（骨肥大静脉曲张性痣综合征）：先天发病和单侧病变。表现为胎痣、血管畸形、软组织和（或）骨组织增生等，但不随年龄增长加重；③ Bannayan Riley Ruvalcaba综合征（巨颅–脂肪瘤–血管畸形综合征）：出生即发病，但有常染色体显性遗传和家族史，非散发病例；④ Maffuci综合征：为指／趾内生性软骨瘤、多发静脉畸形和血管瘤。但无偏侧过度增生；⑤皮肤骨膜增厚症（肥大性骨关节病）：自幼发病，表现为杵状指、对称性骨关节增粗、脑回状皮肤改变及皮脂腺增生，但无偏侧生长与皮下肿瘤出现；⑥结节硬化症：累及神经与皮肤的疾病，其特征性表现为肺、脑、肾、皮肤、心脏以及其他器官的错构变化；主要的诊断标准为心脏横纹肌瘤、面部血管纤维瘤、视网膜错构瘤、肾血管平滑肌脂肪瘤，一些次要的特征包括牙龈纤维瘤、错构瘤性息肉、肾囊肿或骨囊肿；⑦偏侧发育过度，偏侧增生／脂肪过多症综合征（hemihyperplasia/lipomatosis syndrome，HHLS）：HHLS患者缺少进展的肢体和颅骨的过度增生；⑧脑颅皮肤脂肪过多症（encephalocraniocutaneous lipomatosis，ECCL）：ECCL是一种神经与皮肤的综合征，具有特征的同侧颅骨、颜面、眼睛和中枢神经系统畸形，该疾病最具有特征性的诊断是单侧半球形脑萎缩，同侧的秃发症以及其上面的头皮脂肪瘤；⑨神经纤维瘤病：最早的PS病例长期被误诊为神经纤维瘤病，典型的I型神经纤维瘤病临床表现包括牛奶咖啡斑、表皮和皮下的肿瘤、腋前线雀斑，骨发育不良，多发中枢神经系统肿瘤，如视神经胶质瘤；该病是常染色体显性遗传疾病，故直系亲属也常出现。

五　治疗

目前，Proteus综合征尚无特异性的治疗方法。Proteus综合征患者过度生长可累及全身任何组织，常需多学科联合治疗。患者偏侧畸形和肿瘤生长常影响到机体功能，甚至威胁到生命，只能通过外科手术矫正和重建功能，但手术治疗只能暂时或部分地改善患者的肢体功能及生活状况，其后仍可能继续生长或复发。所以，目前治疗目的在于对该病患者进行对症处理，最大限度地降低残疾程度，提高生活质量。对于巨趾（指）畸形的患者，为终止快速过度增长的趾（指），可使用骺骨干固定术。因该病罕见和进行性毁损面容，大部分患者有不同程度抑郁症，甚至有自杀倾向，需要进行适当的精神病学和心理学治疗，减轻患者痛苦。对于该病患者，充分评估患者基本病史、体格检查及影像学资料等非常重要。麻醉尤其是全身麻醉过程中，骨骼肌和软组织增生容易影响气道畅通、麻醉效果以及术中体位，这点需要格外重视。另外，由于Proteus征患者深静脉血栓和肺栓塞发病率及致死率较高，因此术后一般皮下注射低分子肝素，以达到预防深静脉血栓的目的。

【典型病例】

北京协和医院脊柱外科于2014年7月收治1例Proteus综合征合并胸腰段脊柱侧凸的患者。该患者为17岁女性，发现背部不平14年，并于14年前开始支具治疗。患者规范佩戴支具12年，每天佩戴大约18小时，但侧凸角度仍进行性加重，并出现腰背痛。

患者就诊于我院骨科门诊，查体可见右侧上肢和下肢的偏身肥大，以及右下肢关节附近的外生性骨疣，包括髋、膝、踝以及足趾关节。患者还伴有右侧足底皮肤异常增厚。

患者全脊柱正侧位片示：脊柱胸腰段脊柱侧凸，Cobb角为100°，代偿性胸椎弯曲Cobb角70°（图6-5-1）；双足X线片示：第一及第五跖跖关节和跖趾关节肿大，伴有骨骺软骨外生性骨疣（图6-5-2）。根据患者具有非对称性、不规则肢体过度生长表现，合并多发外生性骨疣及脊柱侧凸畸形，确诊其为Proteus综合征合并脊柱侧凸畸形。

为防止畸形进一步加重，缓解患者腰背痛症状，决定其治疗方式为后路脊柱矫形内固定植骨融合术（$T_2 \sim L_4$）（图6-5-3）。手术过程顺利，术中可见患者腰椎右侧小关节及椎弓根过度生长。患者恢复平顺，术后复查全脊柱正侧位可见侧凸主弯Cobb角（$T_7 \sim L_2$）由术前的100°矫正至术后的77°，躯干偏移由术前的2cm改善为1cm，其冠状位及矢状位平衡良好，患者及家属对矫形效果表示满意。

图6-5-1
术前全脊柱正侧位X线片

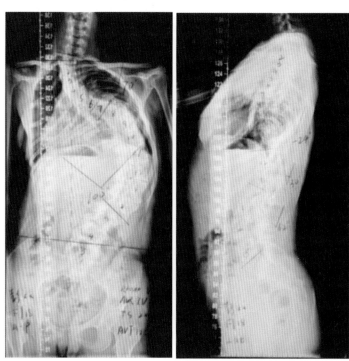

图6-5-1

图6-5-2
患者双足X线片

图6-5-3
术后正侧位X线片

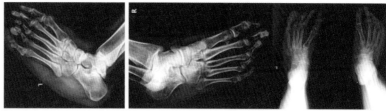

图6-5-2

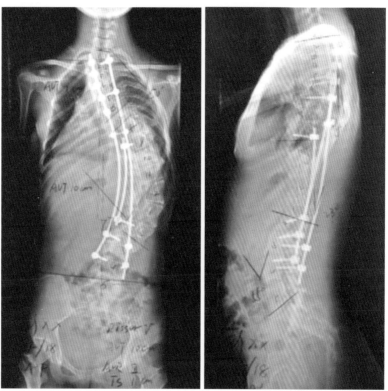

图6-5-3

（李　政　沈建雄）

【参考文献】

［1］Sarman ZS, Yuksel N, Sarman H, et al. Proteus syndrome: report of a case with developmental glaucoma. Korean J Ophthalmol, 2014, 28: 272-274.

［2］Thomason JL, Abramowsky CR, Rickets RR, et al. Proteus syndrome: three case reports with a review of the literature. Fetal PediatrPathol, 2012, 31: 145-153.

［3］Yamamoto A, Kikuchi Y, Yuzurihara M, et al. A case of Proteus syndrome with severe spinal canal stenosis, scoliosis, and thoracic deformity associated with tethered cord. Jpn J Radiol, 2012, 30: 336-339.

［4］Cohen MM Jr, Hayden PW. A newly recognized hamartomatous syndrome. Birth Defects Orig Artic Ser, 1979, 15 (5B): 291-296.

［5］Dietrich RB, Glidden DE, RothGM, et al. The Proteus syndrome: CNS manifestations. AJNR Am J Neuroradiol, 1998, 19: 987-990.

［6］Takebayashi T, Yamashita T, Yokogushi K, et al. Scoliosis in Proteus syndrome: case report. Spine, 2001, 26: E395-E398.

［7］Yilmaz E, Kansu O, Ozgen B, et al. Radiographic manifestations of the temporomandibular joint in a case of Proteus syndrome. DentomaxillofacRadiol, 2013, 42(2) : 79-82.

［8］Pazzaglia UE, Beluffi G, Bonaspetti G, et al. Bone malformations in Proteus syndrome: an analysis of bone structural changes and their evolution during growth. Pediatric radiology, 2007, 37: 829-835.

［9］Sapp JC, Turner JT, van de Kamp JM, et al. Newly delineated syndrome of congenital lipomatous overgrowth, vascular malforma-tions, and epidermal nevi (CLOVE syndrome) in seven patients. Am J Med Genet Part A, 2007, 143A: 2944-2958.

［10］Kalhor M, Parvizi J, Slongo T, et al. Acetabular dysplasia associated with intra-articular lipomatous lesions in proteus syndrome. A case report. J Bone Joint Surg Am, 2004, 86-A: 831-834.

［11］Tosi LL, Sapp JC, Allen ES, et al. Assessment and management of the orthopedic and other complications of Proteus syndrome. J Child Orthop, 2011, 5: 319-327.

［12］Ahmetoglu A, Isik Y, Aynaci O, et al. Proteus syndrome associated with liver involvement: case report. Genet Couns, 2003, 14: 221-226.

［13］Samlaska CP, Levin SW, James WD, et al. Proteus syndrome. Arch Dermatol, 1989, 125: 1109-1114.

［14］Biesecker L. The challenges of Proteus syndrome: diagnosis and management. Eur J Hum Genet, 2006, 14: 1151-1157.

［15］Yang Z, Xu Z, Sun YJ, et al. Heterozygous somatic activating AKT1 mutation in a case of Proteus syndrome with mental retardation. J Dermatol, 2014, 41: 188-189.

［16］Kumar R, Bhagat P. A severe and rapidly progressive case of proteus syndrome in a neonate who presented with unilateral hydrocephalus apart from other typical features of the proteus syndrome. J ClinNeonatol, 2012, 1: 152-154.

［17］Farajzadeh S, Zahedi MJ, Moghaddam SD. A new gastrointestinal finding in Proteus syndrome: report of a case of multiple colonic hemangiomas. Int J Dermatol, 2006, 45: 135-138.

第六节
Turner综合征

一 概述

Turner综合征，又名Ulrich-Turner综合征、性腺发育不良（gonadaldysgenesis）、先天性卵巢发育不良症以及45，X，是雌性个体因X染色体部分或完全缺失而引发的疾病。1930年Ulrich首次报告一个8岁女童，有蹼颈、肘外翻、先天性淋巴水肿、乳头发育不良等特征。Turner在1938年报告1例妇女，有性腺发育不良、原发性闭经、蹼颈、身材矮小等特征。1944年Wilkins总结这类患者以结缔组织、无卵巢滤泡的条索状性腺为特征，故称作性腺发育不良症。Polani证明此类病例的X染色质（Barr小体）为阴性。1959年Ford首次描述其染色体核型为45，X。从此Turner综合征形成比较完整的概念。Turner综合征并不是一种会遗传自父母的疾病。目前所知没有任何环境因素会导致此病症，同时也和母亲的怀孕年龄没有关系。产妇生出罹患Turner综合征女童的概率大约介于1/5000～1/2000。Turner综合征患者的症状各异，患者常常会有短而成蹼状的颈部、低耳位、颈后发际线较低、身材矮小，出生时手脚水肿等特征。通常来说，Turner综合征患者没有月经、乳房不发育而且不孕，且患有先天性心脏病、糖尿病以及甲状腺功能低下症的概率较正常人高。大部分的Turner综合征患者的智力水平正常，但许多患者的空间视觉能力低下，有视觉和听觉障碍的概率也较正常人高。

二 发病机制及病因

Turner综合征主要由卵细胞或精原细胞在减数分裂中，或受精卵在有丝分裂过程中，X染色体异常分裂所致。在所有的胎儿中Turner综合征的发生率约占3%，自然流产的胎儿中约占10%，约99%核型为45, XO的胎儿在母亲怀孕的早期或中期自然流产。XO/

XX嵌合体的胎儿易成活，病情较轻。XO细胞比例越高，畸形相对较多；XO细胞比例越低，则畸形相对越少。临床上核型45,XO的最为常见，约占Turner综合征患者的35%～55%；嵌合体核型（45,XO/46, XX）约占Turner综合征中的25%～40%；其余约10%～20%主要为X染色体结构异常。

三　临床表现

Turner综合征因其染色体核型多样，其临床表现变异较大，但通常仍具有以下共同特点。

（一）身材矮小

多数Turner综合征患儿身材矮小，宫内轻度生长落后，出生时身长短、体重低，部分为小于胎龄儿，1～2岁生长缓慢，3～4岁后明显较同龄人矮小；无青春期生长加速，约14岁身高落后最明显。陈红珊于2001年绘制了253例中国Turner综合征患儿的自然生长曲线图，患儿成年平均身高为140.0 cm。据估计矮小女童中1/100～1/50为Turner综合征。近来研究发现，身材矮小及骨骼畸形与矮小同源盒基因（short stature homeobox-containing gene，*SHOX*基因）单倍剂量不足有关；胎儿期矮小同源盒基因表达异常会影响骨骼发育，形成脊柱侧凸、盾状胸、肘外翻、第四五掌骨短等体征。

（二）第二性征发育不良

Turner综合征生殖器为婴儿型，小阴唇发育不良，子宫不能触及。由于X染色体异常，多数卵巢发育不全，甚至呈纤维条束状萎缩；血卵泡刺激素在婴儿期及儿童早期即已升高，6岁前逐渐降低，其后在正常青春期年龄又再次升高，血卵泡刺激素的升高与缺乏卵泡合成的抑制素负反馈抑制有关；血雌激素水平降低。约1/3Turner综合征患儿有自发青春期发育，多见于嵌合体核型者其中少数可有月经来潮，但绝大多数最终发展为卵巢衰竭，自然怀孕率低（2%～5%）。患儿常因生长迟缓、青春期无性征发育、原发性闭经等就诊。第二性征发育不良可能与位于染色体Xp11.2处的骨形态发生蛋白基因（*BMP15*）的突变或缺失导致的卵巢结构逐渐退化有关。

（三）躯体异常体征及其他

Turner综合征患者可有多种躯体异常，如蹼颈、后发际低、上睑下垂、内眦赘皮、近视、斜视、中耳炎、听力受损、高腭弓、小下颌、手足淋巴水肿、指（趾）甲发育不良等特征性面部及躯体表现。约50%的患儿存在先天性心血管结构异常（如二叶式主动脉瓣、主动脉缩窄或扩张或主动脉扩张等）和非结构异常（如心电图电轴右偏、T波异常等）。其他系统异常，如肾脏畸形、骨骼畸形、糖耐量异常、甲状腺疾病等也不少见。约29%TS患儿的甲状腺自身抗体阳性，甲状腺自身抗体阳性的Turner综合征患儿甲状腺功能异常的例数远多于甲状腺自身抗体阴性的患儿。

四　诊断及鉴别诊断

淋巴水肿是婴儿期筛查Turner综合征的最常见的原因，而矮小则是儿童期筛查Turner综合征的常见原因，这些是诊断Turner综合征的重要临床线索。Turner综合征是一种相对常见的综合征，身材矮小及第二性征发育不良是Turner综合征患者的最常见临床表现。临床上大部分Turner综合征患者直到10岁后才被诊断。因为Turner综合征的异常涉及人体的多系统和器官，所以，在明确Turner综合征的诊断后需进行相关系统，如心脏、甲状腺、肾脏的筛查，并在其后长期的随访过程中，结合患儿的年龄发育阶段做相关项目的复查。

近10多年人们在探讨应用不同的分子方法早期筛查诊断Turner综合征。最新报道，计算可疑患儿血液中芳香基硫酸酯酶基因与对照基因GAPDH的比值，该比值<0.7时诊断45，XO核型的特异性和敏感性均为100%。该方法具有快速、敏感、特异等优点，可用于新生儿期筛查45，XO。不足的是基于此方法尚不能可靠鉴定嵌合体或X染色体结构异常，而临床上40%的Turner综合征患者属此类异常。最新报道高通量焦磷酸测序方法用于Turner综合征诊断的敏感性和特异性分别为96%和97%，是有希望替代染色体核型分析的诊断工具。

五　治疗

Turner综合征的治疗主要是雌激素替代疗法，一方面刺激第二性征的发育、成熟，使月经来潮；另一方面可对患者心理起安慰作用。至于身材矮小可用生长激素增加患者身高。Turner综合征的染色体检查对诊断有重要意义，激素测定可以了解这类患者的生殖内分泌状态，为其激素替代治疗提供可靠的理论依据。

Ricotti及Kim发现Turner综合征人群的脊柱侧凸发生率显著高于正常人群，这两篇报道中的脊柱侧凸发生率分别为59%（29/49）及11.6（5/43）。*SHOX*基因的表达异常可能是Turner综合征患者发生脊柱侧凸的原因。Turner综合征患者的侧凸形态与特发性脊柱侧凸相似，理论上可参考特发性脊柱侧凸的治疗原则。然而，目前鲜有关于Turner综合征合并脊柱侧凸的手术治疗的报道。对于该类特殊人群的脊柱融合手术，术前应对患者全身各个系统进行检查，以评估其他器官畸形造成的手术风险。

【典型病例】

北京协和医院脊柱外科于2008年12月收治1例Turner综合征合并脊柱侧凸的患者。

该患者为16岁女性，主因"发现背部不平5年，加重伴腰背痛1年余"入院，既往史无特殊，查体可见患者身高142 cm，后发际低，双侧颈蹼，外院查染色体，核型为45，XO，确诊为Turner综合征。术前全脊柱正侧位X线可见腰段脊柱凸向左侧，Cobb角（L₁~L₄）为37°（图6-6-1）。

为防止侧凸进一步加重，缓解腰背痛症状，并改善外观，患者入院后完善辅助检查，除外手术禁忌，择期接受脊柱后路矫形L₁~₄CDH内固定植骨融合术，手术顺利，术后恢复平顺。术后复查全脊柱正侧位X线，可见腰弯Cobb角为9°，矫形率76%（图6-6-2）。

术后3.8年随访，患者可正常上学，日常活动无明显不适，生活质量显著改善。复查全脊柱正侧位X线可见矫形效果维持满意，躯干平衡良好，手术节段融合确实（图6-6-3）。患者及其家属对手术效果表示满意。

图6-6-1
术前全脊柱正侧位X线片
腰段脊柱凸向左侧，Cobb角（L₁~L₄）为37°

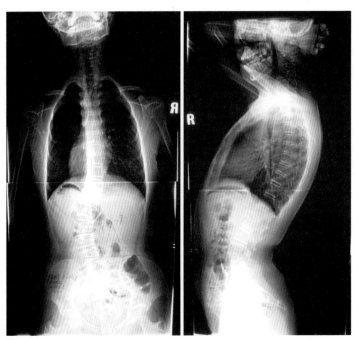

图6-6-1

图6-6-2
术后全脊柱正侧位X
线片
腰弯Cobb角（$L_1 \sim L_4$）
为9°，内固定位置良好

图6-6-3
术后3.8年复查全脊
柱正侧位X线片
腰弯Cobb角（$L_1 \sim L_4$）
为8°，躯干平衡良好

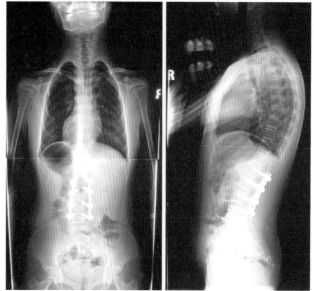

图6-6-2

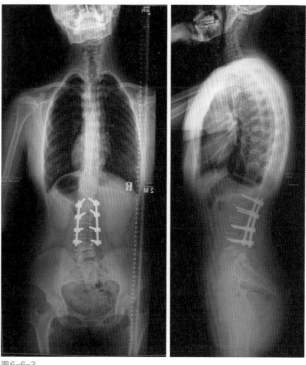

图6-6-3

（刘　正　沈建雄）

【参考文献】

［1］Turner HH. A syndrome of infantilism, congenital webbed neck, and cubitus valgus. Endocrinology, 1938, 23: 566-574.

［2］Monroy N, Lopez M, Cervantes A, et al. Microsatellite analysis in Turnersyndrome: parental origin of X chromosomes and possible mechanism of formation of abnormal chromosomes. Am J Med Genet, 2002, 107: 181-189.

［3］Gregory D, Attila S, Lyn G, etal. SHOX geneis expressed invertebral body growth plates in idiopathic and congenital scoliosis: implications for the etiology of scoliosis in turner syndrome. J Orthop Res, 2009, 27: 807-813.

［4］陈红珊，杜敏联，苏蕴韵，等. 253例中国Turner综合征患者的自然生长曲线. 中华儿科杂志，2001，39（3）：141-144.

［5］Rivkees SA, Hager K, Hosono S, et a1. A highly sensitive, high-through-put assay for the detection of Turner syndrome. J Clin Endocrinol Metab, 2011, 96(3): 699-705.

［6］Pinsker JE. Clinical review: Turner syndrome: updating the paradigm of clinical care. J Clin Endocrinol Mctab, 2012, 97(6): E994-1003.

［7］Martini L. Encyclopedia of endocrine diseases: puberty and related disease. Els evier, 2004: 642-650.

［8］于宝生，陈荣华，郭锡熔，等. Turner综合征患儿的甲状腺自身抗体的初步观察. 中华儿科杂志，2005，43（2）：96-98.

［9］Wolff DJ, vanDyke DL, Powell CM. Laboratory guideline for Turner syndrome. Gene tMed, 2010, 12(1): 52-55.

［10］Rocha MN, Longui CA, Koehi C, et al. Applicability of real time PCR methodology in the neonatal detection of Turner syndrome. Horm Metab Res, 2010, 42(9): 677-681.

［11］Massa G, Verlinde F, deSehepper J, et al. Trends in age at diagnosis of Turner syndrome. Arch Dis Child, 2005, 90(3): 267-268.

［12］Ross JL, Quigley CA, FeuillanP, et al. Growth hormone plus childhood lowdose estrogen in Turner's syndrome. N EnJ Med, 2011, 364: 1230-1242.

［13］Ricotti S, Petrucci L, Carenzio G, et al. Prevalence and incidence of scoliosis in Turner syndrome: a study in 49 girls followed-up for 4 years. Eur J Phys Rehabil Med, 2011, 47(3): 447-453.

[14] Kim JY, Rosenfeld SR, Keyak JH. Increased prevalence of scoliosis in Turner syndrome. J Pediatr Orthop, 2001, 21(6): 765-766.

[15] Day G, Szvetko A, Griffiths L, et al. SHOX gene is expressed in vertebral body growth plates in idiopathic and congenital scoliosis: Implications for the etiology of scoliosis in turner syndrome. Journal of Orthopaedic Research Official Publication of the Orthopaedic Research Society, 2009, 27(6): 807-813.

[16] Day GA, McPhee IB, Batch J, et al. Growth rates and the prevalence and progression of scoliosis in short-statured children on Australian growth hormone treatment programmes. Scoliosis, 2, 1(2007-02-22), 2007, 2(1): 3.

第七节

Prader-Willi综合征

Prader-Willi综合征最早由Prader等在1956年报道。它是一个复杂的多系统异常，主要临床特征包括新生儿肌张力低、发育延迟、身材矮小、行为异常、童年时期开始肥胖、下丘脑性性发育不良及特征性外貌。人类父源15号染色体q11-13区域的异常是导致疾病发生的原因。美国、瑞典和日本均有关于发病率的研究，从1/15000～1/5000不等，最近一个研究显示，出生发病率在1/29000，平均死亡率在3%。患儿常合并脊柱畸形，影响正常生长发育及心肺功能。

一 遗传特征与基因分析

遗传特征：在父源15q11-13区域存在*SNRPN*，*NDN*，*MAGEL2*，*MKRN3*印记基因，它们仅在父源等位基因上存在。若这些基因失去功能，便导致Prader-Willi综合征。虽然所有的患者均存在父源印记基因功能缺失，但有三种不同方式导致这一结果出现：大约70%的患者存在父源15q11-13区域微缺失，25%的患者是母源同源二倍体（UPD），约小于5%的患者是印记基因缺陷。

此病由基因诊断确诊，目前的基因诊断方法主要包括高分辨染色体分析、荧光原位杂交、甲基化特异性聚合酶链反应（methylation-specific polymerase chain reaction，MS-PCR）等技术。由于所有的Prader-Willi综合征患者均存在父源印记基因功能缺失，近10年来，已经建立并完善了MS-PCR方法检测Prader-Willi综合征患者。该方法的基本原理是位于15q11-13的*SNRPN*基因序列经亚硫酸氢钠修饰处理后，父源DNA非甲基化胞嘧啶转化为尿嘧啶，而母源DNA甲基化胞嘧啶则保持不变，再应用特异的聚合酶链反应（PCR）引物，便可将等位基因区分开。在正常人，应同时存在父源基因和母源基因，而在Prader-Willi综合征患者仅存在母源基因。MS-PCR耗时短，需样本量少，被认为是一种快速、高效、特异性和敏感性均佳的分子诊断方法。除SNRPN基因，ZNFl27、一些临近SNPRN的位点和印记中心侧翼区也可作为定位位点。经比较，SNRPN基因被认为是最可靠的诊断位点，此方法可检出绝大多数Prader-Willi综合征，并可用于产前诊断。

二　临床诊断标准

Holm等在1993年提出了Prader-Willi综合征的临床诊断标准：

1. 主要标准

（1）新生儿和婴儿出现中枢性肌张力低下，吸吮力差，但随年龄增加会逐渐改善；

（2）婴儿期出现喂养困难，常需要特殊喂养工具；体重增长不满意；

（3）12个月龄~6岁期间，体重迅速增加（大于两个标准差）；

（4）婴儿期特征性面容：长颅、窄脸、杏仁眼、小嘴、薄上唇、口角向下（应含上述特征≥3点）；

（5）各年龄段出现相应的性腺功能减退，生殖器官发育不全，男性有阴囊发育不良，隐睾、小阴茎和（或）小睾丸（小于同龄人第5百分位）；女性有生殖器官缺如或严重发育不良，小阴唇和（或）小阴蒂；若不治疗，16岁后仍有性腺成熟延迟和不完全，同时有青春期性征发育延迟（男性小性腺、面部或身体毛发少，不变声，女性仍无月经或月经少）；

（6）6岁前患儿整体发育延迟，6岁以后有轻度到中度的神经发育延迟或学习障碍；

（7）摄食过度/强迫摄食；

（8）15q11-13缺失，通过高分辨染色体分析（>650带）或其他方法，检测到染色体或基因的异常，包括母源同源二倍体。

2. 次要标准

（1）妊娠期胎动减少；婴儿期无生气或哭声弱小，可随年龄增长有所改善；

图6-7-1
患儿出现搔抓皮肤等行
为异常（此图由北京协
和医院骨科赵宏教授
提供）

（2）特征性行为问题：易怒、猛烈的情感爆发和强迫行为、好争辩、对抗、程序化行为及固执、语言重复、偷窃和撒谎（应含上述特征>5点）（图6-7-1）；

（3）睡眠紊乱或睡眠呼吸暂停；

（4）15岁时身材仍矮小（无遗传背景，未经生长激素干预者）；

（5）色素减退：与家庭其他成员相比头发、皮肤颜色较浅；

（6）与同龄儿相比手小（小于同龄儿标准第25百分位）和（或）足小（小于同龄儿标准第10百分位）；

（7）上肢尺侧腕部缺乏弧度；

（8）眼睛问题：内斜视、近视；

（9）唾液黏稠；

（10）语言清晰度欠佳；

（11）有皮肤白斑。

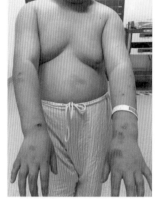

图6-7-1

3. 支持证据

（1）痛阈高；

（2）生病时不易出现呕吐；

（3）婴儿期体温不稳定，年长儿及成年人体温敏感性改变；

（4）脊柱侧凸或后凸；

（5）肾上腺皮质功能早现；

（6）骨质疏松；

（7）智力拼图游戏中显示超常技能；

（8）神经肌肉检查正常。

计分方法：主要标准每项1分，次要标准每项0.5分，支持证据可增加诊断的确定性，但不计得分。≤3岁患儿计分5分（其中主要标准得分为4分）即可诊断，>3岁儿童和成年人累计8分（其中主要标准得分≥5分）即可诊断。

2001年Gunay-Aygun等回顾了大约300例Prader-Willi综合征患者，对该标准的敏感性和特异性进行了研究，发现主要标准的敏感性在93%～98%，但特征性面容仅在49%。在该回顾性研究中，同时提出了临床标准矫正建议方案，以进一步明确应行DNA分析的患者标准（表6-7-1）。

表6-7-1　不同年龄组考虑行进一步DNA分析的临床指征

年龄	临床特征
出生~2岁	肌张力低，吸吮力差
2~6岁	1. 肌张力低，有吸吮力差史
	2. 整体发育迟滞
6~12岁	1. 肌张力低，有吸吮力差史（低肌张力常为持续性）
	2. 整体发育迟滞
	3. 过度饮食（摄食过度、强迫饮食），若不控制则出现中枢性肥胖
13岁~成人	1. 认知受损，轻度神经发育迟滞
	2. 过度饮食（摄食过度、强迫饮食），若不控制则出现中枢性肥胖
	3. 下丘脑性性腺功能减退和（或）典型行为障碍（包括易怒和强迫行为）

三　治疗

（一）综合治疗

由于Prade-Willi综合征患者存在多方面问题，单一的干预治疗是不合理的，最好针对不同个体，制订出一系列的治疗方案，以求最佳效果。根据不同年龄组，以下方案可做参考：

新生儿期或婴儿期：这一时期首要问题是喂养困难。早期应用大孔眼、少量多次的奶瓶喂养，可解决足够营养摄入问题。若需要可考虑短期鼻饲。

幼儿期：随年龄增长，发育延迟成为主要问题。物理治疗很必要，早期教育干预及语言治疗可以改善认知发育及语言发育落后。18个月龄到3岁，喂养困难被摄食过度所取代，饮食控制治疗是必要的，其目的是将体重控制在小于第75W/H百分位。小于2岁的生长激素（growth hormone，GH）治疗仍处于实验性阶段。在应用GH治疗前应先除外中枢性或梗阻性呼吸问题。

学龄期（青春前期）：肥胖及食物摄取相关的行为问题更加突出。3~9岁时严格控制每日卡路里摄入（2.9~5.9 kJ/d），与身高的关系是33~46 kJ/cm，脂肪提供的热量应小于25%，体重（同身高儿童）应降到第75~90百分位。这一年龄阶段，Prader-Willi综合征患者多出现肥胖相关社会心理问题及其他行为问题。青春前期的GH

治疗能改善身高及体重，改善生活质量。行为治疗计划的合理制订并实施，可改善对食物的占有欲强、皮肤损害、睡眠紊乱、脾气暴躁和强迫等行为异常。

青春期和成年：Prader-Willi综合征患者青春前期即开始GH治疗，可改善最终的身高，特别是青春期，骨龄小于12岁的女孩。在无外源性性激素治疗的患者，性发育多不完善，导致性征的成熟程度与众不同，使患者精神压力增大。性激素替代治疗可改善性征，并促进心理成熟，特别在男性患者，可促进男性第二性征发育。脊柱侧凸可见于Prader-Willi综合征患者，严重者可通过手术治疗。

由于现今对Prader-Willi综合征认识增多并合理治疗，许多Prader-Willi综合征患者能成活到成年，并体重控制良好。如何使Prader-Willi综合征患者为社会所接纳，并将他们合理安置很重要，职业前咨询应在学校中就开展。

（二）Prader-Willi综合征性脊柱侧凸的治疗

作为诊断Prader-Willi综合征的支持证据之一，脊柱畸形在Prader-Willi综合征患者中有较高的发病率，最新文献报道在45%~86%。此类侧凸的发病机制尚不明确，目前认为可能与椎旁肌张力减低对脊柱维持力减弱、过度肥胖以及严重骨质疏松有关。Prader-Willi综合征合并的脊柱侧凸与特发性脊柱侧凸相似，在青春期往往会明显加重，对患儿的正常生长发育以及心肺功能带来极大的危害，因此积极的矫形并控制畸形进展对提高Prader-Willi综合征患者的生存率及生活质量有重要意义。但此类患儿的侧凸治疗有其特殊性：由于Prader-Willi综合征患儿体型肥胖，依从性差，因此支具治疗效果往往不佳。另外，针对Prader-Willi综合征的发病机制，有学者提出了生长激素（GH）疗法，但目前此方法颇具争议，其改善侧凸的具体疗效尚不确切。因此，更多的医师倾向于外科治疗，通过矫形融合手术阻止侧凸发展，降低神经系统及心肺功能损伤的发生率。

有文献报道Prader-Willi综合征患儿脊柱侧凸的矫形手术原则可同特发性脊柱侧凸，并无特殊。然而考虑到椎旁肌张力降低是此类侧凸的重要发病机制，因此我们认为在融合节段的选择上，应参考马方综合征合并脊柱侧凸及神经肌肉型脊柱侧凸的融合原则，适当延长融合节段，而对于胸弯或腰弯的选择性融合应慎之又慎。另外在治疗过程中，由于 Prader-Willi 综合征患儿的畸形严重，因此脊髓神经损伤的风险大；同时患儿多肥胖、合并糖尿病及骨质疏松，好动易激怒而依从性差，术后伤口脂肪液化、感染及内固定松动等并发症的发生率高于其他常规侧凸患儿，因此需要充分重视。

我们在 Prader-Willi 综合征治疗方面的经验及感想如下：① Prader-Willi 综合征涉及多个科室领域，需相关科室通力协作，充分完善围手术期准备；② 与患者及家属积极交流沟通，充分交代手术风险，取得患者及家属理解和配合；③ 我们既要注意调控患儿围术期血糖平稳，也要加强对患儿及家属的护理康复教育，尤其是术后对患儿的看护。这点对防止术后伤口愈合不良尤其重要。

北京协和医院脊柱外科李书纲教授于2014年7月收治1例该病患者,13岁,女。

临床资料

患者6年前发现脊柱侧凸,最近1年出现双肩不等高。患儿为第1胎第1产,孕42周经催产素催产娩出,出生体重2.5 kg。出生后吮吸无力,母乳喂养困难,喂服牛奶长大。8个月龄学会独坐,1岁7个月学会走路,2岁半会喊爸、妈。2岁始出现食欲亢进,每年体重可增长10 kg,饮食控制后体重每年仍增长8 kg。智力发育较同龄人差,尤以计算力低下明显,小学四年级仍不能正确计算20以内的加减法。2010年于我院内分泌科行基因检测提示15号染色体缺失,诊断患儿患Prader-Willi综合征,同时合并营养性糖尿病、甲状腺功能异常、脂肪肝,出现搔抓皮肤等行为异常,经相应的对症治疗后病情控制可。患儿目前仍无月经来潮。

外院予支具治疗1年,因患儿不能耐受而放弃治疗。1年前家属发现患儿右肩高于左肩,伴右背部隆起,弯腰时明显,无皮肤咖啡斑及异常毛发分布等异常。全脊柱正侧位X线片检查示"脊柱侧凸"。父母体健,非近亲结婚。家族中无类似病史。

查体及辅助检查

肥胖体型,身高144 cm,体重71.5 kg,BMI:34.5,坐高68 cm,$C_7 \sim S_1$ 36 cm,C_7铅垂线通过S_1后上缘。满月脸,肤色白,头发黑浓,发际低,眼距无增宽,鼻梁低平,全身皮肤无色素沉着,无毛发增多。心、肺未见异常,肝、脾未及。小阴唇缺如,阴蒂未发育。手足及足趾短小(图6-7-1)。

脊柱侧凸畸形,胸段凸向右侧,腰段凸向左侧,右肩比左肩高2.5 cm,Adam试验右侧剃刀背畸形2 cm,骨盆基本无偏斜。躯干及四肢皮肤针刺觉、温度觉正常。四肢各关节活动度正常。四肢肌力、肌张力正常。腹壁反射正常引出,双侧肱二头肌、肱三头肌、桡骨膜反射、膝反射、跟腱反射均未引出。双侧Hoffmann征阴性,双侧Babinski征可疑阳性。化验检查显示,WBC12.77×10^9/L;ALT162U/L,GGT137U/L,AST111U/L,UA461μmol/L,TG1.86mmol/L,FFA894μmol/L;尿WBC15/μl。凝血、动脉血气及心电图结果正常。甲状腺功能及妇科激素水平均在正常范围。子宫及附件彩色超声显示膀胱后方低回声,异常小子宫不除外;腹部彩超显示肝大,脂肪肝;乳腺超声提示双侧乳腺发育欠佳。

影像学检查

全脊柱正侧位X线片示脊柱侧凸畸形,未见半椎体及椎体

图6-7-2
患者术前全脊柱正侧位
X线片

图6-7-3
患者术后全脊柱正、侧
位X线片

分节不良；胸段右侧凸，顶椎为T$_9$，T$_6$～T$_{12}$Cobb角77°，AVRⅡ°，AVT5 cm；腰段左侧凸，顶椎为L$_3$，L$_1$～L$_5$Cobb角60°，AVRⅡ°，AVT2.4 cm；C$_7$铅垂线位于骶骨中垂线右侧，TS=2.1 cm，Risser征Ⅰ°。侧位相C$_7$铅垂线通过S1后上缘前侧3.2 cm，胸后凸48°，腰前凸56°（图6-7-2）。全脊柱CT平扫＋三维重建未见椎体发育异常，颈胸腰椎MRI未见椎管内异常。

诊疗措施

患儿各科并发症复杂，入院后完善相应化验检查，并请相关科室会诊。内分泌科会诊：患儿甲状腺功能在正常范围，内分泌科建议维持目前左旋甲状腺素替代治疗剂量。糖尿病方面建议用胰岛素控制血糖。围手术期禁食期间如输注葡萄糖，可按1∶6～1∶4的比例添加胰岛素。患儿入院时空腹血糖7.4 mmol/L，餐后血糖10 mmol/L，改用胰岛素后控制在空腹6～7 mmol/L，餐后8～10 mmol/L。耳鼻喉科、麻醉科、儿科会诊表示无明显手术禁忌，可行手术治疗。

治疗过程

患儿术前准备完善后，于2014年7月3日在全身麻醉下行后路脊柱侧凸矫形、T$_4$～L$_5$内固定、植骨融合术，手术过程顺利。术后第3天拔除伤口引流管并扶患儿坐起练习下地活动，术后第4天复查全脊柱正侧位X线片：T$_6$～T$_{12}$冠状面Cobb角28°，L$_1$～L$_5$冠状面Cobb角5°；C$_7$铅垂线位于骶骨中垂线右侧，TS=1.5 cm。患儿身高较术前增长3 cm（图6-7-3）。

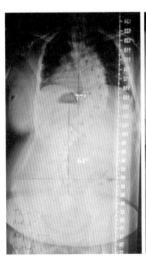
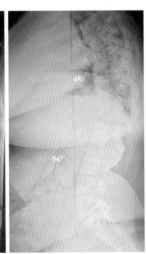

图6-7-2

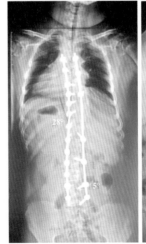
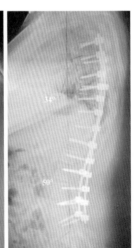

图6-7-3

（梁锦前　沈建雄）

【参考文献】

［1］Nakamura Y, Murakami N, Iida T, et al. Growth hormone treatment for osteoporosis in patients with scoliosis of Prader- Willi syndrome. J OrthopSci, 2014, 19(6): 877-882.

［2］Nakamura Y, Murakami N, Iida T, et al. The characteristics of scoliosis in Prader-Willi syndrome (PWS): analysis of 58 scoliosis patients with PWS. J OrthopSci, 2015, 20(1): 17-22.

［3］Weiss HR, Goodall D. Scoliosis in patients with Prader Willi Syndrome-comparisons of conservative and surgical treatment. Scoliosis, 2009, 4: 10.

［4］Nagai T, Obata K, Ogata T, et al. Growth hormone therapy and scoliosis in patients with Prader-Willi syndrome. Am J Med Genet A, 2006, 140(15): 1623-1627.

［5］Myers SE, Whitman BY, Carrel AL, et al. Two years of growth hormone therapy in young children with Prader-Willi syndrome: physical and neurodevelopmental benefits. Am J Med Genet A, 2007, 143A (5): 443-448.

［6］Rees D, Jones MW, Owen R, et al. Scoliosis surgery in the Prader-Willi syndrome. J Bone Joint Surg Br, 1989, 71(4): 685-688.

［7］de Lind van Wijngaarden RF, de Klerk LW, Festen DA, et al. Scoliosis in Prader-Willi syndrome: prevalence, effects of age, gender, body mass index, lean body mass and genotype. Arch Dis Child, 2008, 93(12): 1012-1016.

［8］Gunay—Aygnn M, Schwartz S, HeogerS, et al. 11Ie changing purpose of Prader-Willi syndrome elinical diagnostic criteria and proposed revised criteria. Pediatrics, 2001, 108: E92.

［9］Nieholls RD, Saitoh S, Horsthemke B. Imprinting in Prader. Willi and AngeImanyndrome. Trends Genet, 1998, 14: 194-200.

［10］Whittington JE, Holland AJ, Webb T, et al. Population prevalence and estimated birth incidence and mortality rate for people with Prader—Willi syndrome in one UK Health Region. J Med Genet, 2001, 38: 792-798.

［11］Soejima H, WagstaffJ. Imprinting centers, ehromatin structure, and disease. J CeuBiochem, 2005, 95: 226-233.

［12］许德荣，李书纲. 1例Prader-Willi综合征合并脊柱侧凸患儿的诊治报

道.中华骨与关节外科杂志，2015，（6）：531-533.

[13] 吴晓燕，宋红梅.Prader-Willi综合征的诊断与治疗进展.中华儿科杂志，2006，44（9）：666-668.

第七章
神经系统发育异常性疾病合并
脊柱侧凸

第一节
概述

神经系统发育异常性疾病（developmental diseases of the nervous system）又称神经系统先天性疾病（congenital disease of the nervous system）是指胎儿在宫内发育的整个过程中，特别是妊娠初3个月，神经系统在发育旺盛期因母体受到内外环境各种因素侵袭，导致不同程度的发育障碍或迟滞，出生后表现为神经组织及其覆盖的被膜和骨骼的症状繁多的畸形和功能失常。

神经系统发育异常性疾病的发病机制尚未完全清楚，其致病因素很复杂，主要是指母体内外环境各种有害因素对胎儿生长发育的作用。导致出生前神经系统异常的原因分为两大类：① 由于神经系统的先天发育不全；② 由于损害或疾病而阻断或毁坏。这两类原因很可能同时存在，即早孕阶段有害环境可能破坏了神经系统发育的精细顺序。

常见致病因素有下列几项：

（一）感染

当细菌、病毒，原虫，螺旋体等病原体感染母体后，都可能通过胎盘侵犯胎儿，导致胎儿先天性感染与畸形。例如风疹、脊髓灰质炎、唾液腺包涵体病、弓形体病等可使胎儿罹患脑膜炎、脑发育异常、脑积水、先天性心脏病、白内障及耳聋等。

（二）药物

肾上腺皮质激素、雄性激素、地西泮类制剂、抗癌制剂、抗痉挛药物和抗甲状腺药物等均可能致胎儿畸形。

（三）中毒

妊娠期一氧化碳或煤气中毒至宫内缺氧有较高致畸率。

（四）辐射

妊娠3个月内的孕妇骨盆部作放射治疗或强烈γ线辐射可导致胎

儿畸形，以小头畸形最常见、也可引起小脑、眼球等的发育畸形。

（五）躯体疾病

孕妇重度贫血、营养不良、异位胎盘（导致胎儿营养不良）、糖尿病、频繁惊厥发作、羊水过多（致宫内压力过高，使胎儿窘迫、缺氧）、代谢障碍等都能直接影响胚胎发育，导致畸形发生。

（六）心理社会因素

妊娠期孕妇的消极情绪，如紧张、焦虑、恐惧、忧郁、不安全感及不良行为习惯，如吸烟、酗酒等均对胎儿发育有害。

因此，神经系统的先天性疾病患儿，出生后常难以辨别其直接原因。先天性因素与后天因素不易区分，有时是共存的，如新生儿窒息、产伤时等。有先天性缺陷的患儿，比正常婴儿更易受到产期和产后期环境因素的影响。

目前通常将神经系统先天性疾病分为三类，这三类先天畸形或单独存在或几类同时存在。

（一）颅骨和脊柱畸形

1. 神经管闭合缺陷以颅骨裂和脊柱裂多见，可分为隐性和显性两类，在显性颅骨裂和脊柱裂时可有脑膜脑膨出与脊膜脊髓膨出、脊髓外翻及相应症状。但轻者不显示任何症状，而未被发现。

2. 颅骨、脊柱畸形颅狭窄症、先天性颅骨缺损、枕骨大孔区畸形（扁平颅底、颅底凹陷症）、寰枢椎脱位、寰椎枕化、颈椎融合、小脑延髓下疝、多发性骨发育障碍（又称脂肪软骨营养不良症、Hurler综合征）等。

3. 脑脊液系统发育障碍如中脑导水管闭锁，第四脑室正中孔、外侧孔闭锁等。由于脑脊液循环的障碍，导致先天性脑积水或水脑症。

（二）神经组织发育缺陷

1. 全脑畸形如脑发育不良-无脑畸形，先天性脑缺失性脑积水，左右半球分裂不合或仅有一个脑室等。

2. 脑皮质发育不良脑回增宽、脑回狭小、脑叶萎缩性硬化、神经细胞异位。

3. 脑穿通畸形因局部皮质发育缺陷，脑室呈漏斗状向外开放，且左右对称发生。

4. 胼胝体发育不全部分或全部缺如。常伴有其他畸形，如先天性脑积水，小头畸形，颅内先天性脂肪瘤，临床上可表现为癫痫抽搐发作及智力发育不全等。

5. 先天性脑神经缺陷。

（三）神经-外胚层发育不全

也称为神经-皮肤综合征，常见如结节性硬化、多发性神经纤维瘤病、共济失调-毛细血管扩张症和视网膜小脑血管瘤病等；其他少见的先天性神经-外胚层疾病如Wyburn-Mason综合征（视网膜血管瘤伴脑干或脊髓的血管瘤以及脊髓空洞症），Bloch-Sulzberger综合征（多形皮肤色素斑伴小头畸形癫痫、智能发育不全、肢体瘫痪，以及先天性心脏病、青光眼），Sjgren-Larsson综合征（先天性银屑病伴发脑性瘫痪和智能发育不全）、黑棘皮病（皮肤色素沉着和疣状病变伴发癫痫和智能发育不全）等。

此外，神经系统先天性疾病还有：先天性肌病、各种代谢障碍、言语功能及智能发育不全、核黄疸和脑性瘫痪等。

脊髓纵裂和Currarino综合征（Currarino三联征）是两种常合并脊柱侧凸畸形的神经系统发育异常性疾病。

脊髓纵裂目前多认为是因胚胎外胚层发生粘连进而影响其后的神经、脊柱发育而形成。脊髓纵裂的患者常因脊柱侧凸就诊时被发现。有学者认为脊髓纵裂和脊柱侧凸的进展有关。

Currarino综合征是一种常染色体显性遗传病，通过基因检测发现其与MNX1基因及染色体7q36突变相关。这不同于来自外界的有害因素所导致的神经系统先天性疾病。目前认为该病是因外胚层与内胚层在胚胎发育中不完全分离，次级神经胚畸形引起脊索分离障碍进而导致该病发生。MNX1基因主要涉及脊髓运动神经元分化、骶尾部发育及胰腺发育等，MNX1基因突变可能与疾病严重程度相关，而其不同位点的突变则可能导致复杂的临床表现。突变类型包括碱基缺失、移码突变、错义突变及无义突变等。几乎全部家族性发病患者可检测到与MNX1基因突变相关，约30%散发性患者中也检测到MNX1基因突变，但基因型与表型相关性较差。

相对脊髓纵裂而言，Currarino综合征则要复杂，其病理改变包含了：

（一）骶骨发育不良

其表现形式可以从镰刀状或新月状骶骨缺如畸形、骶椎对裂至整块骶椎畸形，骶骨缺如通常发生在$S_2 \sim S_5$椎体，部分骶骨缺如畸形可导致骨盆横径变窄，尾骨缺如少见。

（二）直肠肛门畸形

包括肛门狭窄、闭锁，无肛、巨结肠及直肠会阴瘘等均可导致排便障碍及便秘的发生，当直肠会阴瘘或肛周脓肿与椎管内相通时可诱发脑脊膜炎。

（三）骶前肿物

骶前脊膜突出为最常见的骶前肿物；其他包括畸胎瘤、皮样囊肿、肠源性囊肿、脂肪瘤、错构瘤等。脊髓栓系或骶前肿物向前推挤压迫可引起肠管畸形及便秘的发生，也可诱发输尿管反流及肾积水等。其中骶前畸胎瘤存在恶变可能，但发病率低。

神经系统发育异常性疾病目前尚无有效疗法，可采取物理疗法、康复训练、药物治疗等适当措施帮助患者改善神经功能及矫正畸形。合并脊髓纵裂、Currarino综合征的脊柱侧凸患者一旦出现神经损害，其病程多不可逆，因此常需要早期手术治疗干预。

本章将着重阐述脊髓纵裂一病，并提供典型病例以飨读者。

（孙佩宇　沈建雄）

【参考文献】

［1］Pang D, Dias MS, Ahab-Barmada M. Split cord malformation: Part I: A unified theory of embryogenesis for double spinal cord malformations. Neurosurgery, 1992, 31: 451-480.

［2］Feng F, Shen J, Zhang J, et al. Clinical Outcomes of different surgical strategy for patients with congenital scoliosis and type I split cord malformation. Spine, 2016, 41: 1310-1316.

［3］Ross AJ, Ruiz-Perez V, Wang Y et al. A homeobox gene, HLXB9, is themajor locus for dominantly inherited sacral agenesis. Nat Genet, 1998, 20: 358-361.

[4] Boyle MI, Jespersgaard C, Brøndum-Nielsen K, Bisgaard AM, Tümer Z. Cornelia de Lange syndrome. Clin Genet, 2015, 88: 1-12.

[5] Horn D, Tonnies H, Neitzel H, et al. Minimal clinical expression of theholoprosencephaly spectrum and of Currarino syndrome due to differentcytogenetic rearrangements deleting the Sonic Hedgehog gene and theHLXB9 gene at 7q36.3. Am J Med Genet A, 2004, 128A: 85-92.

[6] Hamzaoglu A, Ozturk C, Tezer M, et al. Simultaneous surgical treatment in congenital scoliosis and/or kyphosis associated with intraspinal abnormalities. Spine, 2007, 32: 2880-2884.

[7] Zerah M, Kulkarni A V. Spinal cord malformations. Handbook of Clinical Neurology, 2013, 112(112): 975.

第二节

脊髓纵裂合并脊柱侧凸

脊髓纵裂（split cord malformation）是指脊髓在其长轴上一至数个节段裂开，多数为纤维束、骨棘或软骨刺将脊髓分开，是一种少见的隐形椎管内闭合不全。diastematomyelia和diplomylia都曾用来表示脊髓纵裂，而且经常交替使用，容易造成概念混淆。1992年，Pang等建议统一用split cord malformation（SCM）来描述脊髓纵裂。合并脊髓纵裂的先天性脊柱侧凸患者，在生长发育过程中，脊柱畸形的进展同时容易出现神经功能的损害，而且一旦出现神经损害，其病程多不可逆，因此常需要早期干预。

一 发病率

脊髓纵裂是一种并不少见的闭合性神经管发育畸形，伴发先天性脊柱侧凸的可达60%～79%。早期由于脊柱影像学检查手段有限，报道的CS中SCM发病率较低。随着全脊柱CT、MRI等的广泛应用，脊髓纵裂的检出率增高，北京协和医院沈建雄等回顾了226例CS患者，椎管内异常发生率为43%，其中脊髓纵裂最常见，达30.1%。

二 病因及分型

关于其病因学及胚胎学的研究有多种假设和理论。20世纪60年代，Bently和Smith认为脊髓纵裂是脊索的异常裂开所致。外胚层的发育诱使神经板裂开，每个半神经板最终形成半脊髓，半脊髓诱使双侧的中央弓融合形成中线骨嵴。来源于卵黄囊背侧的憩室潜入了半脊髓之间并发展成多种中线的中胚层产物。在此理论基础上，1992年美国匹斯堡大学的Pang等提出了"统一论"。在妊娠的第3～4周内外胚层发生粘连形成了附属的神经管和原肠的管腔，导致了脊索和上方的神经板裂开，同时周围的间充质浓集，形成了位于分裂的脊索和神经板之间内间的充质道，它连接着原肠（起源于内胚层）和皮肤（表面的外胚层）。由于多能的间充质能分化成纤维、软骨、骨组织和血管、脂肪、成肌细胞，这些组织在中线矢状面上将脊髓分隔开，形成了脊髓纵裂畸形。但是，Akay等则认为Pang的"统一论"虽然能解释大部分脊髓纵裂的发病机制，对于一些特殊的类型，如无间隔脊髓纵裂及骨嵴位于背侧面的病例等不能作出合理的解释。脊髓纵裂的真正发病机制还不清楚，但是目前大部分学者较认同的是Pang等1992年提出的"统一论"。

根据硬脊髓膜的形态与脊髓的关系及纵隔的性质将脊髓纵裂主要分为两型：两个半侧脊髓拥有各自独立的硬脊膜管，中间隔膜为骨性或软骨组织者为Ⅰ型；两个半侧脊髓都位于一个共同的硬脊膜内，中间隔膜为纤维性组织者为Ⅱ型；亦有复合型脊髓纵裂，即存在两处或两处以上的畸形。

三 临床表现

脊髓纵裂一旦形成将会对儿童的生长发育产生影响，最常见的是逐渐出现的神经损害。大多数学者认为脊髓纵裂出现神经损伤的风险随着年龄的增大而增加，有学者报道在出生后43个月就会出现神经症状。

儿童脊髓纵裂临床多表现为：背部中线皮肤异常、相关神经功能异常、下肢发育异常、先天性脊柱侧凸等。成人脊髓纵裂多表现为腰背部及根性神经痛，伴感觉减退、神经性跛行、下肢无力、大小便失禁等，部分患者也可仅表现为下肢神经性跛行或进行性双下肢无力。脊髓纵裂患者多合并有脊髓栓系、脊柱裂、脊髓脊膜膨出、低位圆锥、异常神经根、脊髓空洞等。

关于神经损害的机制，部分观点认为是脊髓纵裂间隔固定脊髓在较低的解剖位置限制了脊柱生长期脊髓的正常上下移动，牵拉脊髓，使其缺血、缺氧所致；而另一部分学者则认为单侧神经损害是由病变部位脊髓单侧发育的异常所致。

关于脊髓纵裂和先天性脊柱侧凸的关系，一般认为脊髓纵裂和脊柱侧凸的进展有关。脊髓的末端被骨性纵裂牵拉，可形成脊髓栓

图7-2-1
左侧为Ⅰ型脊髓纵裂；
右侧为Ⅱ型脊髓纵裂

系；在脊柱生长过程中，脊柱被迫形成侧凸及出现椎体的旋转减少对脊髓的牵拉。此外，北京协和医院沈建雄教授团队提出，骨棘的位置与是否出现神经症状关系密切：当骨棘位于脊柱侧凸顶椎，其椎管面积相对狭窄，尤其当合并脊柱后凸畸形时，骨棘导致的组织束缚力最大，造成脊髓牵拉进而诱发神经功能障碍，患者出现神经功能损害的风险最大。而且，脊髓的不对称纵裂（一个大的"主要"半脊髓和一个小的"次要"半脊髓）也是神经功能损害的原因之一。

四　影像学特点

（一）X线片

X线片可显示先天性脊柱侧凸和（或）后凸畸形和骨性间隔。混合型的椎体畸形（形成障碍合并分节不良）发生率明显高于其他的先天性脊柱畸形。

脊髓纵裂最常发生于胸腰段部位，MRI或脊髓造影可见分裂的两半脊髓仅一侧有前后角、神经根，直径相当于正常脊髓的一半，但也可以呈不对称分裂；被分开的两股脊髓在纵裂上方和下方融合成一个完整的脊髓；横断面上可见骨性或软组织中隔存在（图7-2-1、图7-2-2）。

（二）CT

CT常可以看到椎板的肥大畸形和呈球根状的棘突畸形，部分这些邻近节段的椎板畸形融合后形成"火山口"畸形。这种特征性的畸形表现尤其多见于Ⅰ型纵裂患者（图7-2-3）。

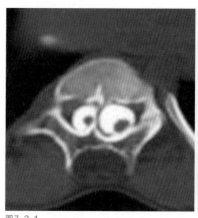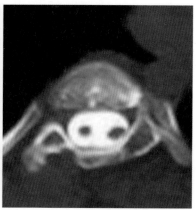

图7-2-1

图 7-2-2
先天性脊柱侧凸合并脊髓纵裂

图 7-2-3
椎板畸形呈 "火山口" 样

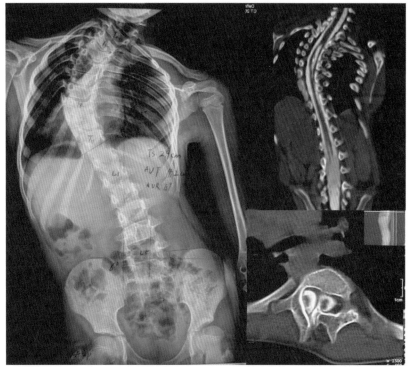

图 7-2-2

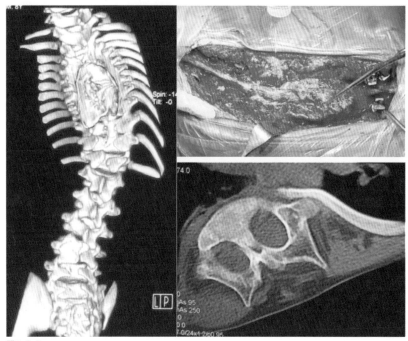

图 7-2-3

（三）可合并其他脊髓畸形

如圆锥低位或栓系、终丝肥厚、中央管扩张等。

五 治疗

较早的观点认为，一旦确诊，无论有无症状，都应行手术切除纵裂中隔，解除对脊髓的压迫和牵拉、栓系。但是随着内固定器械和脊髓监测技术的进步，对于脊柱矫形术前是否需要做预防性松解手术，目前治疗方案尚有争议。

既往多数学者主张对合并脊髓纵裂畸形的CS患者首先进行预防性脊髓纵裂的切除手术，再行脊柱侧凸矫形治疗。但是切除脊髓纵裂过程中有造成脊髓损伤的风险。文献报道在纵裂切除过程中原有神经症状加重、脑脊液漏及术后感染的风险高达7%～31%。此外，脊髓纵裂的自然史尚不清楚，临床上部分患者骨骼发育成熟后，甚至终身并未出现脊髓纵裂引起的神经症状。另一方面，在术前常规的牵引相或Bending相过程中，患者未出现或加重神经症状。那么做预防性松解就显得没有必要。此外，已有多个病例报道了在预防性切除骨棘后，发生骨棘再生的情况。

2016年在 *J Bone Joint Surg AM* 上发表的北京协和医院大样本前瞻性临床研究认为，无论 I 型还是 II 型脊髓纵裂，对于未出现神经症状或者存在轻微神经症状且稳定期大于两年的患者，若术前悬吊牵引或支点 Bending 相矫形时未出现或加重神经症状，均可行一期脊柱侧凸矫形手术治疗。所有患者进行了2年以上随访，平均随访时间为37个月。患者术后矫正率平均在50%以上，随访中无明显矫正丢失。11例（5.1%）有术后短暂的神经并发症，无一例发生永久性神经系统并发症发生。患者的随访结果证实了对于此类患者单纯行脊柱矫形手术的安全性和有效性。如果无症状或合并稳定的神经系统症状，在悬吊像或支点弯曲像评估时不出现神经症状，则没有必要在侧凸矫形术前预防性去除骨棘或纤维纵隔。

总而言之，对于已有神经损伤症状而且持续加重的脊髓纵裂患者，必须优先处理脊髓纵裂，切除骨棘间隔，再考虑一期或二期行脊柱侧凸矫正。对于无神经症状或者仅有轻微神经症状（不影响日常生活质量）稳定的脊髓纵裂患者，在术前充分评估患者脊髓纵裂位置、长度等自身特点以及脊髓牵拉耐受性的前提下，辅助术中脊髓监测保护，可以免除预防性神经外科手术切除脊髓纵裂间隔，直接进行一期脊柱侧凸矫形手术。

【典型病例】

患者，女，11岁，因"发现背部畸形10年"入院。

查体

剃刀背畸形，双肩不平衡，背部局部异常毛发，腹壁反射未引出。

影像学表现

全脊柱正侧位片示（图7-2-4）：先天性脊柱侧凸，主胸弯Cobb角77°（$T_4 \sim L_2$）；脊髓造影、MRI都提示椎管内脊髓纵裂（图7-2-5）。Bend相和悬吊相上未加重神经症状（图7-2-6）。

治疗措施

后路一期脊柱侧凸矫形内固定植骨融合术（$T_4 \sim L_3$），未切除骨棘，术后主弯矫正至Cobb角15°（图7-2-7）。

3年后随访提示矫形效果稳定，神经系统症状无加重（图7-2-8）。

图7-2-4
患者术前全脊柱正侧位X线片，提示椎体分节不良，先天性脊柱侧凸

图7-2-5
患者脊柱造影CTM提示I型脊髓纵裂

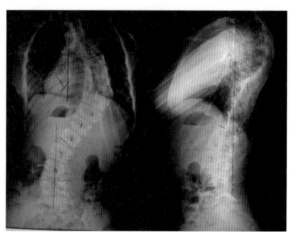

图7-2-4

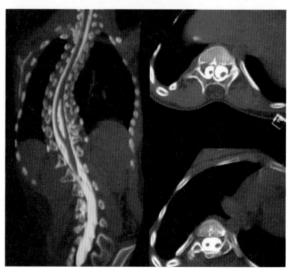

图7-2-5

图7-2-6
术前Bending相和悬
吊相

图7-2-7
术后1周，全脊柱正侧
位X线片

图7-2-8
术后3年随访，全脊柱
正侧位X线片

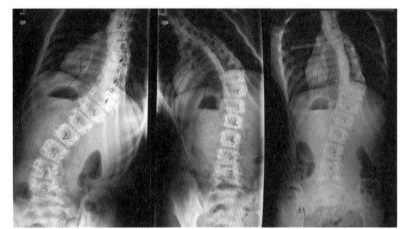

图7-2-6

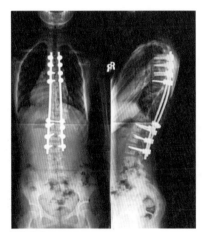

图7-2-7

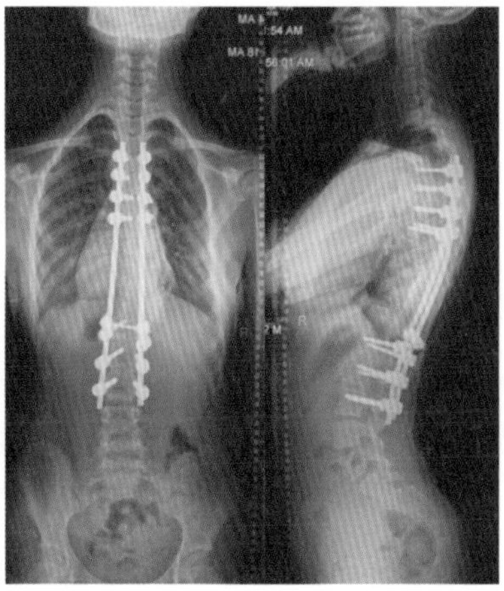

图7-2-8

（冯　帆　沈建雄）

【参考文献】

［1］Miller A, Guille JT, Bowen JR. Evaluation and treatment of diastematomyelia. The Journal of bone and joint surgery. American volume, 1993, 75: 1308-1317.

［2］Winter RB, Haven JJ, Moe JH, et al. Diastematomyelia and congenital spine deformities. The Journal of bone and joint surgery. American volume, 1974, 56: 27-39.

［3］McMaster MJ. Occult intraspinal anomalies and congenital scoliosis. The Journal of bone and joint surgery. American volume, 1984, 66: 588-601.

第七章　神经系统发育异常性疾病合并脊柱侧凸

［4］Shen J, Wang Z, Liu J, et al. Abnormalities associated with congenital scoliosis: a retrospective study of 226 Chinese surgical cases. Spine, 2013, 38: 814-818.

［5］Pang D, Dias MS, Ahab-Barmada M. Split cord malformation: Part I: A unified theory of embryogenesis for double spinal cord malformations. Neurosurgery, 1992, 31: 451-480.

［6］Akay KM, Izci Y, Baysefer A. Dorsal bony septum: a split cord malformation variant. Pediatric neurosurgery, 2002, 36: 225-228.

［7］Ersahin Y, Demirtas E, Mutluer S, et al. Split cord malformations: report of three unusual cases. Pediatric neurosurgery, 1996, 24: 155-159.

［8］Feng F, Shen J, Zhang J, et al. Clinical Outcomes of Different Surgical Strategy for Patients With Congenital Scoliosis and Type I Split Cord Malformation. Spine, 2016, 41: 1310-1316.

［9］Pang D. Split cord malformation: Part II: Clinical syndrome. Neurosurgery, 1992, 31: 481-500.

［10］Mahapatra AK, Gupta DK. Split cord malformations: a clinical study of 254 patients and a proposal for a new clinical-imaging classification. J Neurosurg, 2005, 103: 531-536.

［11］Hamzaoglu A, Ozturk C, Tezer M, et al. Simultaneous surgical treatment in congenital scoliosis and/or kyphosis associated with intraspinal abnormalities. Spine, 2007, 32: 2880-2884.

［12］Ayvaz M, Akalan N, Yazici M, et al. Is it necessary to operate all split cord malformations before corrective surgery for patients with congenital spinal deformities? Spine, 2009, 34: 2413-2418.

［13］Sinha S, Agarwal D, Mahapatra AK. Split cord malformations: an experience of 203 cases. Child's nervous system: ChNS: official journal of the International Society for Pediatric Neurosurgery, 2006, 22: 3-7.

［14］Gupta DK, Ahmed S, Garg K, et al. Regrowth of septal spur in split cord malformation. Pediatric neurosurgery, 2010, 46: 242-244.

［15］Shen J, Zhang J, Feng F, et al. Corrective Surgery for Congenital Scoliosis Associated with Split Cord Malformation: It May Be Safe to Leave Diastematomyelia Untreated in Patients with Intact or Stable Neurological Status. The Journal of bone and joint surgery. American volume, 2016, 98: 926-936.

第八章
神经纤维瘤病1型合并脊柱侧凸

图8-0-1
神经纤维瘤病1型患者
皮肤牛奶咖啡斑

一 概述

神经纤维瘤病（Neurofibromatosis，NF）包括1型（NF1）和2型（NF2）两种。其中，NF1是一种累及多系统的综合征。患者的17号染色体长臂的*NF1*基因突变导致神经纤维瘤蛋白（neurofibromin）生成障碍，从而造成多种类型的细胞功能障碍。神经纤维瘤病的主要遗传方式是常染色体显性遗传。NF1型相对罕见，发病率大约为1/4000～1/3000。NF1型临床表现的类型和严重程度多样，其共同临床表现包括皮肤良性肿瘤、脊柱侧凸、神经系统异常。NF2主要表现为施万细胞瘤，一般不累及脊柱。

二 病因及发病机制

神经纤维瘤病1型的致病基因是位于17号染色体17q11.2的*NF1*基因，其编码神经纤维瘤蛋白产生异常。神经纤维瘤蛋白在脑、肾、脾和胸腺等多个器官中都有表达。神经纤维瘤蛋白是一种GTP水解酶，参与下游Ras/mTOR/MAPK途径的激活，其表达降低或异常会造成NF1相关肿瘤。患者往往遗传单个*NF1*等位基因突变，若体细胞内另一*NF1*等位基因再次突变，则会导致NF1的一系列临床症状。因此，*NF1*本质上是一种肿瘤抑制基因。目前已经识别了数千种*NF1*的突变形式，有少数几种存在相关的临床表型。例如，c2970-2972位置的AAT删除在大多数情况下只会表现出轻微的临床症状，皮肤无神经纤维瘤症状。而存在1809位精氨酸的替换突变的患者往往无神经纤维瘤表现，但更多表现出牛奶咖啡斑的症状和智力障碍。

三 主要临床表现

（一）皮肤色素改变

神经纤维瘤病1型最具特征性的皮肤改变是牛奶咖啡斑（café-au-lait-spot）（图8-0-1）。牛奶咖啡斑通常为多发咖啡色皮肤色素沉着，幼年时即可出现，随年龄增大而增加。一般正常人群中有15%的人存在体表牛奶咖啡斑，但神经纤维瘤病1型患者一般体表有超过6处>15 mm的牛奶咖啡斑。神经纤维瘤病1型的皮肤表现还包括皮纹皱褶处雀斑形成，一般都见于腋部和腹股沟区，以丛状存在。

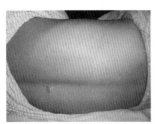

图8-0-1

单发的雀斑对神经纤维瘤病1型无诊断意义。

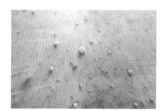

图8-0-2

（二）神经纤维瘤

神经纤维瘤病1型可合并多种良性和恶性肿瘤，其中最常见的是神经纤维瘤。神经纤维瘤是由施万细胞、成纤维细胞、神经鞘膜细胞和肥大细胞混合的良性肿瘤。其原因是施万细胞中两个*NF1*等位基因均缺失。

神经纤维瘤分为皮肤纤维瘤和簇状神经纤维瘤。神经纤维瘤常见于表皮，表现为散在、质软的肿瘤，活动度好，可带蒂或不带蒂（图8-0-2）。皮肤神经纤维瘤是良性肿瘤，无恶变风险。簇状神经纤维瘤也可表现为沿着神经走形、多处多发的软组织肿瘤，可位于体内、皮下或体表。簇状神经纤维瘤常常造成软组织或皮肤的增生，造成严重的外观问题（图8-0-3）。簇状神经纤维瘤也可能压迫气道或重要血管、脊髓而造成死亡。簇状神经纤维瘤存在潜在恶性，一般良性神经纤维瘤是无痛的，但若产生痛感则提示恶变可能。

（三）Lisch结节

Lisch结节是神经纤维瘤病1型患者虹膜上的错构瘤，是神经纤维瘤病1型的特征性表现。其表现为虹膜上高出平面的褐色斑块，一般不影响视力。在儿童神经纤维瘤病1型患者中，约有10%的人存在Lisch结节，而到成年则有90%的发生率（图8-0-4）。

（四）视神经通路神经胶质瘤（OPG）

OPG是一种低级别毛细胞神经胶质瘤，可发生在视神经通路的任何位置。约15%的神经纤维瘤病1型患者存在OPG。OPG一般不

图8-0-2
神经纤维瘤病1型患者
皮肤神经纤维瘤
（引自Friedman JM,
et al. Johns Hopkins
University Press,
Baltimore 1999.
Photograph courtesy
of RA Lewis, MD）

图8-0-3
神经纤维瘤病1型患者
簇状神经纤维瘤

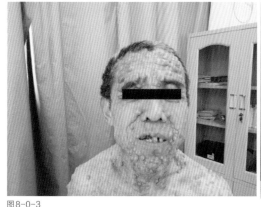
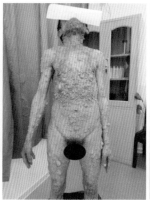
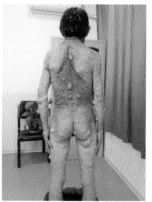

图8-0-3

图8-0-4
神经纤维瘤病1型患者
Lisch结节在裂隙灯眼
科检查下的表现
（引自Friedman JM,
et al. Johns Hopkins
University Press,
Baltimore 1999.
Photograph courtesy
of RA Lewis, MD）

影响视力，少数患者可因肿瘤增大造成压迫产生视野缺失、视力下降、瞳孔括约肌功能障碍、视神经萎缩等症状。

（五）骨骼畸形

神经纤维瘤病1型患者的骨骼畸形主要包括假关节形成、骨质发育不良、身材矮小、脊柱侧凸、非骨化性纤维瘤和骨质疏松等。长骨发育不良常常表现为胫骨皮质增厚、髓腔狭窄、前凸，并在幼儿学步时造成病理性骨折。神经纤维瘤病1型合并的病理性骨折因为骨质发育不良而难以愈合并造成假关节形成。神经纤维瘤病1型另一重要的骨骼畸形是脊柱畸形。大约10%～25%的神经纤维瘤病1型患者会表现出脊柱侧凸，常6～10岁起病，累及胸椎最常见。

NF1主要通过临床诊断，满足下列至少2条临床标准可诊断NF1：

- ≥6处牛奶咖啡斑，青春期前患者牛奶咖啡斑直径至少>5 mm，青春期后患者直径>15 mm。牛奶咖啡斑的直径定义为该斑块的最长径；
- ≥2个任何类型的神经纤维瘤，或存在≥1个簇状神经纤维瘤；
- 腋窝及腹股沟区雀斑；
- 视神经胶质瘤；
- ≥2个Lisch结节；
- 特征性骨骼畸形，例如舟状骨发育不良、长骨皮质增厚；
- 一级亲属诊断NF1。

四　神经纤维瘤病2型

神经纤维瘤病2型是一种因22号染色体 *Merlin*（也称 *Schwannomin*）基因缺失造成的常染色体显性综合征。其发病率约为1/60000。*Merlin* 与细胞增殖的接触抑制效应相关，其表达量下降或结构异常使得细胞周期不受调控，造成施万细胞（Schwann cell）的过度增殖。其临床表现为前庭神经鞘瘤。前庭神经鞘瘤起源于前庭神经鞘的上段，好发于内耳道内孔处，并向内耳道缓慢侵犯。

患者在出生时即可存在双侧前庭神经鞘瘤，或在儿童期或青少

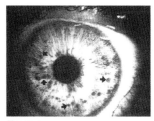

图8-0-4

年表现出症状。主要临床表现为步态异常、头痛、面部麻木、感觉异常、肌力异常或疼痛、耳鸣和进行性听力下降。磁共振检查可诊断前庭神经鞘瘤。患者还可能合并玻璃体浑浊、脑膜瘤、胶质细胞瘤、神经纤维瘤和身体其余部位的神经鞘瘤。神经纤维瘤病2型的皮肤肿瘤一般是皮肤神经纤维瘤，比1型少见。此外，神经纤维瘤病2型不合并骨骼畸形。

五　神经纤维瘤病1型合并脊柱侧凸的特点和治疗

神经纤维瘤病1型患者合并的脊柱侧凸可分为2种类型：一种和特发性脊柱侧凸类似，不伴有椎体畸形；另一种伴有椎体发育不良造成的椎体畸形，也称为营养不良性脊柱侧凸（dystrophic scoliosis）。营养不良性脊柱侧凸通常表现为短节段的成角畸形，伴有顶椎楔形变和旋转以及椎体塌陷，好发于胸腰段（图8-0-5，图8-0-6）。该类型的脊柱侧凸往往进展较为迅速。

（一）保守治疗

对类特发性脊柱侧凸型的NF1患者，其治疗方法与青少年特发性脊柱侧凸类似，即角度>25°可考虑支具治疗，而角度>45°一般需手术治疗。合并营养不良性脊柱侧凸往往会随着年龄的增长逐渐加重，并且进展迅速。支具或石膏固定往往不能有效控制侧凸的发展。一般认为，<20°的侧凸可以每半年密切观察进展，而>20°的患者通常需要考虑手术治疗。此外，由于NF1合并的脊柱侧凸存在侧凸节段短、角度大的特点，此类患者常常合并大于100°的严重侧凸。这使得此类患者的脊髓容易在很小的外力冲击下受到损伤。这提示我们NF1患者保守治疗无效的大角度侧凸应积极手术治疗。

（二）椎体融合手术

一般的观点认为，早期椎体融合术治疗是神经纤维瘤病1型患者脊柱畸形的最有效手段。对于侧凸在20°~40°之间的患者，可采用单纯后路融合手术。而对于侧凸大于40°的患者，且伴有较大后凸时，往往需要前后路联合融合术来达到可接受的矫形率和融合率。

（三）非融合手术

由于神经纤维瘤病1型患者的脊柱侧凸起病较早、发展快，他们平均初次手术年龄在8～10岁，属于早发性侧凸（early-onset scoliosis，EOS）的一种。虽然脊柱融合手术有着较高的矫正率，但也会严重影响患者的脊柱发育和呼吸系统发育。近年来，生长棒技术也在神经纤维瘤病1型合并的营养不良型脊柱侧凸中被采用。我中心对10名神经纤维瘤病1型患者进行生长棒置入，平均随访32个月。结果表明，生长棒置入术可以达到57.3%的矫正率，可显著增加$T_1 \sim T_{12}$长度，且随访期间矫正率没有明显丢失。

【典型病例1】

北京协和医院脊柱外科于2010年4月诊断并治疗1例以椎体营养不良性脊柱侧凸为主要表现的NF1患者。行后路矫形、生长棒固定术，术后随访5年，恢复良好。

患者6岁，女性，既往诊断神经纤维瘤病1型。患者2岁时家人发现脊柱侧凸，X线检查冠状面Cobb角45°，遂接受支具治疗。支具使用半年有Cobb角增加至75°，停止支具治疗，未进行其他处理。患者无明显神经症状，其智力与发育与同年龄患儿无异。入院查体可见患者全身多处牛奶咖啡斑，行CT及X线检查可见冠状面Cobb角135°，后凸69°。正位X线测量$T_1 \sim T_{12}$长度13.9 cm。T_{11}椎体可见明显旋转、楔形椎（图8-0-5、图8-0-6）。

该患者的侧凸为典型的NF1合并的椎体营养不良型侧凸。椎体营养不良型的表现为椎体楔形变、扇贝样变等。该患者椎体营养不良的位置是其侧凸的顶椎，也就是T_{11}椎体。T_{11}椎体的营养不良导致该

图8-0-5
术前全脊柱CT三维重建，可见T_{11}椎体（箭头所示）楔形变、严重旋转

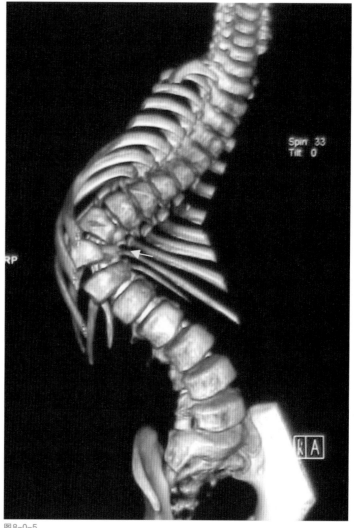

图8-0-5

图8-0-6
6岁女性，诊断NF1，
发现脊柱侧凸4年，保
守治疗无效
A. 术前全脊柱正侧位
X线片；B. 术后3天
全脊柱正侧位X线片；
C. 术后5年全脊柱正
侧位X线片；箭头：顶
椎楔形变、旋转

患者在胸腰段存在严重的短节段、大角度脊柱侧凸。椎体营养不良型侧凸进展迅速，支具、石膏固定等保守治疗往往无效。椎体营养不良型脊柱侧凸角度>25°时应行手术治疗。

该患者年龄为6岁，且胸廓较短，仅为13.9 cm。此时若行椎体融合术可能影响其呼吸系统发育，导致该患者未来的肺功能下降。故术式方面考虑非融合手术。完善术前检查后，我院为其行后路生长棒置入术。由于该患者的侧凸累及脊柱全场，故头端将椎弓根钉置于$T_2 \sim T_4$位置，远端至L_4、L_5。完成生长棒置入后，每6～8个月进行撑开，每次撑开1～2 cm。该患者初次生长棒置入手术后冠状面Cobb角矫正至51°，后凸矫正至30°，$T_1 \sim T_{12}$长度延长至19.1 cm。术后5年，6次生长棒撑开术后，其冠状面Cobb角41°，后凸29°，$T_1 \sim T_{12}$长度增加至22.3 cm（图8-0-6）。

该患者存在典型的NF1所致的营养不良型椎体畸形。患者既往接受了支具治疗，但治疗效果不佳。且侧凸角度较大，应考虑手术治疗。尽管该患者的侧凸较为严重，但后路矫形及生长棒置入能够将侧凸角度矫正至55°。在随后5年的随访中，患者共接受6次生长棒撑开，使得胸廓得到了额外约3 cm的增长，且矫正率无明显丢失。该病例说明生长棒置入术是NF1合并的椎体营养不良型侧凸的有效治疗方法。

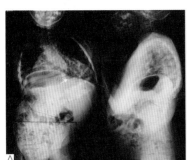

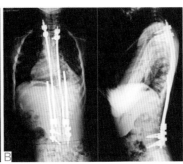
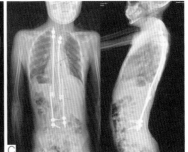

图8-0-6

北京协和医院脊柱外科于
2013年3月诊断并治疗1例
以类似特发性脊柱侧凸为
表现的NF1患者。行后路
矫形、生长棒固定术，术
后随访2年，恢复良好。

患者9岁，男性。1周前家人发现背部不平、骨盆不等高。患者无腰
背部疼痛及神经症状。患者出生时发现背部"胎记"，外院查体未
发现脊柱侧凸。2007年外院行头颅MRI可见右侧脑室稍大于左侧，
视交叉及其后方结构增粗。其祖父、父亲患有神经纤维瘤病。入院
查体可见患者躯干、四肢多发牛奶咖啡斑，最大者直径1 cm，神经
查体无明显异常。

CT可见患者椎体形态大致正常，无明显营养不良性改变（图8-0-
7）。X线可见胸弯凸向右侧，Cobb角62°，顶椎T_8，I度旋转，椎体
无明显楔、扇贝形变。$T_1 \sim T_{12}$长度24.0 cm（图8-0-8）。
该患者可见皮肤多处牛奶咖啡斑，且NF1家族史明确，考虑诊断
NF1。此外，头颅MRI可见视交叉及后方结构异常，故应除外视神
经胶质瘤。该患者脊柱未见明显椎体畸形，是一种类特发性脊柱侧
凸的NF1脊柱侧凸。该类脊柱侧凸的治疗原则与青少年特发性脊柱
侧凸类似，大于45°的侧凸往往会继续进展，应行手术治疗。该患
者侧凸角度62°，有手术指征。术式方面，该患者9岁，脊柱仍有
一定的生长潜力。完善术前检查后，行后路双生长棒置入术。该患
者主要为胸弯，故手术选择性矫正胸弯。该患者生长棒置入节段为
$I_2 \sim L_1$。初次手术后冠状面Cobb角由62°矫正至21°，$T_1 \sim T_{12}$长
度增加4 cm至28 cm。术后随访25个月中，共行4次生长棒撑开
术，每次撑开1～2 cm。末次随访可见患者冠状面Cobb角29°，
后凸10°，$T_1 \sim T_{12}$长度增长至30.8 cm（图8-0-8）。

与上1例患者不同，该患者的脊柱侧凸无明显椎体畸形，类似于青
少年特发性脊柱侧凸。然而本例患者有典型的神经纤维瘤皮肤表现、
家族史，故可诊断NF1。类特发性脊柱侧凸的治疗原则与青少年特
发性脊柱侧凸类似，当侧凸角度>45°时考虑手术治疗。在融合节段
选择上也可参考特发性脊柱侧凸的原则，即可以在胸弯或腰弯选择
性置入生长棒。此类生长棒置入术也可以有效控制NF1患者合并的
脊柱侧凸。

图8-0-7
术前CT可见患者类特发性脊柱侧凸，椎体形态无明显异常

图8-0-8
9岁男性，诊断NF1，发现脊柱侧凸1周
A. 术前全脊柱正侧位X线片；B. 术后3天全脊柱正侧位X线片；C. 术后25个月，4次生长棒撑开后全脊柱正侧位X线片

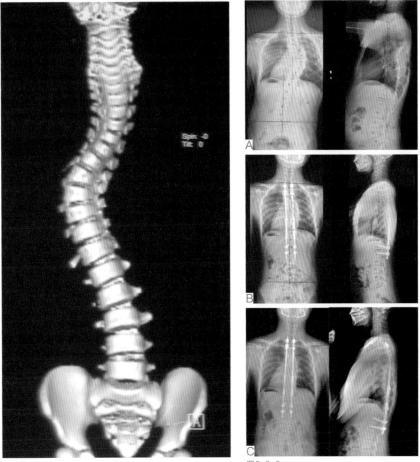

图8-0-7

图8-0-8

第八章　神经纤维瘤病1型合并脊柱侧凸

2017年10月，中国医科大学航空总医院收治1例NF1合并脊柱侧凸患者，该患者自1米高处跌伤造成截瘫，椎管减压未取得较好的效果。

患者45岁，男性，以"摔伤致双下肢感觉运动障碍及尿便失禁4天"就诊。患者4天前于高1米处不慎坠落摔伤，伤后感背痛、双下肢麻木，但仍可下地活动。4日来逐渐出现双下肢麻木及无力加重，并出现重度感觉障碍、尿便失禁。患者既往NF1及脊柱侧凸30余年。入院查体可见剑突下至脐水平感觉逐渐减退、脐以下部位至足底皮肤感觉明显减退，右大腿前方及右膝感觉丧失。双下肢肌力0级、肌张力增高、腱反射亢进，双侧踝阵挛、Babinski征阳性。肛门括约肌收缩无力。

X线可见颈胸侧凸、后凸畸形，冠状面成角130°，后凸80°，顶椎为T_6。诊断脊髓损伤、创伤性截瘫、脊柱侧凸、脊柱后凸、神经纤维瘤病。

患者于全麻下行$C_4 \sim T_{11}$脊椎后路融合，$T_6 \sim T_8$椎板减术。因患者右侧局部神经纤维瘤病，造成右侧胸椎与颈椎椎板横突、棘突畸形，未予置钉，故行左侧单棒固定（图8-0-9）。

然而，即使术中充分脊髓减压充分，术后查体患者双下肢肌力仍为0级、肌张力增高。患者截瘫症状无明显改善。

该患者NF1病史30余年，其脊柱侧凸未予处理。患者仅从1米高度跌伤，但由于其存在高达130°的极限侧凸，使得其脊髓极易受到外力损伤。该患者侧凸的顶椎为T_6，查体提示剑突至脐水平感觉减退，证实其外力损伤节段为侧凸成角节段。尽管进行了充分减压，但该患者的肌力及感觉无明显恢复。以上提示我们NF1患者的严重脊柱侧凸应积极手术进行矫正，若成角过大极易造成不可逆的脊髓损伤。

图8-0-9
45岁男性，1米高处坠落后4天
A. 术前全脊柱正侧位X线片；B. 术后全脊柱正侧位X线片。可见患者严重脊柱侧凸、后凸畸形，造成该患者脊髓易受外力损伤

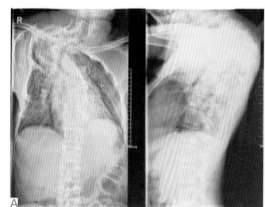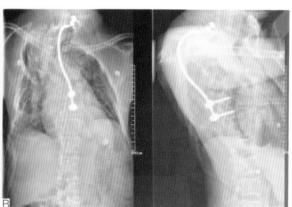

图8-0-9

（李星野　张智海　沈建雄）

【参考文献】

[1] Costa RM, Silva AJ. Molecular and cellular mechanisms underlying the cognitive deficits associated with neurofibromatosis 1. J Child Neurol, 2002, 17(8): 622-626; discussion 7-9, 46-51.

[2] Terry AR, Jordan JT, Schwamm L, et al. Increased risk of cerebrovascular disease among patients with neurofibromatosis type 1: population-based approach. Stroke, 2016, 47(1): 60-65.

[3] DeBella K, Szudek J, Friedman JM. Use of the national institutes of health criteria for diagnosis of neurofibromatosis 1 in children. Pediatrics, 2000, 105(3 Pt 1): 608-614.

[4] Shen MH, Harper PS, Upadhyaya M. Molecular genetics of neurofibromatosis type 1 (NF1). J Med Genet, 1996, 33(1): 2-17.

[5] Martin GA, Viskochil D, Bollag G, et al. The GAP-related domain of the neurofibromatosis type 1 gene product interacts with ras p21. Cell, 1990, 63(4): 843-849.

[6] Maertens O, Brems H, Vandesompele J, et al. Comprehensive NF1 screening on cultured Schwann cells from neurofibromas. Hum Mutat, 2006, 27(10): 1030-1040.

[7] Pinna V, Lanari V, Daniele P, et al. Arg1809Cys substitution in neurofibromin is associated with a distinctive NF1 phenotype without neurofibromas. Eur J Hum Genet, 2015, 23(8): 1068-1071.

[8] Santoro C, Maietta A, Giugliano T, et al. Arg(1809) substitution in neurofibromin: further evidence of a genotype-phenotype correlation in neurofibromatosis type 1. Eur J Hum Genet, 2015, 23(11): 1460-1461.

[9] Korf BR. Diagnostic outcome in children with multiple cafe au lait spots. Pediatrics, 1992, 90(6): 924-927.

[10] Nunley KS, Gao F, Albers AC, et al. Predictive value of cafe au lait macules at initial consultation in the diagnosis of neurofibromatosis type 1. Arch Dermatol, 2009, 145(8): 883-887.

[11] Sheela S, Riccardi VM, Ratner N. Angiogenic and invasive properties of neurofibroma Schwann cells. J Cell Biol, 1990, 111(2): 645-653.

［12］Lott IT, Richardson EP Jr. Neuropathological findings and the biology of neurofibromatosis. Adv Neurol, 1981, 29: 23-32.

［13］Dombi E, Solomon J, Gillespie AJ, et al. NF1 plexiform neurofibroma growth rate by volumetric MRI: relationship to age and body weight. Neurology, 2007, 68(9): 643-647.

［14］Prada CE, Rangwala FA, Martin LJ, et al. Pediatric plexiform neurofibromas: impact on morbidity and mortality in neurofibromatosis type 1. J Pediatr, 2012, 160(3): 461-467.

［15］Serletis D, Parkin P, Bouffet E, et al. Massive plexiform neurofibromas in childhood: natural history and management issues. J Neurosurg, 2007, 106, (5 Suppl): 363-367.

［16］Listernick R, Charrow J, Greenwald MJ, et al. Optic gliomas in children with neurofibromatosis type 1. J Pediatr, 1989, 114(5): 788-792.

［17］Brunetti-Pierri N, Doty SB, Hicks J, et al. Generalized metabolic bone disease in Neurofibromatosis type I. Mol Genet Metab, 2008, 94(1): 105-111.

［18］Stevenson DA, Birch PH, Friedman JM, et al. Descriptive analysis of tibialpseudarthrosis in patients with neurofibromatosis 1. Am J Med Genet, 1999, 84(5): 413-419.

［19］Friedman JM, Birch PH. Type 1 neurofibromatosis: a descriptive analysis of the disorder in 1728 patients. Am J Med Genet, 1997, 70(2): 138-143.

［20］Durrani AA, Crawford AH, Chouhdry SN, et al. Modulation of spinal deformities in patients with neurofibromatosis type 1. Spine, 2000, 25(1): 69-75.

［21］Winter RB, Moe JH, Bradford DS, et al. Spine deformity in neurofibromatosis. A review of one hundred and two patients. J Bone Joint Surg Am, 1979, 61(5): 677-694.

［22］Crawford AH, Jr., Bagamery N. Osseous manifestations of neurofibromatosis in childhood. J Pediatr Orthop, 1986, 6(1): 72-88.

［23］Greggi T, Martikos K. Surgical treatment of early onset scoliosis in neurofibromatosis. Stud Health Technol Inform, 2012, 176: 330-333.

［24］Zhao X, Li J, Shi L, et al. Surgical treatment of dystrophic spinal curves caused by neurofibromatosis type 1: a retrospective study of 26 patients. Medicine,

2016, 95(14): e3292.

[25] Crawford AH. Pitfalls of spinal deformities associated with neurofibromatosis in children. Clin Orthop Relat Res, 1989, (245): 29-42.

第八章　神经纤维瘤病1型合并脊柱侧凸

第九章
舒尔曼病合并脊柱侧凸

一　概述

舒尔曼病（Scheuermann病），有时译为休门氏病，是临床上常见的一种可引起青少年脊柱胸腰椎后凸畸形的疾病，又称青年性圆背畸形。该疾病由丹麦Scheuermann于1921年首先报道。

二　流行病学

目前国内、外相关文献报道该病发病率在0.4%～8.3%，男性多于女性，患者多于10岁左右发病，随着青春期生长发育的加快而在12～15岁出现典型的临床表现。目前国内各医疗机构对舒尔曼病相关报道较少，对该病诊断及治疗缺乏临床经验，导致部分患者出现漏诊、误诊、误治。

三　病因学

舒尔曼病病因不明，传统认为是由于椎体软骨板出现缺血坏死，从而影响椎体生长，造成椎体前方高度减低，继而产生后凸畸形，但也有学者认为该病与反复创伤、基因异常、骨质疏松症、维生素A缺乏、终板胶原纤维不足，甚至胸骨发育异常等因素有关。舒尔曼病脊柱后凸畸形大多进展缓慢，易与先天性脊柱后凸、姿势性脊柱后凸、家族性圆背畸形相混淆。

四　分型与诊断标准

目前仍被广泛采用的诊断标准是Sorensen在1964年提出的：至少3个相邻椎体的楔形变大于5°，终板不规则，椎间间隙狭窄，并伴有Schmorl结节。但国内外学者对具体诊断标准仍存在争议，Fotiadis等认为只要胸段椎体至少有1个椎体楔形变大于5°，终板不规则，并伴有胸椎T_3～T_{12}后凸>40°就可以诊断为舒尔曼病；Jansen等将出现胸段后凸>45°，至少有1个椎体楔形变大于5°，并伴有椎间隙狭窄，终板不规则的患者诊断为舒尔曼病；Lowe等将脊柱后凸>45°，至少2个椎体楔形变大于5°做为舒尔曼病的诊断标准，但大部分学者同意将40°～45°做为胸椎正常后凸角度的上限。

除了发生于胸椎或胸腰椎的传统舒尔曼病之外，Greene在1985

年还首次报道了腰椎舒尔曼病，并于1987年由Blunmenthal提出腰椎舒尔曼病的概念，并被称为Ⅱ型舒尔曼病。国内外许多学者认为，该病常见于男性运动员和重体力劳动者，临床表现为反复发作的下腰痛，而影像学表现主要包括腰椎椎体轻度楔形变，终板不规则，伴有Schmorl结节，由于腰椎有生理性前凸，轻微的椎体楔形变在腰椎造成的后凸并不明显，往往仅是腰椎前凸的减少。但不存在明显后凸畸形。腰椎舒尔曼病国内外文献报道较少，发病率、病因和自然史不详，目前仍缺乏统一的诊断标准。

在明确诊断舒尔曼病的同时，我们还要在影像学上对该病与骨质疏松引起的椎体压缩骨折进行鉴别，椎体不同区域高度的比值参数可对两种疾病进行鉴别诊断。骨质疏松引起的椎体压缩骨折以老年人多见，或有明显引起骨质疏松的原因或外伤史，而舒尔曼病最初发生于青少年而无外伤史。

五　临床表现

舒尔曼病患者在出现明显腰背部畸形、疼痛的同时，往往会伴随易疲劳，心肺功能障碍和神经损害等症状，少数患者在胸椎或胸腰椎后凸同时，颈椎和腰椎会出现过度的代偿性前凸、脊柱侧凸和鹅颈畸形。患者疼痛部位多在脊柱后凸顶椎附近，但随着畸形时间的延长，颈椎和腰椎也会由于过度代偿性前凸而产生疼痛。舒尔曼病较少合并其他症状，但严重短节段后凸畸形患者在受到外伤时更容易发生神经损伤症状，尤其在后凸顶点处可产生椎间盘突出并引起椎管狭窄，从而造成瘫痪。除上述表现外，舒尔曼病患者的身高和体重要大于同年龄段、同性别儿童。

六　治疗

（一）保守治疗

当明确诊断为舒尔曼病且不伴有严重脊柱后凸畸形时，多建议患者采用锻炼、理疗、佩戴支具等方法进行保守治疗。

对脊柱后凸<50°的患者，建议采取锻炼、理疗的治疗措施，对脊柱后凸<75°，椎体楔形变<5°的骨骼未发育成熟的患者，建议采

取支具治疗措施。目前在临床上常用的矫形支具包括：Milwaukee 支具、Boston 支具和改良 Milwaukee 支具。

长期随访发现，舒尔曼病患者采用锻炼和理疗等方法治疗后，对疼痛感觉的评分明显降低，并可较好的改善后凸畸形和活动状况，其中骨骼未发育成熟的患者在接受治疗后效果更佳。在平均佩戴支具 34 个月后，胸椎后凸改善约 40%，腰椎前凸改善约 35%。

舒尔曼病患者，在佩戴 Boston 支具后脊柱后凸改善率为 27%，并推荐适用人群为脊柱后凸 <70°，且后凸顶点位于 T_7 以下的骨骼未发育成熟患者，在佩戴改良 Milwaukee 支具后脊柱后凸改善率为 35%，同时建议每月调整支具大小，并且在第 1、2 年内每日佩戴时间要维持在 23 小时左右。当脊柱后凸 >50°，并伴有疼痛、不能接受的外观畸形，或者后凸持续进展，还可以选择佩戴过伸位支具，时间最少持续一年，并密切随访监测脊柱后凸变化。

支具治疗是目前针对骨骼未发育成熟的舒尔曼病患者最有效的保守治疗手段，但同时需要注意支具治疗虽然可改善后凸畸形，但是否可减轻患处疼痛以及要求佩戴的时间仍存在争议，而且对脊柱后凸 >75°、椎体楔形变 >10°、骨骼发育成熟的患者，支具治疗效果较差。在治疗 II 型舒尔曼病时，考虑到该型进展缓慢，可通过适当休息和主动功能锻炼达到缓解症状的目的。目前暂无佩戴支具发生并发症的报道，但由于影响美观，许多青少年拒绝佩戴或者不能足时佩戴支具，依从性较差，影响治疗效果。

（二）手术治疗

普遍认为当脊柱后凸 >75°，外观畸形明显，心肺功能异常，伴有疼痛且保守治疗无效时可采取手术治疗，当存在明显神经损害症状时，则必须行手术治疗。也有学者认为，当脊柱后凸 >60° 时，如果脊柱后凸进展迅速，或者患者拒绝支具治疗，也可考虑手术治疗；而当成年患者有明显疼痛症状，并要求改善外观时，也可考虑手术治疗。

外科手术可减轻局部疼痛，并且是改善脊柱后凸畸形的有效治疗措施。但在手术前，需排除可能引起疼痛的其他病因，如椎间盘突出、椎体肿瘤和椎间盘炎症等。术前拍摄脊柱后凸支点过伸像，可以了解脊柱的柔韧性，对手术方式的选择及判断手术疗效有一定的帮助。完善脊柱MRI和CT可以评估矫形区域是否存在椎管狭窄，避免术后因矫形而加重椎管狭窄从而引起神经症状。

手术治疗方案包括前路松解和支撑术、单纯后路矫形固定融合术、一期脊柱前后路联合手术和脊柱后凸截骨矫形固定融合术等。

脊柱前路松解手术是切除前纵韧带、椎间盘从而降低后拉张力，减轻畸形程度，前路手术在松解前方结构的同时，还可以在椎间增加植入物进行支撑从而提高矫形率。Soo等认为，Risser V的舒尔曼病患者脊柱后凸>75°或骨骼未发育成熟的患者脊柱后凸>65°时，应行前路松解、融合和固定手术，可以获得更好的矫形效果，避免术后矫形的丢失。前路手术虽能前方松解，支持植骨融合，但单纯前柱撑开间隙有限，改善脊柱后凸能力较弱。Arun等研究发现，单纯前路手术仅可改善脊柱后凸畸形平均为15°；而且前路手术创伤较大，有损伤大血管及内脏的可能性，因此目前该术式已不做为常规应用。但通过前路小切口或胸腔镜下前路松解，结构性支持植骨，也是改善后凸的一种选择。

单纯脊柱后路矫形融合固定手术初期效果好，并可降低手术时间，避免因前路手术引起的并发症，但当融合范围不足，内固定力量不够，缺少前方支撑时，由于脊柱后凸角度过大，在后期随访中出现矫形丢失情况。因此建议单纯后路矫形融合固定术适用于脊柱后凸>75°，后伸位<50°的骨骼未成熟患者，并在术后对患者行短期支具固定治疗。一期脊柱前路松解支撑、后路矫形融合固定手术，可有效地避免单纯后路融合固定术造成的高假关节形成率和矫形丢失情况，并且前柱松解、撑开、融合后有利于矫形，便于恢复胸腰段矢状位力线。此术式尤其适合后伸位>50°，椎体前缘有明显骨桥形成，或者顶椎楔形变>15°的成人僵硬后凸畸形患者。随着技术的进步，还可应用胸腔镜辅助行前路松解术，该方法切口小，视野开阔，减少了感染的发生率，降低肺部并发症的出现，利于术后康复，并且与开胸手术的松解和融合效果相同。Herrera等对19例舒尔曼病患者施行了前路胸腔镜松解、后路融合固定手术，术后经长期随访发现矫形丢失少，未出现邻近部位后凸畸形。但该方法也会带来肋间神经损伤、膈肌损伤、血管损伤等特有并发症，而且该手术对技巧要求高，需要在熟练掌握常规开胸手术技术基础上完成腔镜技术训练后才可实施。

对于已出现严重脊柱后凸畸形的舒尔曼病患者来说，传统的单纯后路矫形固定以及一期前后路联合手术，并不能获得满意疗效，只有缩短并伸直脊柱才能真正矫正畸形，并降低神经损伤情况的出现。脊柱截骨术和脊柱前后路重建手术，使严重脊柱后凸畸形的治疗有了新的进展。其中脊柱截骨术最早用于强直性脊柱炎后凸畸形的治疗，目前最常应用的有Smith-Peterson截骨术（SPO）、经椎弓根截骨术（pedicle subtraction osteotomy，PSO）、"三明治"截骨术等多种截骨矫形方法，完成椎体截骨、椎体切除和椎间盘切除，最终达到缩短脊柱完成矫形的目的。上述方法配合椎弓根内固定和椎间融合系统可后路一期完成，矫形效果远强于传统手术。另外，在神经电生理不断完善的今天，术中还可以配合脊髓监测避免神经损害的发生，确保手术的安全。但舒尔曼病患者数量较少，目前尚未有针对该病使用后路截骨术的大宗病例报道，也没有使用该术式的具体指导标准；而且该病不同于其他原因导致的脊柱后凸畸形，很难判断应用后路截骨术患者的预后情况。

在手术融合范围选择上也存在许多观点，许多学者建议融合整个脊柱后凸部分，选取上至上端椎，下至稳定椎，避免因太短的融合范围引起融合节段交界区域后凸形成；但也有学者认为远端应融合至腰椎前凸的第一个椎间盘，甚至应从T_2固定至L_2以获得最好的治疗效果。但长节段的固定也会带来神经损伤概率增高，患者花费加大，术后恢复慢，运动功能受影响等弊端，而且缺乏长期随访经验，需慎重选择。许多研究机构发现，在出现固定近端交界区域后凸畸形的患者中，多数是矫正了超过50%的后凸角度；而出现固定远端交界区域后凸畸形患者的BMI>25。舒尔曼病患者长期随访后发现，接受手术时年龄越大，术后效果越差，而与性别无关。手术改善后凸畸形的同时也可降低颈、腰椎代偿性前凸，但由于改善较小，不会降低术后引起下腰痛的风险。

目前内固定材料与人体相容性较好，很少有报道植骨完全融合后取出内固定的情况。但若发生感染、内固定断裂或持续存在的手术区域疼痛，可考虑取出内固定。术后矫形效果维持良好的患者尽管手术区域完全融合，但在取出内固定后还是出现了矫形的丢失，因此不建议取出无症状但位置良好的内固定。

有学者对大量病例长期随访后发现，符合保守或手术治疗原则的患者在接受相应治疗后的长期随访结果无明显差异，手术患者对术后疼痛、外观以及体力活动等方面改善的满意度从75%～100%不等，但围手术期出现血管及神经损伤等严重的并发症确实存在，因此需要更加严格把握手术适应证。

目前，虽然舒尔曼病的诊断和治疗方式仍存在一些争议，但随着人们对舒尔曼病了解的不断深入以及新技术在临床上的不断应用，对该病的诊断和治疗会日趋完善，并最终形成一套规范化的诊治程序。

【典型病例1】

北京协和医院脊柱外科于2017年3月收治1例男性患者，16岁，诊断为舒尔曼病。患者"发现走路向左侧偏斜10年，背部不平6年"入院。

查体

脊柱胸段后凸畸形，腰段左凸畸形，右肩较左肩高约1.5 cm，右侧髂嵴较左侧高约1 cm（图9-0-1）。

影像学表现

全脊柱正侧位示：正位片示腰段左侧凸畸形，侧位片示胸段后凸畸形，$T_1 \sim T_{12}$后凸角100°（图9-0-2）。三维CT重建可见后凸畸形明显伴椎体楔形变（图9-0-3）。

治疗方法及结果

考虑患者躯干偏移，畸形加重可能性大，选择脊柱后路$T_{6 \sim 10}$Ponte截骨＋内固定矫形融合术（$T_4 \sim L_1$）。于$T_4 \sim L_1$置入钛合金椎弓根螺钉，咬骨钳咬除$T_{6 \sim 11}$棘突后，用超声骨刀切除T_9下1/2椎板，反复用椎板咬钳切除双侧T_9下关节突、T_{10}上关节突、T_{10}上1/5椎板和T_9部分椎板，形成"V"行截骨间隙完成$T_{9 \sim 10}$Ponte截骨。同法处理$T_{6 \sim 7}$、$T_{7 \sim 8}$和$T_{8 \sim 9}$三个节段Ponte截骨，明胶海绵填塞截骨间隙。取等长的合适长度钛棒2根，预弯出胸后凸后，先与右侧各螺钉相连，再与左侧各螺钉相连，以T_9为中心，两端向其加压，闭合截骨间隙。透视确认后凸矫形满意、躯干平衡同术前，

图9-0-1
患者大体照片

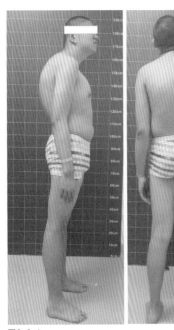

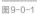
图9-0-1

图9-0-2
术前全脊柱正侧位片

最终锁紧所有螺母。冲洗伤口后，制作T$_4$～L$_1$小关节和椎板间植骨床。

术后患者一般情况良好，畸形得到有效矫正，重建了矢状面平衡（图9-0-4）。术后1年随访，临床效果满意，脊柱X线正侧位片示脊柱内固定位置良好，脊柱融合确实，融合远端无弯曲进展，躯干平衡良好，无失代偿现象。

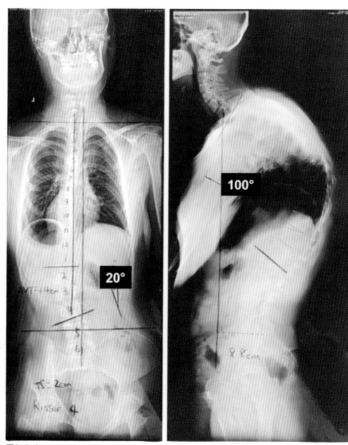

图9-0-2

图9-0-3
术前全脊柱三维CT

图9-0-4
术后全脊柱正侧位片

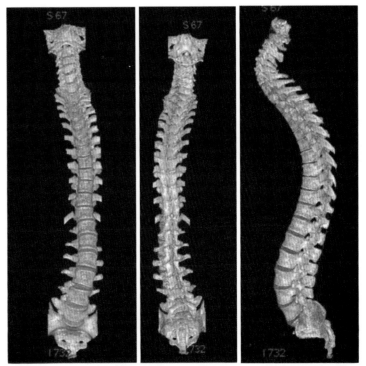

图9-0-3

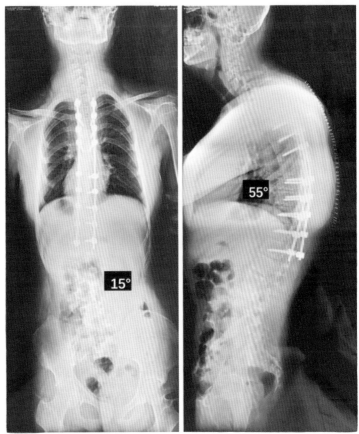

图9-0-4

379

【典型病例2】

北京协和医院脊柱外科于 2017年8月收治1例男性患者，16岁，诊断为舒尔曼病。

临床资料

患者3年前发现胸背部后凸，呈"驼背"外观，无四肢活动及感觉异常，无腰背疼痛，无活动耐量下降。当地医院卧位脊柱X线检查示：胸段后凸约40°。予佩戴支具治疗半年，每天约6小时，效果不佳，胸背部后凸加重。

影像学表现

我院全脊柱正侧位X线示：胸段脊柱轻度向右凸，$T_3 \sim T_{11}$ Cobb角12°；胸段脊柱后凸，$T_1 \sim T_{12}$后凸Cobb角70°（图9-0-5），三维CT重建可见后凸畸形伴椎体楔形变（图9-0-6）。考虑诊断为舒尔曼病。

治疗方法和结果

行脊柱后路截骨内固定植骨融合术（$T_4 \sim T_{12}$，MOSS SI），根据解剖结构确定进钉点，常规准备钉道，于$T_4 \sim T_{12}$置入钛合金椎弓根螺钉。骨刀切除T_7椎板下1/2，用Kerrison咬钳切除$T_{7/8}$间黄韧带，小棉片保护椎管内神经结构，用超声骨刀进一步切除T_8双侧上关节突。同法切除T_8部分椎板及T_9双侧上关节突。取等长的合适长度的钴铬钼棒2根，预弯出胸后凸后，先取一根与左侧各螺钉相连，再取一根与右侧各螺钉相连，放至合适矢状位后，行个螺钉间适当加压，临时锁紧螺钉尾帽。术后矫形效果满意（图9-0-7）。

图9-0-5
术前全脊柱正侧位片

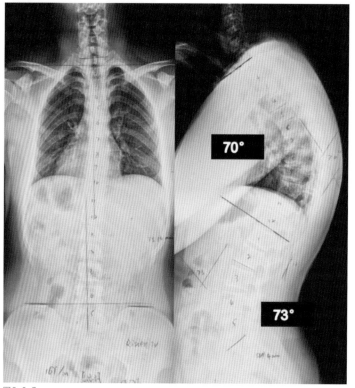

图9-0-5

图9-0-6
术前全脊柱三维CT

图9-0-7
术后全脊柱正侧位片

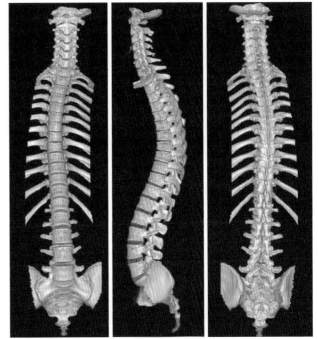

图9-0-6

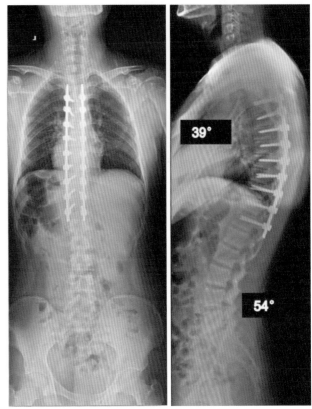

图9-0-7

（陈　崇　沈建雄）

【参考文献】

［1］Palazzo C, Sailhan F, Revel M. Scheuermann's disease: an update. Joint, bone, spine: revue du rhumatisme, 2014, 81(3): 209-214.

［2］Bezalel T, Carmeli E, Been E, et al. Scheuermann's disease: current diagnosis and treatment approach. J Back MusculoskeletRehabil, 2014, 27(4): 383-390.

［3］Zaidman AM, Zaidman MN, Strokova EL, et al. The mode of inheritance of Scheuermann's disease. Biomed Res Int, 2013, 2013: 973716.

［4］Fotiadis E, Kenanidis E, Samoladas E, et al. Scheuermann's disease: focus on weight and height role. Eur Spine J, 2008, 17(5): 673-678.

［5］Jansen RC, van Rhijn LW, van Ooij A. Predictable correction of the unfused lumbar lordosis after thoracic correction and fusion in Scheuermann kyphosis. Spine (Phila Pa 1976), 2006, 31(11): 1227-1231.

［6］Lowe TG. Scheuermann's kyphosis. Neurosurg Clin N Am, 2007, 18(2): 305-315.

［7］Wenger DR, Frick SL. Scheuermann kyphosis. Spine (Phila Pa 1976), 1999, 24(24): 2630-2639.

［8］Masharawi Y, Rothschild B, Peled N, et al. A simple radiological method for recognizing osteoporotic thoracic vertebral compression fractures and distinguishing them from Scheuermann disease. Spine (Phila Pa 1976), 2009, 34(18): 1995-1999.

［9］Etemadifar MR, Jamalaldini MH, Layeghi R. Successful brace treatment of Scheuermann's kyphosis with different angles. J Craniovertebr Junction Spine, 2017, 8(2): 136-143.

［10］Karavidas NS. Bracing for Adolescent Idiopathic Scoliosis (AIS) and Scheuermann Kyphosis: the issue of overtreatment in Greece. Scoliosis Spinal Disord, 2016, 11(Suppl 2): 30.

［11］Mirzashahi B, Chehrassan M, Arfa A, et al. Severe rigid Scheuermann kyphosis in adult patients; correction with posterior-only approach. MusculoskeletSurg, 2017(1) : 1-4.

［12］Damborg F, Engell V, Andersen M, et al. Prevalence, concordance, and heritability of Scheuermann kyphosis based on a study of twins. J Bone Joint Surg

Am, 2006, 88(10): 2133-2136.

[13] SooCL, Noble PC, Esses SI. Scheuermann kyphosis: long-term follow-up. Spine JournalOfficial Journal of the North American Spine Society, 2002, 2(1): 49-56.

[14] Arun R, Mehdian SM, Freeman BJ, et al. Do anterior interbody cages have a potential value in comparison to autogenous rib graft in the surgical management of Scheuermann's kyphosis? Spine JournalOfficial Journal of the North American Spine Society, 2006, 6(4): 413-420.

[15] Lim M, Green DW, Billinghurst JE, et al. Scheuermann kyphosis: safe and effective surgical treatment using multisegmental instrumentation. Spine (Phila Pa 1976), 2004, 29(16): 1789-1794.

[16] Lowe TG, Line BG. Evidence based medicine: analysis of Scheuermann kyphosis. Spine (Phila Pa 1976), 2007, 32(19 Suppl): S115-S119.

[17] Herrera-Soto JA, Parikh SN, Al-Sayyad MJ, et al. Experience with combined video-assisted thoracoscopic surgery (VATS) anterior spinal release and posterior spinal fusion in Scheuermann's kyphosis. Spine (Phila Pa 1976), 2005, 30(19): 2176-2181.

[18] Lonner BS, Newton P, Betz R, et al. Operative management of Scheuermann's kyphosis in 78 patients: radiographic outcomes, complications, and technique. Spine (Phila Pa 1976), 2007, 32(24): 2644-2652.

[19] Guler O, Akgul T, Korkmaz M, et al. Postoperative changes in sacropelvic junction in short-segment angular kyphosis versus Scheuermann kyphosis. Eur Spine J, 2017, 26(3): 928-936.

[20] Poolman RW, Been HD, Ubags LH. Clinical outcome and radiographic results after operative treatment of Scheuermann's disease. Eur Spine J, 2002, 11(6): 561-569.

[21] Daniels AH, Jurgensmeier D, McKee J, et al. Acute celiac artery compression syndrome after surgical correction of Scheuermann kyphosis. Spine (Phila Pa 1976), 2009, 34(4): E149-E152.

第九章　舒尔曼病合并脊柱侧凸

编后记

从医三十余载中遇到许多困惑的病例，一方面其诊疗与鉴别面临严峻挑战，另一方面，面对患者及家属的殷切期盼，寤寐思之。近年来，将综合征性脊柱侧凸的病例逐一进行总结、归纳的夙愿此起彼伏。尔来，与诸位编委同仁们历经两年的努力，随著此书。

本书从前至后始终围绕着综合征性脊柱侧凸诊治这一主题，思前想后，上下求索，将脊柱侧凸可能并发综合征的疾病一一列出，经过广泛而详细地检索国内外文献，照顾到其病因、病理生理、诊断、鉴别诊断与治疗、典型病例等各方面；同时，将过去的脊柱侧凸手术病例陆续添加至相应疾病之后，结合一名主刀医生的临床思维、手术技术及感悟，供读者参考，以期能让读者看到北京协和医院多科合作处理疑难病例的综合实力。

从内容来说，国内尚未见到同类书籍，正是这样的创新点，引导着编者们将数十种综合征性脊柱侧凸疾病放在一起，前后对照，争取让读者清晰地了解脊柱侧凸的诊断和治疗的复杂性，明晰合并综合征性脊柱侧凸手术的高风险性。当然，也特别希望更多的医生通过阅读本书后能给予同类患者合适有效的诊治。这不仅是编写本书的初心，也是在延续北京协和医院的优良传统——授人玫瑰，手有余香。

本书所采用的综合征性脊柱侧凸诊治的病例，多出自北京协和医院。整个过程虽反复修订，几易其稿，三审四校，仍难免挂一漏万，尚祈读者与专家不吝赐教，予以斧正。

北京协和医院脊柱外科病房

沈建雄

2017-12-12

图书在版编目（CIP）数据

综合征性脊柱侧凸的诊断与治疗 / 沈建雄主编 . 一
北京：人民卫生出版社，2018

ISBN 978-7-117-26420-4

Ⅰ. ①综…　Ⅱ. ①沈…　Ⅲ. ①脊柱畸形－诊疗　Ⅳ.
①R682.1

中国版本图书馆 CIP 数据核字（2018）第 223582 号

人卫智网　www.ipmph.com　医学教育、学术、考试、健康，购书智慧智能综合服务平台
人卫官网　www.pmph.com　人卫官方资讯发布平台

综合征性脊柱侧凸的诊断与治疗

主　　编　沈建雄
出版发行　人民卫生出版社（中继线 010-59780011）
地　　址　北京市朝阳区潘家园南里 19 号
邮　　编　100021
E - mail　pmph @ pmph.com
购书热线　010-59787592　010-59787584　010-65264830

印　　刷　北京顶佳世纪印刷有限公司
经　　销　新华书店
开　　本　889×1194　1/16　印张：25
字　　数　521 千字
版　　次　2018 年 12 月第 1 版　2018 年 12 月第 1 版第 1 次印刷
标准书号　ISBN 978-7-117-26420-4
定　　价　228.00 元

打击盗版举报电话：010-59787491　E-mail：WQ @ pmph.com

（凡属印装质量问题请与本社市场营销中心联系退换）

55检